国家卫生健康委员会"十三五"规划教材

全国中医药高职高专教育教材

供护理、助产类专业用

妇产科护理

第 3 版

主　编　林　萍

副主编　陈霞云　刘　颖　张　丽

编　委　（按姓氏笔画排序）

王丙娟（南阳医学高等专科学校）

王娅茹（汉中职业技术学院）

牛桂芳（山西中医药大学）

向罗珺（湖南中医药高等专科学校）

刘　颖（黑龙江中医药大学佳木斯学院）

杨祖艳（保山中医药高等专科学校）

张　丽（安徽中医药高等专科学校附属芜湖市中医医院）

陈霞云（江西中医药高等专科学校）

林　萍（湖南中医药高等专科学校附属第一医院）

郭　轶（遵义医药高等专科学校）

人民卫生出版社

图书在版编目（CIP）数据

妇产科护理 / 林萍主编. —3 版. —北京：人民卫生出版社，2018

ISBN 978-7-117-26509-6

Ⅰ. ①妇… Ⅱ. ①林… Ⅲ. ①妇产科学－护理学－医学院校－教材 Ⅳ. ①R473.71

中国版本图书馆 CIP 数据核字（2018）第 132733 号

人卫智网	www.ipmph.com	医学教育、学术、考试、健康，购书智慧智能综合服务平台
人卫官网	www.pmph.com	人卫官方资讯发布平台

妇产科护理
第 3 版

主　　编：林　萍

出版发行：人民卫生出版社（中继线 010-59780011）

地　　址：北京市朝阳区潘家园南里 19 号

邮　　编：100021

E - mail：pmph @ pmph.com

购书热线：010-59787592　010-59787584　010-65264830

印　　刷：北京铭成印刷有限公司

经　　销：新华书店

开　　本：787 × 1092　1/16　印张：19

字　　数：438 千字

版　　次：2010 年 6 月第 1 版　　2018 年 7 月第 3 版
　　　　　2021 年 11 月第 3 版第 4 次印刷（总第 11 次印刷）

标准书号：ISBN 978-7-117-26509-6

定　　价：46.00 元

《妇产科护理》数字增值服务编委会

主　编　林　萍

副主编　陈霞云　金　理　向罗珺　姚永萍

编　委（按姓氏笔画排序）

王丙娟（南阳医学高等专科学校）

王娅茹（汉中职业技术学院）

牛桂芳（山西中医药大学）

向罗珺（湖南中医药高等专科学校）

刘　丽（湖南中医药高等专科学校附属第一医院）

刘　颖（黑龙江中医药大学佳木斯学院）

杨祖艳（保山中医药高等专科学校）

吴泰来（湖南中医药高等专科学校）

何沉沉（湖南中医药高等专科学校）

张　丽（安徽中医药高等专科学校附属芜湖市中医医院）

陈霞云（江西中医药高等专科学校）

林　萍（湖南中医药高等专科学校附属第一医院）

金　理（湖南中医药高等专科学校附属第一医院）

姚永萍（四川护理职业学院）

殷俊芳（湖南省株洲市中心医院）

郭　轶（遵义医药高等专科学校）

唐玲玲（湖南中医药高等专科学校附属第一医院）

曾　荣（湖南中医药高等专科学校附属第一医院）

修订说明

为了更好地推进中医药职业教育教材建设,适应当前我国中医药职业教育教学改革发展的形势与中医药健康服务技术技能人才的要求,贯彻落实《国家中长期教育改革和发展规划纲要(2010—2020 年)》《医药卫生中长期人才发展规划(2011—2020 年)》《中医药发展战略规划纲要(2016—2030 年)》精神,做好新一轮中医药职业教育教材建设工作,人民卫生出版社在教育部、国家卫生健康委员会、国家中医药管理局的领导下,组织和规划了第四轮全国中医药高职高专教育、国家卫生健康委员会"十三五"规划教材的编写和修订工作。

本轮教材修订之时,正值《中华人民共和国中医药法》正式实施之际,中医药职业教育迎来发展大好的际遇。为做好新一轮教材出版工作,我们成立了第四届中医药高职高专教育教材建设指导委员会和各专业教材评审委员会,以指导和组织教材的编写和评审工作;按照公开、公平、公正的原则,在全国 1400 余位专家和学者申报的基础上,经中医药高职高专教育教材建设指导委员会审定批准,聘任了教材主编、副主编和编委;启动了全国中医药高职高专教育第四轮规划第一批教材,中医学、中药学、针灸推拿、护理 4 个专业 63 门教材,确立了本轮教材的指导思想和编写要求。

第四轮全国中医药高职高专教育教材具有以下特色:

1. **定位准确,目标明确** 教材的深度和广度符合各专业培养目标的要求和特定学制、特定对象、特定层次的培养目标,力求体现"专科特色、技能特点、时代特征",既体现职业性,又体现其高等教育性,注意与本科教材、中专教材的区别,适应中医药职业人才培养要求和市场需求。

2. **谨守大纲,注重三基** 人卫版中医药高职高专教材始终坚持"以教学计划为基本依据"的原则,强调各教材编写大纲一定要符合高职高专相关专业的培养目标与要求,以培养目标为导向、职业岗位能力需求为前提、综合职业能力培养为根本,同时注重基本理论、基本知识和基本技能的培养和全面素质的提高。

3. **重点考点,突出体现** 教材紧扣中医药职业教育教学活动和知识结构,以解决目前各高职高专院校教材使用中的突出问题为出发点和落脚点,体现职业教育对人才的要求,突出教学重点和执业考点。

4. **规划科学,详略得当** 全套教材严格界定职业教育教材与本科教材、毕业后教育教材的知识范畴,严格把握教材内容的深度、广度和侧重点,突出应用型、技能型教育内容。基础课教材内容服务于专业课教材,以"必须、够用"为度,强调基本技能的培养;专业课教材紧密围绕专业培养目标的需要进行选材。

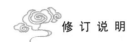

5. 体例设计，服务学生 本套教材的结构设置、编写风格等坚持创新，体现以学生为中心的编写理念，以实现和满足学生的发展为需求。根据上一版教材体例设计在教学中的反馈意见，将"学习要点""知识链接""复习思考题"作为必设模块，"知识拓展""病案分析(案例分析)""课堂讨论""操作要点"作为选设模块，以明确学生学习的目的性和主动性，增强教材的可读性，提高学生分析问题、解决问题的能力。

6. 强调实用，避免脱节 贯彻现代职业教育理念。体现"以就业为导向，以能力为本位，以发展技能为核心"的职业教育理念。突出技能培养，提倡"做中学、学中做"的"理实一体化"思想，突出应用型、技能型教育内容。避免理论与实际脱节、教育与实践脱节、人才培养与社会需求脱节的倾向。

7. 针对岗位，学考结合 本套教材编写按照职业教育培养目标，将国家职业技能的相关标准和要求融入教材中。充分考虑学生考取相关职业资格证书、岗位证书的需要，与职业岗位证书相关的教材，其内容和实训项目的选取涵盖相关的考试内容，做到学考结合，体现了职业教育的特点。

8. 纸数融合，坚持创新 新版教材最大的亮点就是建设纸质教材和数字增值服务融合的教材服务体系。书中设有自主学习二维码，通过扫码，学生可对本套教材的数字增值服务内容进行自主学习，实现与教学要求匹配、与岗位需求对接、与执业考试接轨，打造优质、生动、立体的学习内容。教材编写充分体现与时代融合、与现代科技融合、与现代医学融合的特色和理念，适度增加新进展、新技术、新方法，充分培养学生的探索精神、创新精神；同时，将移动互联、网络增值、慕课、翻转课堂等新的教学理念和教学技术、学习方式融入教材建设之中，开发多媒体教材、数字教材等新媒体形式教材。

人民卫生出版社医药卫生规划教材经过长时间的实践与积累，其中的优良传统在本轮修订中得到了很好的传承。在中医药高职高专教育教材建设指导委员会和各专业教材评审委员会指导下，经过调研会议、论证会议、主编人会议、各专业编写会议、审定稿会议，确保了教材的科学性、先进性和实用性。参编本套教材的800余位专家，来自全国40余所院校，从事高职高专教育工作多年，业务精纯，见解独到。谨此，向有关单位和个人表示衷心的感谢！希望各院校在教材使用中，在改革的进程中，及时提出宝贵意见或建议，以便不断修订和完善，为下一轮教材的修订工作奠定坚实的基础。

人民卫生出版社有限公司

2018 年 4 月

全国中医药高职高专院校第四轮第一批规划教材书目

教材序号	教材名称	主编	适用专业
1	大学语文（第4版）	孙 洁	中医学、针灸推拿、中医骨伤、护理等专业
2	中医诊断学（第4版）	马维平	中医学、针灸推拿、中医骨伤、中医美容等专业
3	中医基础理论（第4版）*	陈 刚　徐宜兵	中医学、针灸推拿、中医骨伤、护理等专业
4	生理学（第4版）*	郭争鸣　唐晓伟	中医学、中医骨伤、针灸推拿、护理等专业
5	病理学（第4版）	苑光军　张宏泉	中医学、护理、针灸推拿、康复治疗技术等专业
6	人体解剖学（第4版）	陈晓杰　孟繁伟	中医学、针灸推拿、中医骨伤、护理等专业
7	免疫学与病原生物学（第4版）	刘文辉　田维珍	中医学、针灸推拿、中医骨伤、护理等专业
8	诊断学基础（第4版）	李广元　周艳丽	中医学、针灸推拿、中医骨伤、护理等专业
9	药理学（第4版）	侯 晞	中医学、针灸推拿、中医骨伤、护理等专业
10	中医内科学（第4版）*	陈建章	中医学、针灸推拿、中医骨伤、护理等专业
11	中医外科学（第4版）*	尹跃兵	中医学、针灸推拿、中医骨伤、护理等专业
12	中医妇科学（第4版）	盛 红	中医学、针灸推拿、中医骨伤、护理等专业
13	中医儿科学（第4版）*	聂绍通	中医学、针灸推拿、中医骨伤、护理等专业
14	中医伤科学（第4版）	方家选	中医学、针灸推拿、中医骨伤、护理、康复治疗技术专业
15	中药学（第4版）	杨德全	中医学、中药学、针灸推拿、中医骨伤、康复治疗技术等专业
16	方剂学（第4版）*	王义祁	中医学、针灸推拿、中医骨伤、康复治疗技术、护理等专业

续表

教材序号	教材名称	主编	适用专业
17	针灸学(第4版)	汪安宁　易志龙	中医学、针灸推拿、中医骨伤、康复治疗技术等专业
18	推拿学(第4版)	郭翔	中医学、针灸推拿、中医骨伤、护理等专业
19	医学心理学(第4版)	孙萍　朱玲	中医学、针灸推拿、中医骨伤、护理等专业
20	西医内科学(第4版)*	许幼晖	中医学、针灸推拿、中医骨伤、护理等专业
21	西医外科学(第4版)	朱云根　陈京来	中医学、针灸推拿、中医骨伤、护理等专业
22	西医妇产科学(第4版)	冯玲　黄会霞	中医学、针灸推拿、中医骨伤、护理等专业
23	西医儿科学(第4版)	王龙梅	中医学、针灸推拿、中医骨伤、护理等专业
24	传染病学(第3版)	陈艳成	中医学、针灸推拿、中医骨伤、护理等专业
25	预防医学(第2版)	吴娟　张立祥	中医学、针灸推拿、中医骨伤、护理等专业
1	中医学基础概要(第4版)	范俊德　徐迎涛	中药学、中药制药技术、医学美容技术、康复治疗技术、中医养生保健等专业
2	中药药理与应用(第4版)	冯彬彬	中药学、中药制药技术等专业
3	中药药剂学(第4版)	胡志方　易生富	中药学、中药制药技术等专业
4	中药炮制技术(第4版)	刘波	中药学、中药制药技术等专业
5	中药鉴定技术(第4版)	张钦德	中药学、中药制药技术、中药生产与加工、药学等专业
6	中药化学技术(第4版)	吕华瑛　王英	中药学、中药制药技术等专业
7	中药方剂学(第4版)	马波　黄敬文	中药学、中药制药技术等专业
8	有机化学(第4版)*	王志江　陈东林	中药学、中药制药技术、药学等专业
9	药用植物栽培技术(第3版)*	宋丽艳　汪荣斌	中药学、中药制药技术、中药生产与加工等专业
10	药用植物学(第4版)*	郑小吉　金虹	中药学、中药制药技术、中药生产与加工等专业
11	药事管理与法规(第3版)	周铁文	中药学、中药制药技术、药学等专业
12	无机化学(第4版)	冯务群	中药学、中药制药技术、药学等专业
13	人体解剖生理学(第4版)	刘斌	中药学、中药制药技术、药学等专业
14	分析化学(第4版)	陈哲洪　鲍羽	中药学、中药制药技术、药学等专业
15	中药储存与养护技术(第2版)	沈力	中药学、中药制药技术等专业

续表

教材序号	教材名称	主编	适用专业
1	中医护理(第3版)*	王　文	护理专业
2	内科护理(第3版)	刘　杰　吕云玲	护理专业
3	外科护理(第3版)	江跃华	护理、助产类专业
4	妇产科护理(第3版)	林　萍	护理、助产类专业
5	儿科护理(第3版)	艾学云	护理、助产类专业
6	社区护理(第3版)	张先庚	护理专业
7	急救护理(第3版)	李延玲	护理专业
8	老年护理(第3版)	唐凤平　郝　刚	护理专业
9	精神科护理(第3版)	井霖源	护理、助产专业
10	健康评估(第3版)	刘惠莲　滕艺萍	护理、助产专业
11	眼耳鼻咽喉口腔科护理(第3版)	范　真	护理专业
12	基础护理技术(第3版)	张少羽	护理、助产专业
13	护士人文修养(第3版)	胡爱明	护理专业
14	护理药理学(第3版)*	姜国贤	护理专业
15	护理学导论(第3版)	陈香娟　曾晓英	护理、助产专业
16	传染病护理(第3版)	王美芝	护理专业
17	康复护理(第2版)	黄学英	护理专业
1	针灸治疗(第4版)	刘宝林	针灸推拿专业
2	针法灸法(第4版)*	刘　茜	针灸推拿专业
3	小儿推拿(第4版)	刘世红	针灸推拿专业
4	推拿治疗(第4版)	梅利民	针灸推拿专业
5	推拿手法(第4版)	那继文	针灸推拿专业
6	经络与腧穴(第4版)*	王德敬	针灸推拿专业

* 为"十二五"职业教育国家规划教材

第四届全国中医药高职高专教育教材建设指导委员会

主 任 委 员　方家选　胡志方

副主任委员　（按姓氏笔画排序）

王义祁　王之虹　刘　斌　李　丽　何文彬
张立祥　张先庚　陈　刚　陈林兴　周建军
秦晓明　郭争鸣

委　　　员　（按姓氏笔画排序）

王秀兰　卞　瑶　孔令俭　刘　勇　李灿东
李治田　李景儒　李榆梅　吴　彬　张　科
张美林　张登山　张震云　陈文松　陈玉奇
陈景华　金玉忠　周忠民　顾　强　徐家正
唐家奇　曹世奎　龚晋文　董维春　董辉光
谭　工　潘年松

秘　　　书　滕艺萍　范　真　马光宇

第四届全国中医药高职高专护理类专业教材评审委员会

主 任 委 员　张先庚

副主任委员　刘　杰

委　　　员　范　真　郝　刚　段艮芳
黄学英　程家娥　滕艺萍

前　言

根据《国家中长期教育改革和发展规划纲要（2010—2020年）》"重点扩大应用型、复合型、技能型人才培养规模"的高等教育教学改革方向，为适应新形势下我国中医药行业高等教育教学改革和中医药人才培养需求，按照最新全国执业护士资格考试大纲的要求，借鉴全国中医药行业近版教材建设经验，总结上版教材应用过程中反馈的建议，确立国家卫生和健康委员会"十三五"规划教材《妇产科护理》修订计划。

本教材突出四个要求：一是突出学生实践能力培养的要求，坚持理论与实践相结合、人文社科及护理与医学相结合，提高学生独立分析问题和解决问题的评判性思维能力；二是突出人才培养"三基""五性"的要求，结合课程教学大纲与全国执业护士资格考试大纲，优化知识结构，对部分内容进行补充与修订；三是突出与时俱进的时代要求，更新教材内容，链接并增加已有定论的新知识、新技术和新进展；四是突出中医药健康服务的特色要求，适应新时期中医药教育事业发展的需要。

与上一版教材相比，本教材有四个特点：

1. 体例与结构更新　保留第2版教材的基本体例，即按疾病的病因与发病机制、临床表现、辅助检查、治疗要点、护理诊断、护理措施、健康指导的体例编写，护理评估在"病史采集"中统一叙述。部分章节增设案例分析，提高学生发现问题、分析问题和解决问题的能力；章后增设复习思考题，帮助学生提升临床思维能力。

2. 章节与病名更新　鉴于学科知识的创新与完善，将"产后并发症护理"更新为"产褥期并发症患者的护理"；将"月经失调护理"更名为"女性生殖内分泌疾病患者的护理"，并增加"多囊卵巢综合征"这一临床较为常见的病症；"盆腔炎症"更名为"盆腔炎性疾病"；"尿瘘护理"更新为"生殖道瘘护理"；删除"妇产科常用护理技术"这一章节，将其技术内容置于教材首次出现的章节中阐述，具体技术操作方法和考核评分在附录中说明，这样既有利于知识的整体性，又避免了内容交叉和重复。

3. 内容详略变化　以专业知识够用、突出妇产科护理专业特色为原则，对病因与病机、辅助检查、治疗要点、护理诊断以重点、要点内容为主，而对护理措施和健康指导进行详细述叙，护理措施按一般护理、病情观察、用药护理［或（和）对症护理与特殊专科护理］、心理

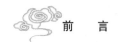

（或情志）护理，部分相关章节增加中医护理内容；健康指导中增加膳食、锻练、复诊指导等内容，突出"以人为本"的整体护理观念，培养高素质、强能力、重实践的应用型高职高专护理人才。

4. 完善数字化建设内容　在纸质教材和原有网络增值服务平台的基础上，充实并完善教材的数字化内容，通过扫描二维码可获取章节学习重点知识、教学课件、复习思考题答案、自测题及答案等，便于学生利用课余时间在线自学、预习和复习，以达到良好的学习效果。

本教材修编得到湖南中医药高等专科学校附属第一医院、江西中医药高等专科学校、黑龙江中医药大学佳木斯学院、安徽中医药高等专科学校附属芜湖市中医医院、山西中医药大学、汉中职业技术学院、南阳医学高等专科学校、湖南中医药高等专科学校、保山中医药高等专科学校、遵义医药高等专科学校的大力支持，同时也得到人民卫生出版社有关领导和责任编辑的鼎力相助，在此表示诚挚的感谢！

《妇产科护理》编委会

2018 年 4 月

目 录

第一章

课件
01章PPT

绪　论

学习要点

1. 妇产科护理的性质与内容。
2. 妇产科护理发展概要、现状与趋势。
3. 妇产科护理的学习目的与方法。

扫一扫
知重点

一、妇产科护理的性质与内容

妇产科护理是现代护理学的重要组成部分，是一门诊断并处理女性对现存和潜在健康问题的反应，并为妇女健康提供服务的科学。

妇产科护理的服务对象，包括生命各阶段不同健康状况的女性及相关家庭成员和社会成员。

妇产科护理的内容包括孕、产妇的护理，妇科疾病患者的护理，计划生育指导和妇女保健四部分。

二、妇产科护理发展概要

自有人类以来，就有专人参与照顾妇女的生育过程，通常由年长、有分娩经验的妇女帮助年轻的母亲分娩，这是早期产科及产科护理的雏形。

公元前 1500 年（距今约 3500 年前），在古埃及的"纸草书"中，记载了古埃及民间对缓解产科阵痛的处理、胎儿性别的判断及妊娠诊断方法，也描述了分娩、流产、月经以及一些妇科疾病的处理方法，是现存的最早记述妇产科学及妇产科护理学的发展史书，被认为是第一部妇产科学专著。

公元前 460 年，著名"医学之父"希波克拉底为首的希氏学派创立了著名的"体液论"，认为人的疾病是体内血液、黏液、胆汁和水四种液体平衡失调的结果。在《希氏文集》中涉及了解剖、生理及内、外、妇、儿科等内容。

公元 500 年，印度外科学家 Susruta 首次报告了产褥感染，分析了感染原因，强调助产人员在接生前必须修剪指甲并洗净双手。从此，伴随着社会的进步和医学的发展，医疗和护理学逐渐摆脱了宗教和神学的色彩，患病妇女开始求助于医疗机构。

传统的中医是世界上最古老的医学形式之一。在我国，最早记录妇产科疾病的是公元前 1300 年—公元前 1200 年，在甲骨文撰写的卜词中对王妃分娩染疾的记载。我国现存最早的医学古书是 2000 年前诞生的《黄帝内经》，《素问》中有对女子成长、发育、月经疾患、妊娠诊断及相关疾病治疗的认识和解释。唐代孙思邈（公元 581—682 年）在《备急千金要方》和《千金翼方》的"妇人方"中，分析和论述了妊娠、胎产、杂病、调经、种子、恶阻、养胎、妊娠等疾病的治疗，记录了临产注意事项、产后护理及崩漏诸症。唐朝大中初年（公元 8 世纪中叶）昝殷所著《经效产宝》是我国现存最早的一部中医妇产科专著，使产科自此从内科分出。宋朝嘉祐五年（公元 1060 年），产科正式确立为独立学科。从宋朝到清朝大约 1000 年间，中医妇产科学有了较大的发展，宋代陈子明的《妇人大全良方》及清代乾隆御纂的《医宗金鉴·妇科心法要诀》等，对女性疾病作了比较系统的分析和论述。

大约在 19 世纪初，西方医学传入我国，在沿海城市相继开设了多家西医院，推动了我国妇产科的发展。1877 年和 1892 年，分别完成了第一例子宫肿瘤手术和剖宫产手术。

三、妇产科护理的现状与发展趋势

20 世纪中叶，随着基础医学的发展，妇产科学也取得了重大进展，大规模开展宫颈癌普查普治及子宫脱垂与尿瘘的防治，提高了我国妇女的健康水平。首例"试管婴儿"诞生，标志着我国辅助生育技术进入世界先进行列。多项大规模多中心的临床试验，推动了各种新型国产避孕药和宫内节育器的研发和应用。

20 世纪末叶，人类迈进了功能基因组学时代，可以准确评估许多遗传性疾病的风险。产前诊断及各种胎儿干预技术将把出生缺陷降至最低限度。再生医学实现女性生殖器官结构和功能重建。

近年来，产科技术发展迅速，主动分娩法、自然分娩法、导乐陪伴分娩、自由体位分娩、无痛分娩、水中分娩、新生儿抚触、胎儿远程监护等技术及纯母乳喂养活动中的"母婴同室"已在临床广泛应用，产科护理提倡少干预，晚断脐，不常规会阴侧切等现代产科护理理念。辅助生育技术和妇科手术学、内分泌学发展迅速，妇科腔镜应用广泛，使妇产科护理的内容和要求也不断更新。

为适应医学模式转变和社会发展过程中人们对生育、健康及医疗保健的需求，妇产科护理模式从"以疾病为中心的护理""以患者为中心的护理"转到"以整体人的健康为中心的护理"，最具典型意义的整体护理是针对个案、家庭、新生儿在生理、心理、社会等方面的健康需要，提供具有安全性和高质量的健康照顾。

四、妇产科护理的学习目的和学习要求

学习妇产科护理，目的在于学好妇产科护理理论和技术，发挥护理特有职能，为患者提供缓解痛苦、促进康复的护理活动，帮助护理对象尽快获得生活自理能力；为健康女性提供自我保健知识、预防疾病并维持健康状态。

妇产科护理的学习过程一般分两个阶段，即理论学习阶段和临床实习阶段。通过临床实习阶段能培养正确的临床思维方法，并初步掌握各种诊疗和护理技术。学习妇产科护理，一是要树立整体观念，女性的身心健康与自己所处的环境有密切联系，任何一种健康问题的出现都要综合考虑人的生理、心理、社会、文化、精神、中医

体质、生活方式等诸多因素的影响，用整体护理的理念、科学的管理方法为护理对象提供高质量的护理服务，最大限度地满足护理对象的需求。二是要具备高尚的职业素养和良好的医德医风，才能更好地为患者服务。三是要坚持理论联系实际，中西医并重，在实践中不断总结，不断提高。

（林 萍）

 复习思考题

1. 妇产科护理的主要内容有哪些？
2. 现代产科护理有哪些新的理念？
3. 如何学好妇产科护理这门课程？

第二章

女性生殖系统解剖与生理

学习要点

1. 内外生殖器官构成及解剖特点。
2. 骨盆及骨盆底组成及功能。
3. 月经的临床表现及月经周期的调节。

第一节　女性生殖系统解剖

女性生殖系统包括内、外生殖器官及其相关组织。骨盆与分娩关系密切，女性生殖器官与其邻近器官在生理、病理变化上常相互影响，故一并叙述。

一、外生殖器

女性外生殖器指生殖器官的外露部分，又称外阴（vulva）。位于两股内侧，前以耻骨联合为界，后以会阴为界。包括阴阜、大阴唇、小阴唇、阴蒂和阴道前庭（图2-1）。

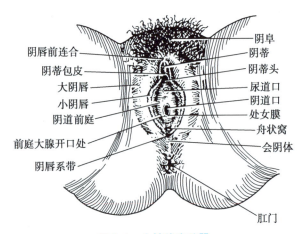

图2-1　女性外生殖器

（一）阴阜

阴阜（mons pubis）为耻骨联合前方的皮肤隆起，皮下脂肪组织丰富。青春期开始生长呈倒三角形分布的阴毛，阴毛的疏密和色泽存在种族及个体差异。

（二）大阴唇

大阴唇（labium majus）为两股内侧一对纵行隆起的皮肤皱襞，自阴阜向后延伸至会阴。大阴唇外侧面为皮肤，有色素沉着和阴毛，内侧面湿润似黏膜。皮下为疏松结缔组织和脂肪组织，含丰富血管、淋巴管和神经，局部外伤后易形成血肿。未产妇女两侧大阴唇自然合拢，经产妇女大阴唇向两侧分开，绝经后大阴唇呈萎缩状。

（三）小阴唇

小阴唇（labium minus）指位于两侧大阴唇内侧的一对较薄的皮肤皱襞。表面湿润，色褐、无毛，富含神经末梢，较敏锐。两侧小阴唇前端融合，大、小阴唇后端会合，在正中线形成阴唇系带，此系带经产妇不明显。

（四）阴蒂

阴蒂（clitoris）位于两侧小阴唇的顶端下方，类似男性阴茎海绵体组织，在性兴奋时可勃起。前端为阴蒂头，显露于外阴，直径约 0.6cm，富含神经末梢，极敏感；中部为阴蒂体，后部为两个阴蒂脚，分别附着于两侧的耻骨支上。

（五）阴道前庭

阴道前庭（vaginal vestibule）为一菱形区域，前为阴蒂，后为阴唇系带，两侧为小阴唇。阴道口与阴唇系带之间有一浅窝，称为舟状窝，经产妇受分娩影响，此窝消失。在此区域内有以下结构：

1．前庭球　又称球海绵体，位于前庭两侧，由具有勃起性的静脉丛构成，表面覆盖球海绵体肌。

2．前庭大腺　又称巴氏腺，位于大阴唇后部，如黄豆大，左右各一。腺管细长约 1～2cm，向内侧开口于阴道前庭后方小阴唇与处女膜之间的沟内，性兴奋时分泌黄白色黏液以润滑阴道。正常情况下触不到该腺体，若腺管口闭塞，可形成前庭大腺囊肿或前庭大腺脓肿。

3．尿道外口　位于阴蒂头后下方，圆形。尿道外口后壁有一对并列腺体，称为尿道旁腺，其分泌物有润滑尿道口作用，此腺易潜伏细菌。

4．阴道口及处女膜　阴道口位于前庭后部，尿道口后方，其大小、形状常不规则。阴道口周缘覆有一层较薄的黏膜皱襞，称处女膜。膜中央有一孔，其形状、大小及膜的厚薄因人而异。初次性交或剧烈运动可使处女膜破裂，可伴疼痛及少量出血，经阴道分娩后仅留处女膜痕。

二、内生殖器

女性内生殖器（internal genitalia）包括阴道、子宫、输卵管和卵巢，后二者合称子宫附件（图 2-2）。

（一）阴道

阴道（vagina）为性交器官，是月经血排出及胎儿娩出的通道。

1．位置和形态　位于真骨盆下部中央，上端包绕宫颈，下端开口于阴道前庭后部，前与膀胱、尿道毗邻，后与直肠贴近。阴道前壁长 7～9cm，后壁长 10～12cm，呈上

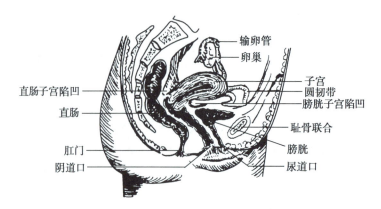

（1）矢状断面观

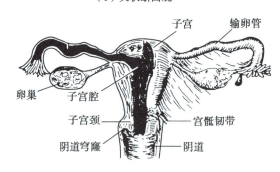

（2）后面观

图 2-2　女性内生殖器

宽下窄、前短后长的肌性管道。子宫颈与阴道间的圆周状隐窝，称阴道穹窿，按位置分为前、后、左、右 4 部分，其中后穹窿最深，与盆腔最低位置的直肠子宫陷凹紧密相邻，临床可经此穿刺或引流。

2. 组织结构　阴道壁由黏膜、平滑肌和纤维组织膜构成，阴道黏膜层呈淡红色，由复层鳞状上皮细胞覆盖，无腺体，有较好伸展性，受性激素影响有周期性变化。幼女及绝经后妇女因缺乏性激素，阴道黏膜薄、皱襞少、伸展性小，容易受损而感染。阴道肌层由内环和外纵两层平滑肌构成，肌层外覆一层纤维组织膜。阴道壁富有静脉丛，损伤后易出血或形成血肿。

（二）子宫

子宫（uterus）是孕育胚胎、胎儿和产生月经的器官。分娩时子宫平滑肌有效地收缩可使胎儿及其附属物娩出。

1. 位置和形态　子宫位于盆腔中央，为壁厚、腔小的肌性器官。前为膀胱，后为直肠，下接阴道，两侧连接输卵管。当膀胱空虚时，成人子宫的正常位置呈前倾前屈位。

成年未孕女性子宫呈前后略扁的倒置梨形，重 50～70g，长 7～8cm，宽 4～5cm，厚 2～3cm，容量约 5ml。子宫上部较宽，称为子宫体，其上端隆突部分称宫底，宫底两侧与输卵管相通的部分为子宫角。子宫下部较窄呈圆柱状，称宫颈。宫颈下端 1/3 伸入阴道内的部分称宫颈阴道部；宫颈上 2/3 两侧与子宫主韧带相连，称为宫颈阴道上部。宫体与宫颈的比例因年龄和卵巢功能而异，青春期前为 1:2，育龄期为 2:1，绝经后为 1:1。

子宫腔为上宽下窄的三角形，两侧通输卵管，下端接宫颈管。子宫体与子宫颈之间形成最狭窄的部分，称为子宫峡部，在非孕期长约 1cm，其上端因解剖上狭窄称解剖学内口；其下端因在此处由宫腔内膜转变为宫颈黏膜，称为组织学内口。妊娠期子宫峡部逐渐伸展变长，妊娠末期可达 7～10cm，形成子宫下段，成为软产道的一部分。子宫颈内腔呈梭形，称为宫颈管，其下端称为子宫颈外口，通向阴道（图 2-3）。未产妇的子宫颈外口呈圆形；经产妇受分娩影响形成横裂，外口呈"一"字形，将宫颈分为前唇和后唇。

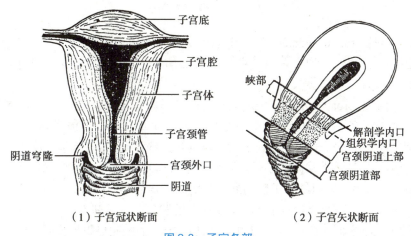

（1）子宫冠状断面　　　　　　　（2）子宫矢状断面

图 2-3　子宫各部

2. 组织结构

（1）子宫体：宫体壁由 3 层组织构成，由内向外分为子宫内膜层、肌层和浆膜层。

1）子宫内膜层：为衬于宫腔表面的粉红色黏膜组织，内膜表面 2/3 为功能层，受卵巢激素的影响而周期性剥脱，随月经血排出。紧靠子宫肌层的 1/3 内膜为基底层，月经期后在卵巢激素作用下，基底层增生修复形成子宫内膜功能层。

2）子宫肌层：为子宫壁最厚的一层，由平滑肌束、少量弹力纤维及胶原纤维组成，其内有血管穿行。分为 3 层：内层肌纤维环行排列，痉挛性收缩可形成子宫收缩环；中层肌纤维交叉排列，收缩时可压迫血管，有效制止子宫出血；外层肌纤维纵行排列，极薄，是子宫收缩的起始点。

3）子宫浆膜层：为覆盖宫底部及其前后壁的脏腹膜，与肌层紧贴。在子宫前壁近子宫峡部处，腹膜与子宫壁结合较疏松，向前返折覆盖膀胱，形成膀胱子宫陷凹，并继续向上与前腹壁腹膜相连续。在子宫后壁至宫颈后方及阴道后穹窿处，腹膜折向直肠，形成直肠子宫陷凹，也称道格拉斯陷凹，并向上与后腹膜相连续。

（2）子宫颈：主要由结缔组织构成，含少量平滑肌纤维、血管及弹力纤维。宫颈管黏膜为单层高柱状上皮，黏膜内腺体分泌碱性黏液，形成黏液栓堵塞宫颈管，防止病原体的入侵，在排卵期则变得稀薄，利于精子通过。宫颈阴道部由复层鳞状上皮覆盖，表面光滑。子宫颈外口柱状上皮与鳞状上皮交接处是子宫颈癌的好发部位。

3. 子宫韧带　包括圆韧带、阔韧带、主韧带及宫骶韧带。4 对韧带和骨盆底肌肉、筋膜共同支托承载，以维持子宫的正常位置（图 2-4）。

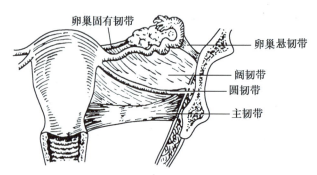

图 2-4 子宫各韧带

（1）圆韧带（round ligament）：呈圆索状，起自双侧子宫角的前面、输卵管近端的稍下方，向前下方伸展至两侧骨盆壁，再穿过腹股沟管止于大阴唇前端。其作用是维持子宫呈前倾位置。

（2）阔韧带（broad ligament）：位于子宫两侧的翼状双层腹膜皱襞，由覆盖子宫前后壁的腹膜向子宫两侧侧缘延伸至骨盆壁。阔韧带将盆腔分为前后两部分，可限制子宫向两侧倾斜，维持子宫于盆腔正中。阔韧带上缘游离，内 2/3 包裹输卵管，外 1/3 移行为卵巢悬韧带或骨盆漏斗韧带。阔韧带中有丰富的血管、神经、淋巴管及大量疏松结缔组织，称为宫旁组织。子宫动静脉和输尿管均从阔韧带基底部穿过。

（3）主韧带（cardinal ligament）：又称宫颈横韧带。在阔韧带的下部，横行于宫颈两侧和骨盆侧壁之间。为一对坚韧的平滑肌和结缔组织纤维束，是固定宫颈位置、防止子宫下垂的主要结构。

（4）宫骶韧带（uterosacral ligament）：起于宫体和宫颈交界处后面的上外侧方，向两侧绕过直肠到达第 2、3 骶椎前面的筋膜。宫骶韧带向后向上牵引宫颈，间接维持子宫处于前倾位置。

（三）输卵管

输卵管（oviduct fallopian tube）是精子与卵子结合场所及向宫腔内运送受精卵的通道。

1. 位置和形态　为一对细长而弯曲的肌性管道，位于阔韧带上缘内。其内侧与宫角相连，通于宫腔；外端游离，开口于腹腔，与卵巢相近。输卵管全长 8～14cm，由内向外分为 4 部分（图 2-5）：①间质部：潜行于子宫角的肌壁内，长约 1cm，管腔最窄；②峡

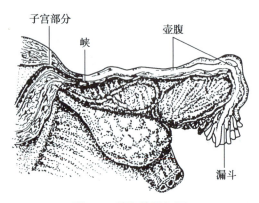

图 2-5 输卵管纵切面

部：间质部外侧，长2～3cm，直而细，管腔较窄；③壶腹部：在峡部外侧，长5～8cm，管腔较宽大，为精子和卵子结合的部位；④伞部：为输卵管的末端，长1～1.5cm，为游离端呈漏斗状，有许多指状突起，有"拾卵"作用。

2.组织结构　输卵管由3层构成：外层为浆膜层，为腹膜的一部分；中层为平滑肌层，该层肌肉的收缩有协助拾卵、运送受精卵及一定程度的阻止经血逆流和宫腔内感染向腹腔内扩散的作用；内层为黏膜层，由单层高柱状上皮组成，分为纤毛细胞、无纤毛细胞、楔状细胞和未分化细胞4种。其中纤毛细胞的纤毛向宫腔方向摆动，有助于运送卵子和受精卵。

（四）卵巢

卵巢（ovary）是产生与排出卵子并分泌性激素的器官，具有生殖和内分泌功能。

1.位置和形态　卵巢位于输卵管的后下方，由外侧的骨盆漏斗韧带及内侧的卵巢固有韧带悬于盆壁与子宫之间，下缘游离，上缘借助卵巢系膜与阔韧带相连。育龄期妇女卵巢大小约4cm×3cm×1cm，重约5～6g，扁椭圆形，呈灰白色。青春期前，卵巢表面光滑；开始排卵后，表面逐渐凹凸不平；绝经后卵巢萎缩变小、变硬。

2.组织结构　卵巢表面覆盖的单层立方上皮，称为生发上皮，其内有一层纤维组织称卵巢白膜。白膜下为卵巢实质，分为皮质和髓质。皮质在外，为卵巢的主体，内有数以万计的原始卵泡（又称始基卵泡）及致密结缔组织；髓质居中，无卵泡，有丰富的血管、神经、淋巴管及疏松的结缔组织（图2-6）。卵巢表面无腹膜覆盖，有利于排卵，但也易于卵巢恶性细胞播散。

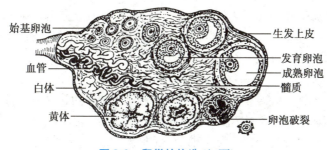

图2-6　卵巢的构造（切面）

知识链接

女性生殖器官的中医学名称

《素问·五藏别论》："脑、髓、骨、脉、胆、女子胞，此六者，地气之所生也，皆藏于阴而象于地，故藏而不泻，名曰奇恒之府。"这是我国古籍中对女子生殖脏器的最早记载。

阴户、玉门为女性外生殖器的中医名称。阴户又名四边，系指阴蒂、阴唇、阴唇系带及阴道前庭。玉门又名龙门、胞门，与西医学中的阴道口、处女膜部位相近。

阴道、子门是女性内生殖器的一部分。"阴道"一词是中医学中固有的解剖名词，其解剖位置与西医学一致。子门又名"胞门""子户"，指子宫颈口的部位。

胞宫又称子宫、女子胞、子处、子脏、血室及胞室等，是女性的主要生殖器官，和西医学中子宫及其双侧输卵管、卵巢相对应。

三、血管、淋巴及神经

（一）血管

女性内、外生殖器官的血液供应主要来自卵巢动脉、子宫动脉、阴道动脉及阴部内动脉。盆腔静脉与同名动脉伴行，但数目较动脉多，在相应器官及其周围形成静脉丛，互相吻合，故盆腔静脉感染容易蔓延。

（二）淋巴

女性生殖器官和盆腔具有丰富的淋巴系统，淋巴结通常沿相应的血管排列，成群或成串分布，其数目及确切位置变异很大。当内外生殖器官发生感染或癌瘤时，往往沿各部回流的淋巴管扩散或转移。

（三）神经

女性内、外生殖器官由躯体神经和自主神经共同支配。外生殖器主要受阴部神经支配，由第Ⅱ、Ⅲ、Ⅳ骶神经分支组成，含感觉和运动神经纤维，与阴部内动脉并行。在坐骨结节内侧下方分为会阴神经、阴蒂背神经及肛门神经（又称痔下神经）3支，分布于会阴、阴唇及肛门周围。内生殖器主要受交感神经和副交感神经支配。交感神经纤维从腹主动脉前神经丛发出，下行入盆腔后分为卵巢神经丛和骶前神经丛，分布于卵巢、输卵管、子宫体、子宫颈及膀胱上部等。子宫平滑肌有自主节律性，完全切除其神经后仍能有节律收缩，并能完成分娩活动。临床可见低位截瘫产妇仍能自然分娩。

四、骨盆

女性骨盆（pelvis）是躯干和下肢之间的骨性连接，是支持躯干和保护盆腔脏器的重要器官，同时又是胎儿娩出时必经的骨性产道，其大小、形状直接影响分娩过程。通常女性骨盆宽而浅，有利于胎儿娩出。

（一）骨盆的组成

1. 骨盆的骨骼　骨盆由一块骶骨、一块尾骨及左右两块髋骨组成。每块髋骨又由髂骨、坐骨和耻骨融合而成；骶骨由5～6块骶椎融合而成，呈楔形，其上缘明显向前突出，称为骶岬，尾骨由4～5块尾椎合成（图2-7）。

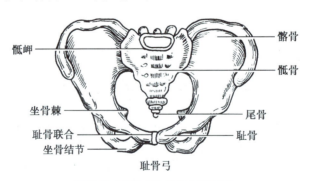

图2-7　正常女性骨盆（前上观）

2. 骨盆的关节　包括耻骨联合、骶髂关节和骶尾关节。骨盆的前方两耻骨之间由纤维软骨连接，称为耻骨联合。骨盆后方，两髂骨与骶骨相接，形成骶髂关节。骶骨与尾骨相接形成骶尾关节，此关节有一定活动度，分娩时尾骨后移可加大出口前后径。

3.骨盆的韧带　连接骨盆各部之间的韧带中,有两对重要的韧带,一对是骶、尾骨与坐骨结节之间的骶结节韧带;另一对是骶、尾骨与坐骨棘之间的骶棘韧带,骶棘韧带宽度即坐骨切迹宽度,是判断中骨盆是否狭窄的重要指标。妊娠期受性激素影响,韧带松弛,有利于分娩(图2-8)。

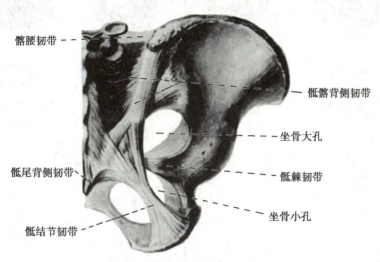

図中标注:
髂腰韧带
骶髂背侧韧带
坐骨大孔
骶尾背侧韧带
骶棘韧带
坐骨小孔
骶结节韧带

图 2-8　骨盆的分界及韧带(侧面观)

(二)骨盆的分界

以耻骨联合上缘、髂耻缘及骶岬上缘的连线为界,将骨盆分为上下两部分。上方为假骨盆,又称大骨盆,为腹腔的一部分,前为腹壁下部,两侧为髂骨翼,后为第5腰椎。下方为真骨盆,又称小骨盆,是胎儿娩出的骨产道。

真骨盆有上、下两口,即骨盆入口与骨盆出口,两口之间为前浅后深、上宽下窄的骨盆腔。其前壁为耻骨联合和耻骨支,后壁是骶骨、尾骨,两侧为坐骨、坐骨棘和骶棘韧带。第1骶椎向前凸出形成骶岬,为产科骨盆内测量的重要标志;坐骨棘位于真骨盆中部,肛诊或阴道检查可触及。耻骨联合下缘与两侧耻骨降支的前部形成耻骨弓,正常角度为90°~100°。

(三)骨盆的类型

骨盆的形态、大小除有种族差异外,其生长发育还受遗传、营养与性激素的影响。根据骨盆形状(按Callwel与Moloy分类),分为4种类型(图2-9)。

1.女型　骨盆入口呈横椭圆形,入口横径较前后径稍长。骨盆侧壁直,耻骨弓较宽,坐骨棘间径≥10cm,为女性正常骨盆,在我国妇女中最常见。

2.扁平型　骨盆入口呈扁椭圆形,入口横径大于前后径。耻骨弓宽,骶骨失去正常弯度,变直向后翘或深弧形,骨盆浅。在我国妇女中较常见。

3.类人猿型　骨盆入口呈长椭圆形,入口前后径大于横径。骨盆两侧壁稍内聚,坐骨棘较突出,坐骨切迹较宽,耻骨弓较窄,骶骨向后倾斜,故骨盆前部较窄而后部较宽。在我国妇女中较少见。

4.男型　骨盆入口略呈三角形,两侧壁内聚,坐骨棘突出,耻骨弓较窄,骶骨较直而前倾,骨盆腔呈漏斗形,常造成难产。在我国妇女中较少见。

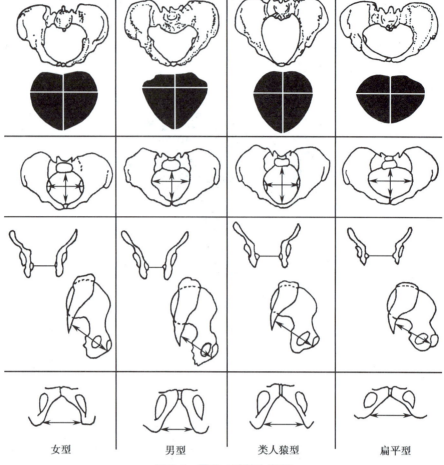

女型	男型	类人猿型	扁平型

图 2-9 骨盆 4 种基本类型

五、骨盆底

骨盆底（pelvic floor）由多层肌肉和筋膜构成，封闭骨盆出口，承托并保持盆腔脏器处于正常位置。骨盆底前方为耻骨联合和耻骨弓，后方为尾骨尖，两侧为耻骨降支、坐骨升支和坐骨结节。两侧坐骨结节前缘的连线将骨盆底分为前后两部分：前部为尿生殖三角，有尿道和阴道通过；后部为肛门三角，有肛管通过。骨盆底由外向内分为三层（图 2-10）。

（一）外层

外层位于外生殖器、会阴皮肤及皮下组织的下面，由会阴浅筋膜及其深面的 3 对肌肉（球海绵体肌、坐骨海绵体肌和会阴浅横肌）和肛门外括约肌组成。各肌肉的肌腱会合于阴道口与肛门之间，形成中心腱。

（二）中层

中层即泌尿生殖膈。由上、下两层坚韧筋膜及其间的一对会阴深横肌及尿道括约肌组成，覆盖于骨盆出口前三角形平面上，其中有尿道和阴道穿过。

（三）内层

内层即盆膈，是骨盆底最坚韧的内层，由肛提肌及其内、外面的筋膜组成，自前

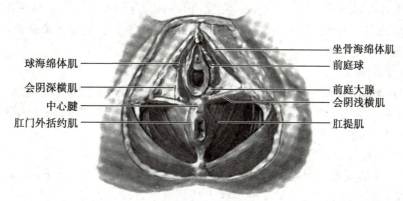

图 2-10　骨盆底

向后依次有尿道、阴道和直肠穿过。肛提肌构成骨盆底的大部,每侧由耻尾肌、髂尾肌和坐尾肌三部分组成,两侧对称汇合后呈漏斗形,在骨盆底肌肉中起最重要的支持作用。

会阴(perineum)有广义与狭义之分。广义的会阴是指封闭骨盆出口的所有软组织。狭义的会阴是指阴道口和肛门之间的楔形软组织,又称会阴体,厚 3～4cm,包括皮肤、皮下组织、筋膜和部分肛提肌与会阴中心腱。会阴部长 3～4cm,妊娠时组织变软,伸展性大,有利于分娩。分娩时需保护会阴,避免发生裂伤。

第二节　女性生殖系统生理

一、女性一生各阶段的生理特点

女性从胎儿形成到衰老是一个渐进的生理过程,也是下丘脑 - 垂体 - 卵巢轴功能发育、成熟和衰退的过程。根据女性一生的生理特点可分为 7 个阶段,但并无截然界限,可因遗传、环境、营养等因素影响而有个体差异。

(一)胎儿期

胎儿期(fetal period)指自精卵结合第 9 周起至分娩。受精卵是由父系和母系来源的 23 对(46 条)染色体组成,其中性染色体 X 与 Y 决定胎儿的性别。胚胎 6 周后原始性腺开始发育,胚胎 8～10 周性腺组织出现卵巢结构。卵巢形成后,因无雄激素,两条副中肾管发育成为女性生殖道。

(二)新生儿期

新生儿期(neonatal period)指出生后 4 周内的时期。女性胎儿在母体内受到胎盘及母体卵巢产生的女性激素影响,出生的新生儿外阴较丰满,乳房略隆起或少许泌乳。出生后脱离母体环境,血中女性激素水平迅速下降,可出现少量阴道流血。这些变化短期内均能自然消退,属正常生理现象。

(三)儿童期

儿童期(childhood)指从出生 4 周到 12 岁左右。儿童早期(8 岁之前)体格迅速增长和发育,但因性腺轴功能处于抑制状态,生殖器官为幼稚型。子宫、输卵管及卵巢位于腹腔内。儿童后期（约 8 岁之后），性腺轴抑制状态解除，卵巢内的卵泡有一定发育并分泌性激素，但仍达不到成熟阶段。生殖器官开始发育并逐渐降至盆腔，开始呈现女性特征。

（四）青春期

青春期（adolescence or puberty）是儿童到成人的转变期，世界卫生组织（WHO）规定青春期为 10～19 岁。这一时期性腺轴被激活，生殖器官、内分泌及体格逐渐发育成熟，并获得成熟的生殖能力。这一时期的生理特点有：

1. 生长加速　青春期少女身高迅速增长，月经初潮后生长变缓慢。

2. 第一性征发育　即内、外生殖器官发育。在促性腺激素作用下，卵巢发育并分泌雌、孕激素，生殖器从幼稚型变为成人型。阴阜隆起，大、小阴唇肥厚着色。阴道长度、宽度均增加，子宫增大，输卵管变粗，卵巢增大，皮质内有不同发育阶段的卵泡。此时女性初步具有生育能力，但生殖系统功能还未完善。

3. 第二性征出现　除生殖器官以外，其他女性特有征象即第二性征开始出现，并不断发育成熟，如音调变高、乳房发育、出现阴毛及腋毛，骨盆宽大，以及胸、肩部皮下脂肪增多等，显现女性特有体态。

4. 月经初潮　女性第一次月经来潮称月经初潮，为青春期的重要标志。月经来潮提示卵巢产生的雌激素已达到一定水平并有明显波动，能引起子宫内膜剥脱而产生月经。但由于此时中枢对雌激素的正反馈机制尚未成熟，卵泡虽能发育成熟但多无排卵，因此月经周期常不规律。

（五）性成熟期

性成熟期（sexual maturity）又称生育期，是女性生育能力最旺盛的时期，约从 18 岁开始，历时约 30 年。此期卵巢生殖功能与内分泌功能最为旺盛，生殖器官各部分及乳房在卵巢分泌的性激素作用下也发生周期性变化。

（六）绝经过渡期

绝经过渡期（menopausal transition period）指从开始出现绝经趋势直至最后一次月经来潮的时期。可始于 40 岁，历时短至 1～2 年，长至 10～20 年。此期卵巢功能逐渐衰退，卵泡多数不能发育成熟排卵，因此绝经前一段时间月经常不规律。月经永久性停止，称绝经，提示卵巢功能耗竭。WHO 将卵巢功能开始衰退直至绝经后 1 年内的时期，称为围绝经期，此时由于雌激素水平降低，可出现潮热出汗、情绪不稳定、失眠头痛等症状。

（七）绝经后期

绝经后期（postmenopausal period）指绝经后的生命时期。卵巢功能衰竭，雌激素水平低落，不足以维持女性第二性征，生殖器官进一步萎缩老化。骨代谢失常，易引起骨质疏松和骨折。

二、月经及月经期的临床表现

（一）月经

月经（menstruation）指伴随卵巢周期性变化而出现的子宫内膜周期性脱落及出血。规律月经的出现是女性生殖功能成熟的重要标志。月经第一次来潮称月经初潮。月经初潮时间受遗传、营养、体重等因素的影响，但多在 13～14 岁，近年有提前趋势。

（二）月经周期、经期及经量

正常月经具有周期性。出血的第 1 日为月经周期的开始，两次月经第 1 天的间隔时间称一个月经周期。月经周期长短因人而异，一般为 21~35 日，平均 28 日。每次月经持续时间称经期，一般为 2~8 日，平均 4~6 日。经量为一次月经的总失血量，正常为 20~60ml，超过 80ml 为月经过多。

（三）月经血的特征

月经血呈暗红色，除血液外，还有子宫内膜碎片、宫颈黏液及脱落的阴道上皮细胞。月经血中含有前列腺素及来自子宫内膜的大量纤维蛋白溶酶。由于纤维蛋白溶酶对纤维蛋白的溶解作用，月经血不凝固，出血多时可出现血凝块。

（四）正常月经的临床表现

月经期一般无特殊症状，但由于经期盆腔充血以及前列腺素的作用，有些妇女出现下腹部及腰骶部下坠不适、腰痛、全身乏力，并出现腹泻等胃肠功能紊乱症状。少数患者可有头痛及轻度神经系统不稳定症状，但一般不严重，不会影响正常的工作和学习。

三、卵巢的功能及周期性变化

卵巢是女性的性腺，具有两种主要功能：产生卵子并排卵的生殖功能和分泌女性激素的内分泌功能。

（一）卵巢的周期性变化

从青春期开始到绝经前，卵巢在形态和功能上发生的周期性变化称为卵巢周期，可分为卵泡期（从月经第 1 日至卵泡发育成熟）和黄体期（从排卵至下次月经前）。

1. 卵泡发育和成熟　新生儿出生时卵巢内约有 200 万个卵泡，儿童期多数卵泡退化，至青春期只剩下约 30 万个。生育期每月发育一批（3~11 个）卵泡，经过募集、选择，其中一般只有一个优势卵泡发育成熟并排卵，其余卵泡发育至一定程度通过细胞凋亡机制而自行退化，称卵泡闭锁。女性一生中一般只有 400~500 个卵泡发育成熟并排卵。卵泡的生长过程分为始基卵泡、窦前卵泡、窦卵泡及排卵前卵泡 4 个阶段（图 2-11，图 2-12）。

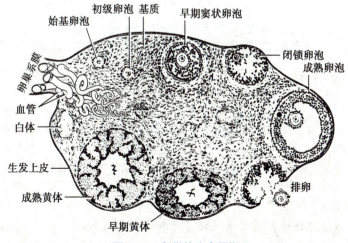

图 2-11　卵巢的生命周期

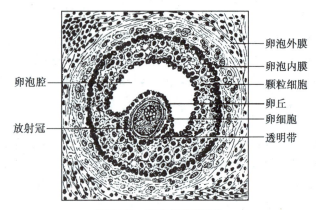

图 2-12　发育成熟的卵泡

2．排卵　卵细胞及其周围的卵丘颗粒细胞一起被排出的过程称为排卵（ovulation）。排卵多发生在下次月经来潮前 14 日左右。发育成熟的卵泡逐渐移向卵巢表面并向外凸起，卵泡壁变薄并破裂，卵细胞连同透明带、放射冠及小部分卵丘内的颗粒细胞被排出。卵子可由两侧卵巢轮流排出，也可由一侧卵巢连续排出。

3．黄体形成及退化　排卵后卵泡液流出，腔内压下降，卵泡壁塌陷，卵泡壁的卵泡颗粒细胞和卵泡内膜细胞向内侵入，周围由结缔组织的卵泡外膜包围，外观黄色，称为黄体。排卵后 7～8 日（相当于月经周期第 22 日左右），黄体发育达高峰，直径 1～2cm。

若卵子未受精，黄体在排卵后 9～10 日开始退化，细胞逐渐萎缩变小，组织纤维化，外观色白，称白体（corpus albicans）。黄体功能限于 14 日，黄体衰退后月经来潮，卵巢中又有新的卵泡发育，开始新的周期。若卵子受精，黄体体积继续增大以维持妊娠，直至胎盘功能建立后才退化。

（二）卵巢性激素的分泌及生理作用

卵巢主要分泌雌激素（estrogen）和孕激素（progesterone），及少量雄激素（androgen），均为甾体激素。卵泡期，雌激素主要来源于卵泡膜细胞。黄体期，大量孕激素和雌激素主要来源于黄体细胞。女性雄激素主要来自于肾上腺，卵巢也能分泌少量雄激素。

1．雌激素与孕激素的生理作用　见表 2-1。

表 2-1　雌激素与孕激素的生理作用

	雌激素	孕激素
宫颈	使宫颈变软，宫口松弛；黏液分泌量增加，变稀薄、富有弹性；涂片出现典型羊齿状植物叶状结晶；有利于精子穿透	使宫口闭合；黏液分泌量减少变黏稠，形成黏液栓阻塞宫颈口，阻止精子及微生物进入；涂片中结晶消失，代之以椭圆体
子宫内膜	促进子宫内膜的再生修复变厚，产生增殖期变化	在增生的基础上转为分泌期
子宫肌层	促进发育，使肌层增厚；收缩力增强，提高对缩宫素的敏感性	降低子宫平滑肌的兴奋性，使肌纤维松弛，降低对缩宫素的敏感性
输卵管	促进输卵管节律性收缩	抑制输卵管节律性收缩
阴道上皮	促进上皮细胞增生、角化；增加细胞内糖原含量	加快上皮细胞脱落

续表

	雌激素	孕激素
乳腺	使乳腺腺管增生,乳头乳晕着色	在雌激素影响的基础上促进乳腺腺泡发育
脑垂体	对下丘脑有正、负反馈作用	对下丘脑有负反馈作用
其他	促进第二性征发育;促进水、钠潴留;促进骨中钙、磷沉积	有升温作用;排卵后使基础体温升高 0.3～0.5℃;促进水、钠排出

此外,雌激素可促进肝脏高密度脂蛋白合成,抑制低密度脂蛋白合成,降低血中胆固醇水平,有利于防止冠状动脉硬化;调节钙磷代谢,促进钙、磷在骨质中的沉积,以维持正常骨质。

根据上述生理作用,显示在女性生殖器官和乳房发育方面雌、孕激素具有协同作用,而在宫颈黏液、子宫收缩、输卵管蠕动、阴道上皮细胞以及水钠代谢等方面二者是相互拮抗的。

2. 雄激素的生理作用

(1)对女性生殖系统的影响:是维持女性正常生殖功能必不可少的激素之一。青春期时,雄激素促使阴蒂、阴唇和阴阜的发育及阴毛、腋毛的生长。雄激素还可提高女性性欲,但雄激素过多会对雌激素产生拮抗作用。

(2)对机体代谢功能的影响:雄激素可促进蛋白合成,维持肌肉生长,刺激骨髓中红细胞的增生;性成熟期前促使长骨生长,性成熟期后促进骨骺关闭;促进肾对水、钠的重吸收并保留钙。

四、子宫内膜及生殖器官其他部位的周期性变化

(一)子宫内膜的周期性变化

卵巢周期使女性生殖器发生一系列周期性变化,其中以子宫内膜的周期性变化最为显著。以一个正常月经周期 28 日为例,子宫内膜的组织形态呈增殖期、分泌期、月经期 3 期改变:

1. 增殖期　月经周期第 5～14 日,与卵泡期对应。在雌激素的作用下,子宫内膜基底层细胞开始增生并修复脱落的功能层,内膜增厚,腺体增多,间质表现为不同程度的水肿。

2. 分泌期　月经周期第 15～28 日,与黄体期对应。排卵后,黄体形成,黄体分泌的雌、孕激素使子宫内膜在增殖期的基础上继续增厚,腺体增大且弯曲明显,出现分泌现象,间质更加疏松、水肿,血管进一步弯曲呈螺旋状。此时内膜厚且松软,富含营养物质,有利于受精卵着床发育。

3. 月经期　月经周期第 1～4 日。如卵子未受精,黄体退化,雌、孕激素水平下降引起螺旋小动脉阵发性痉挛,子宫内膜组织缺血坏死、剥脱,月经来潮。

(二)生殖器官其他部位的周期性变化

1. 阴道黏膜的周期性变化　排卵前,阴道上皮在雌激素的作用下,底层细胞增生,使阴道上皮增厚;表层细胞角化,其程度在排卵期最明显。角化细胞内富含糖原,经阴道杆菌分解成乳酸,使阴道内保持一定酸度,可以防止致病菌的繁殖,称阴道的"自净作用"。排卵后在孕激素的作用下,表层细胞脱落。临床上可借助阴道脱落细

胞的变化了解雌激素水平和有无排卵。

2.宫颈黏液的周期性变化　经净后，体内雌激素水平降低，宫颈管分泌的黏液量很少，随着卵泡的发育、成熟，雌激素水平不断提高，至排卵期宫颈黏液分泌量增加、稀薄、透明，拉丝度可达 10cm 以上，涂片检查可见典型羊齿植物叶状结晶。排卵后，受孕激素影响，黏液分泌量逐渐减少、黏稠，拉丝度差，易断裂，涂片检查代之以排列成行的椭圆体。临床根据宫颈黏液变化可了解卵巢功能。

3.输卵管的周期性变化　在性激素作用下，输卵管形态及功能也发生了与子宫内膜类似的周期性改变，但不如子宫内膜明显。

五、月经周期的调节

月经周期的调节是一个非常复杂的过程，主要涉及下丘脑、垂体和卵巢。下丘脑分泌促性腺激素释放激素（gonadotropin-releasing hormone，GnRH），通过调节垂体促性腺激素的分泌，调控卵巢功能。卵巢分泌的性激素对下丘脑 - 垂体又有反馈调节作用。下丘脑、垂体与卵巢之间相互调节、相互影响，形成一个完整而协调的神经内分泌系统，称为下丘脑 - 垂体 - 卵巢轴（hypothalamic-pituitary-ovarian axis，HPOA）（图 2-13）。除下丘脑、垂体和卵巢之间的相互调节外，HPOA 的神经内分泌活动还受到大脑高级中枢的调控。

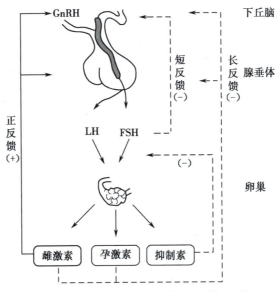

图 2-13　下丘脑 - 垂体 - 卵巢轴之间的相互关系

（一）卵泡期

月经周期的黄体萎缩后，雌、孕激素水平降至最低，对下丘脑和垂体的抑制解除，下丘脑又开始分泌 GnRH，使垂体 FSH（follicle-stimulating hormone，卵泡刺激素）分泌增加，促进卵泡发育，分泌雌激素，子宫内膜发生增生期变化。随着雌激素逐渐增加，其对下丘脑的产生负反馈作用，抑制下丘脑 GnRH 的分泌，使垂体 FSH 分泌减少。随着卵泡逐渐发育，雌激素分泌达高峰，对下丘脑产生正反馈作用，促使垂体释放大量 LH（luteinizing hormone，黄体生成素），形成 LH 和 FSH 峰，两者协同作用，促使成熟卵泡排卵。

（二）黄体期

排卵后，FSH 和 LH 均急剧下降，在少量 FSH 和 LH 作用下，黄体形成并逐渐发育成熟。黄体主要分泌孕激素，也分泌雌激素，子宫内膜发生分泌期变化。排卵后7～8 日孕激素和雌激素达到又一次高峰。大量孕激素和雌激素对下丘脑和垂体产生负反馈作用，使垂体 LH 和 FSH 分泌量减少，黄体开始萎缩，雌、孕激素减少，子宫内膜失去性激素支持，发生剥脱而月经来潮。雌、孕激素和抑制素的减少解除了对下丘脑、垂体的负反馈抑制，FSH、LH 分泌增加，继而卵泡发育，开始下一个月经周期，周而复始（图 2-14）。

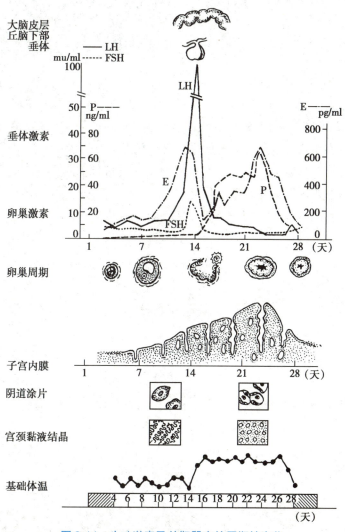

图 2-14 生殖激素及其靶器官的周期性变化

总之，正常月经周期的调节依赖于下丘脑 - 垂体 - 卵巢轴之间的相互作用、相互制约。此外，其他内分泌腺也与月经周期的调节有一定的关系，而所有这些活动又受到大脑皮质神经中枢的影响，如外界环境、精神因素等均可影响月经周期。大脑皮质、下丘脑、垂体和卵巢任何一个环节发生障碍，都会引起卵巢功能紊乱，导致月经失调。

知识链接

中医关于月经产生及调节的认识

李时珍在《本草纲目·妇人月水》中指出："女子，阴类也。以血为主。其血上应太阴，下应海潮。月有盈亏，潮有朝夕，月事一月一行，与之相符。故谓之月信、月水、月经。"中医认为月经的产生是肾气、天癸、冲任、气血协调作用于胞宫而出现的定期藏泻结果。《素问·上古天真论》指出："女子七岁，肾气盛……；二七而天癸至，任脉通，太冲脉盛，月事以时下，故有子……；七七任脉虚，太冲脉衰少，天癸竭，地道不通，故形坏而无子也"。说明肾气充盛、天癸泌至、冲任通盛与月经来潮有着密切的关系。在月经产生过程中肾起主导作用。天癸的至、竭是导致月经来潮与停闭的重要因素，是月经产生的动力。在天癸的作用下，冲脉广聚脏腑之血气，任脉所司精、血趋于旺盛，并下注于胞宫，使月经来潮。

（向罗珺）

扫一扫
测一测

 复习思考题

1. 简述会阴的解剖特点及其临床意义。
2. 维持子宫正常位置的有哪几对韧带，各有什么作用？
3. 什么是月经？简述正常月经的特点。

第三章

妇科病史采集与检查配合

课件

扫一扫
知重点

学习要点

1. 妇科病史的采集方法、内容。
2. 妇科护理评估的主要内容。
3. 妇科检查的基本要求、方法、步骤及注意事项。

女性一生自出生后经历新生儿期、儿童期、青春期、性成熟期、绝经过渡期和绝经后期 6 个阶段，每一阶段女性生殖生理、生殖内分泌功能和心理 - 社会发生的变化均有可能导致异常，同时也会因外界环境影响而出现妊娠、分娩和产褥异常、女性生殖器官肿瘤、感染性病变、生殖内分泌疾病等。每一次接诊患者，均包括病史采集、体格检查、分析综合、确定护理诊断、制订护理计划、实施护理方案和随访等环节。采集健康史与检查是护理评估过程，是为护理对象提供护理的主要依据，也是妇产科护理临床实践的基本技能。

一、护理评估

护理评估是护理程序的第一步，是指收集有关护理对象生理、心理、社会方面的健康资料，并进行分析、整理、判断的过程。通过细致全面的护理评估可发现和确认护理对象的护理问题或护理需要。妇科护理评估包括病史采集、体格检查、查阅辅助检查结果和心理社会评估。

（一）病史采集

1. 病史采集方法　女性生殖系统疾病常常涉及患者的隐私和与性生活有关的内容，收集资料时可能会使患者感到害羞，因此采集病史时，护士应做到态度和蔼、语言亲切、关心尊重护理对象。为正确判断病情应采用启发式提问，要细致询问病情和耐心聆听陈述，但应避免暗示和主观臆测。询问病史应有目的性，切勿遗漏关键性的病史内容，以免造成疾病的漏诊或误诊。对危重患者在初步了解病情后，应配合医生立即抢救，以免贻误治疗。对院外转诊患者，应当索要患者的病情介绍作为重要参考资料。对不能亲自口述的危重患者，可询问最了解其病情的家属、亲友或护送转诊的医务人员或发病现场的目击者。并应注意病史的可靠性和某些场合下的保密性。遇有不愿说出真情（如性生活史）者，不宜反复追问，可先行各项检查，待明确病情后再予补充询问。

2. 病史采集内容

（1）一般项目：包括患者的姓名、性别、年龄、籍贯、职业、民族、婚姻、住址、入院日期、入院方式、病史记录日期、病史陈述者、可靠程度。若非患者陈述，应注明陈述者及其与患者的关系。

（2）主诉：指促使患者就诊的主要症状（或体征）与持续时间。确切的主诉常可帮助初步估计疾病的大致范围、病情轻重与缓急。主诉力求简明扼要，通常不超过20字。妇科临床常见症状有白带增多、外阴瘙痒、阴道流血、闭经、下腹痛、下腹部包块及不孕等。如患者有停经、阴道流血及腹痛3种主要症状，应按其发生时间的顺序，将主诉书写为：停经×日，阴道流血×日，腹痛×小时。若患者无自觉症状，仅检查时发现卵巢囊肿，主诉应写为：检查发现"卵巢囊肿"×日。

（3）现病史：指患者从发病初到就诊时的病情演变过程、治疗经过、采取的护理措施及效果，是患者本次疾病的发生、演变、诊疗、护理等方面的详细情况，为病史的主要组成部分，应按时间顺序书写。包括起病时间、主要症状特点、有无诱因、伴随症状、发病后诊疗情况及结果，睡眠、饮食、体重及大小便等一般情况的变化，以及与鉴别诊断有关的阳性或阴性资料等。与本次疾病虽无紧密关系，但仍需治疗的其他疾病情况可在现病史后另起一段记录。常见症状的采集要点：

①阴道出血：注意出血日期、出血量、持续时间、颜色、质地，有无血块或组织物，出血与月经的关系，有无诱因及伴随症状，正常的末次月经和末次前月经。

②白带异常：白带性状、发病时间，与月经的关系及伴随症状。

③腹痛：发生时间、部位、性质及程度，起病缓急，持续时间，疼痛与月经的关系，诱因及伴随症状。

④腹部包块：发生时间、部位、大小、活动度、硬度、增大情况、疼痛及伴随症状。

（4）月经史：包括初潮年龄、月经周期及经期持续时间（可简写为：初潮年龄 $\frac{经期}{月经周期}$ 绝经年龄，如初潮年龄12岁，周期28～30日，经5～6日，49岁绝经，简写为 $12\frac{5\sim6}{28\sim30}49$ 岁）。每次经量多少，可问每日更换卫生巾次数，有无血块，经期伴随症状包括经前和经期有无不适，如乳房胀痛、水肿、精神抑郁或易激动等，有无痛经及疼痛部位、性质、程度以及痛经起始和消失时间。常规询问并记录末次月经（LMP）起始日期以及其经量和持续时间。若其流血情况不同于以往正常月经时，还应问明末次前月经（PMP）。已绝经患者应询问绝经年龄、绝经后有无阴道出血、阴道分泌物增多或其他不适。

（5）婚育史：记述未婚/已婚，询问婚次及每次结婚年龄，是否近亲结婚（直系血亲及三代旁系血亲），男方健康状况，有无性病史及双方性生活情况等。生育史包括足月产、早产、流产次数及现存子女数（可记录为：足-早-流-存或孕$_x$产$_x$或G_xP_x，如足月产1次，早产1次，无流产，现存子女2人，可简写为1-1-0-2或孕$_2$产$_2$或G_2P_2）。记录分娩方式，有无难产史，新生儿出生情况，有无产后出血或产褥感染史。自然流产或人工流产情况；末次分娩或流产日期；采用何种避孕措施及效果。

（6）既往史：指患者过去的健康和疾病情况。内容包括以往一般健康状况、疾病史、传染病史、预防接种史、手术外伤史、输血史、药物及食物过敏史。

（7）个人史：询问患者的生活和居住情况，出生地和曾居住地区，有无烟酒嗜好，有无吸毒史，自理程度、生活方式及卫生习惯等。

（8）家族史：询问患者的父母、兄弟姐妹及子女健康状况。家族成员有无遗传性疾病（如血友病、白化病等）、可能与遗传有关的疾病（如糖尿病、高血压、癌症等）以及传染病（如结核、梅毒等），尤其注意是否有与患者同样的疾病。

（二）体格检查

体格检查应在采集病史后进行。检查范围包括全身检查、腹部检查和盆腔检查。

1. 全身检查　常规测量体温、脉搏、呼吸、血压，必要时测量身高和体重；观察患者神志、精神状态、面容、体态、步态、全身发育及毛发分布情况；检查皮肤、浅表淋巴结（特别是左锁骨上淋巴结和腹股沟淋巴结）、头面部、颈（注意甲状腺是否肿大）、乳房（注意其发育、皮肤有无凹陷、有无包块、分泌乳汁或液体）、心、肺、脊柱及四肢等。

2. 腹部检查　为妇科体格检查的重要组成部分，应在盆腔检查前进行。患者采取平卧位，掀起衣角暴露腹部。视诊腹部形状（平坦、饱满、隆起或凹陷等），观察腹壁有无水肿、瘢痕、静脉曲张、妊娠纹、腹壁疝、腹直肌分离等。触诊腹壁厚度，肝、脾、肾有无增大及压痛，腹部有无压痛、反跳痛和肌紧张，能否触到包块及其部位、大小（以"cm"为单位表示或相当于妊娠月份表示，如包块相当于妊娠 3 个月大）、形状、质地、活动度、表面是否光滑以及有无压痛等。叩诊时注意鼓音和浊音分布范围，有无移动性浊音，必要时听诊了解肠鸣音。若合并妊娠，应检查腹围、子宫底高度，检查胎位、听诊胎心及判断胎儿大小等。

3. 盆腔检查　又称妇科检查（图 3-1），检查前需要准备无菌手套、阴道窥器、肥皂水和生理盐水等。

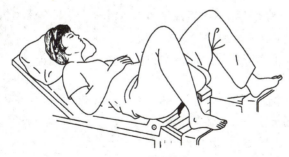

图 3-1　盆腔检查

（1）基本要求

1）检查者应关心体贴被检查的患者，做到态度严肃、语言亲切、检查仔细、动作轻柔。检查前告知患者盆腔检查可能引起不适，不必紧张。

2）除尿失禁患者外，检查前均应排空膀胱，必要时导尿。大便充盈者应在排便或灌肠后检查。

3）为避免感染或交叉感染，置于臀部下的垫单或纸单、无菌手套和检查器械应一人一换，一次性使用。

4）除尿瘘患者有时需取膝胸卧位外，一般妇科检查患者应取膀胱截石位，臀部置于台缘，头部略抬高，双手平放于身旁，使腹肌松弛。检查者面向患者，立在患者两腿之间。不宜搬动的危重患者可在病床上检查。

5）经期避免行盆腔检查。若为阴道异常流血则必须检查，检查前常规消毒外阴，以防发生感染。

6）对无性生活的患者禁做阴道窥器及双合诊检查，可行直肠-腹部诊。确有检查必要时，应先征得患者及家属同意后，方可检查。

7）腹壁肥厚、高度紧张不合作者，若盆腔检查不满意时，可行 B 型超声检查，必要时可在麻醉下进行盆腔检查。

8）男医师对患者进行检查时，需有一名女性医护人员在场，以减轻患者紧张心理和避免发生不必要的误会。

（2）检查方法及步骤

1）外阴部检查：观察外阴发育、阴毛多少、色泽和分布情况，有无畸形、皮炎、溃疡、赘生物或肿块，注意皮肤和黏膜色泽及质地变化，有无色素减退、增厚或萎缩。分开小阴唇，暴露阴道前庭观察尿道口和阴道口。观察尿道口周围黏膜色泽及有无赘生物，注意处女膜是否完整。无性生活者处女膜完整未破，其阴道口勉强可容示指；有性生活者阴道口能容两指通过；经产妇的处女膜因受分娩影响仅余残痕。必要时还可让患者用力向下屏气，观察有无阴道前后壁膨出、子宫脱垂或尿失禁等。

2）阴道窥器检查：未婚者未经本人及家属同意，禁用阴道窥器检查。临床常用鸭嘴形阴道窥器，可以固定，便于阴道内治疗操作。阴道窥器有大小之分，根据阴道宽窄选用。在阴道窥器下擦洗阴道和宫颈时，要注意阴道窥器的结构特点，旋转 360° 不同方向，检查阴道壁四周、阴道穹窿部及宫颈组织，以免漏诊。

①放置和取出：当放置窥器时，应先将其前后两叶前端合拢，表面涂润滑剂以利插入（图 3-2）。若拟作宫颈细胞学检查或取阴道分泌物作涂片检查时，不应用润滑剂，该用生理盐水润滑，以免影响涂片质量。检查者用一手拇指、示指将两侧小阴唇分开，另一手持窥器避开敏感的尿道周围区，斜行沿阴道侧后壁缓慢插入阴道内，边推进边将窥器两叶转正并逐渐张开，暴露宫颈、阴道壁及穹窿部，然后旋转窥器，充分暴露阴道各壁（图 3-3）。取出窥器前，应先将前后叶合拢再沿阴道侧后壁缓慢取出。

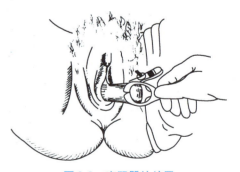

图 3-2　窥阴器的放置

②视诊

阴道：观察阴道前后壁和侧壁及穹窿黏膜颜色、皱襞，有无溃疡、赘生物、囊肿阴道隔及双阴道等。注意阴道内分泌物量、性状、色泽及有无臭味。阴道分泌物异常者应作滴虫、假丝酵母菌、淋病奈瑟菌及线索细胞等检查。

宫颈：暴露宫颈后，观察宫颈大小、颜色、外口形状，有无出血、肥大、糜烂样改变、撕裂、外翻、腺囊肿、息肉、赘生物，宫颈管内有无出血或分泌物。同时可采集宫颈外口鳞-柱状交接部脱落细胞行宫颈细胞学检查。

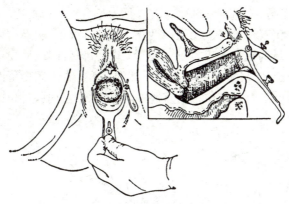

图 3-3　阴道窥器检查

③双合诊：是盆腔检查中最重要的项目。检查者一手的两指或一指放入阴道，另一手放在腹部配合检查，称为双合诊。目的在于检查阴道、宫颈、宫体、输卵管、卵巢、宫旁组织以及骨盆腔内壁有无异常。

检查方法：检查者戴无菌手套，一手示、中指蘸润滑剂，顺阴道后壁轻轻插入，检查阴道通畅度、深度、弹性，有无畸形、瘢痕、肿块及阴道穹窿情况。再扪触宫颈大小、形状、硬度及外口情况，有无接触性出血和宫颈举痛（将宫颈向上向两边拨动，观察患者有无不适），此法通常是诊断妇科疾病的重要依据。扪清宫颈情况后，检查者可将阴道内两指放在宫颈后方，另一手掌心朝下手指平放在患者腹部平脐处，当阴道内手指向上向前抬举宫颈时，腹部手指向下向后按压腹壁，并由脐部逐渐向耻骨联合部位移动，通过内、外手指的相互协调配合，扪清子宫位置、大小、形状、软硬度、活动度及有无压痛（图 3-4）。扪清子宫后，检查者将阴道内手指由宫颈后方移至一侧穹窿部，尽可能往上向盆腔深部扪触，腹部的手从同侧下腹壁髂嵴水平开始，由上往下按压腹壁，与阴道内手指相互配合，以触摸该侧附件区有无肿块、增厚或压痛（图 3-5）。正常卵巢偶可扪及，正常输卵管不能扪及。

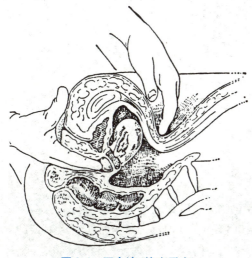

图 3-4　双合诊（检查子宫）

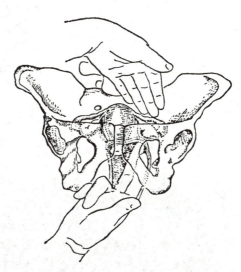

图 3-5　双合诊（检查附件）

④三合诊：经直肠、阴道、腹部联合检查，称为三合诊。检查者一手示指放入阴道，中指插入直肠以替代双合诊时的阴道内两指，其余检查步骤与双合诊相同（图3-6），是对双合诊检查不足的重要补充。通过三合诊能了解后倾或后屈子宫大小，发现子宫后壁、直肠子宫陷凹、宫骶韧带和盆腔后部的病变，估计病变范围，特别是癌肿与盆壁间的关系。所以三合诊在生殖器官肿瘤、结核、子宫内膜异位症、炎症的检查时尤显重要。

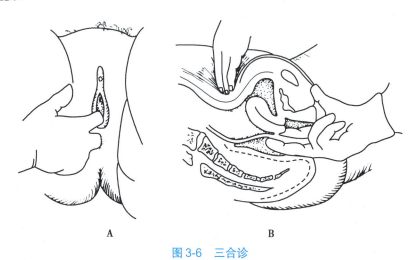

A　　　　　　　　　　B

图3-6　三合诊

⑤直肠-腹部诊：检查者一手示指伸入直肠，另一手在腹部配合检查，称为直肠-腹部诊（简称肛-腹诊）（图3-7）。适用于无性生活史、阴道闭锁或有其他原因不宜做双合诊的患者。

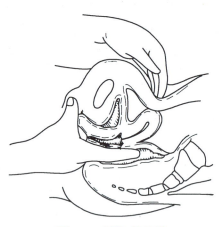

图3-7　直肠-腹部诊

知识链接

与盆腔检查相关的临床技巧

行双合诊、三合诊或直肠-腹部诊时，除应按常规操作外，掌握下述要点有利于检查的顺利进行：①当两手指放入阴道后，患者感疼痛不适时，可单用示指，代替双指进行检查；②三合诊时，在将中指伸入肛门时，嘱患者像解大便一样用力向下屏气，使肛门括约肌自动放松，可减轻患者疼痛和不适感；③若患者腹肌紧张，可边检查边与患者交谈，使其张口呼吸而使腹肌放松；④当检查者无法查明盆腔内解剖关系时，继续强行扪诊，不但患者难以耐受，且往往徒劳无益，此时应停止检查。待下次检查时，多能获得满意结果。

（3）记录：盆腔检查结束后，应将检查结果按解剖部位先后顺序记录。

1）外阴：发育情况及婚产式（未婚、已婚未产或经产），异常时应详加描述。

2）阴道：是否通畅，黏膜情况，分泌物量、色、性状及有无气味。

3）宫颈：宫颈大小、硬度，有无糜烂样改变、撕裂、息肉、腺囊肿，有无接触性出血、举痛及摇摆痛等。

4）宫体：子宫位置、大小、硬度、活动度，有无压痛等。

5）附件：附件区有无肿物、增厚或压痛。如扪及肿块，应描述其位置、大小、硬度、表面是否光滑、活动度，有无压痛以及与子宫和盆壁关系。左右两侧情况分别记录。

（三）查阅辅助检查结果

抄录实验室检查及各种特殊诊断仪器的检查结果。外院检查结果应注明医院名称及检查日期。

（四）心理社会评估

根据 Gordon 提出的功能性健康型态护理评估理论框架，将妇科患者心理社会评价内容分为以下四个方面。

1. 自我健康感知型态的评估　了解患者对自身健康的认识，对自己所患疾病的认识和态度，对治疗和护理的期望及感受，是否存在一些不健康的生活方式。

2. 自我概念型态的评估　了解对象住院后是否可能发生身体器官或功能的改变，以致对形象和生活方式有所影响，患者是否对自我有消极的看法，或认为自己不能应对目前的情境。评价服务对象有无焦虑、恐惧、绝望、沮丧、愤怒等情绪变化，是否有负罪感、无用感、孤独无助感等心理感受。

3. 压力与压力应对型评估　了解对象近期有无重大生活事件，应对能力、应对方式、应对效果及支持系统等。

4. 价值与信念型态评估　了解对象的人生观、价值观以及宗教信仰等。

二、常见的护理诊断／医护合作性问题

护理诊断是关于个人、家庭、社区对现存的或潜在的健康问题的一种临床判断，是护士为达到预期的结果选择护理措施的基础。护理诊断是护士独立采取措施能够解决的问题。当妇科护士通过评估全面收集了服务对象的健康资料后，应对资料加以分析，确认健康问题、形成护理诊断。护理诊断可分为现存的、潜在的、健康的和综合的四种类型。我国目前使用的是北美护理诊断协会（NANDA）认可的护理诊断。

合作性问题是指需要护士观察和监测，以及时发现某些疾病过程中的并发症。这些并发症需要护士与其他健康保健人员尤其是医生共同合作解决。对合作性问题，护理措施的重点是监测。

三、预期目标

预期目标也称预期结果，是指通过护理照顾之后，护士期望患者能够达到的健康状态或在行为上的改变，也是护理效果评价的标准。根据实现目标所需时间的长短将预期目标分为短期目标和长期目标两种。

1．长期目标　指需要相对较长时间（数周、数月）才能达到的目标。常常用于妇科慢性炎症患者及术后康复患者。

2．短期目标　指在较短时间内（几小时、几天）能够达到的目标，适用于住院时间短、病情变化快者。

四、护理措施

护理措施是指有助于实现预期目标的护理活动及其具体实施方法。护士应针对护理诊断提出的原因，结合服务对象的具体情况，运用护理知识和经验制订护理措施。

（一）护理措施的分类

1．依赖性护理措施　指护士执行医嘱的护理活动。但护士不是盲目地执行医嘱，还应能判断医嘱正确与否。

2．协作性护理措施　指护士与其他医务人员共同合作完成的护理活动。例如与营养师一起制订符合服务对象病情的饮食计划。

3．独立性护理措施　指护士运用护理知识和技能可以独立完成的护理活动。包括生活护理、健康教育、心理护理等。

（二）制订护理措施的注意事项

护理措施必须具有一定的理论依据和针对性。护理措施应切实可行、因人而异，以保证服务对象的安全为前提。一项完整的护理措施应包括日期、具体做什么、怎样做、执行时间和签名。鼓励服务对象参与制订护理措施，以便达到最佳的护理效果。

五、护理评价

护理评价是护理程序的最后一个步骤，是对整个护理效果的鉴定。护理评价是指按预期目标所规定的时间，将护理后服务对象的健康状况与预期目标进行比较并做出评定和修改，通过及时准确的护理评价可以了解服务对象对健康问题的反应、验证护理效果、调控护理质量、积累护理经验。实施护理评价后，应对目标部分实现或未实现的原因进行分析，找出问题所在，重新收集服务对象资料，调整护理诊断和护理计划。

（向罗珺）

复习思考题

1．妇科检查的注意事项有哪些？

2．简述双合诊、三合诊、直肠 - 腹部诊分别适用于哪几种情况。

3．试述阴道窥器的正确使用方法。

第四章

课件
04章PPT

妊娠期妇女的护理

学习要点

1. 胎儿的生理特点,胎儿附属物的形成及功能。
2. 妊娠期母体的变化。
3. 孕早期的诊断。
4. 孕妇产前检查的内容及方法。
5. 妊娠期孕妇常见症状与护理。

扫一扫
知重点

第一节　妊娠生理

妊娠(pregnancy)是胚胎和胎儿在母体内发育成长的过程。成熟卵子受精是妊娠的开始,胎儿及其附属物自母体排出是妊娠的终止。临床以末次月经第1天作为妊娠的开始,全过程共10个妊娠月(1个妊娠月为4周),40周,280天。

一、受精卵的植入发育

(一)受精

成熟的精子与卵子结合的过程称受精(fertilization)。受精过程需精子获能和发生顶体反应。

受精最常发生在输卵管壶腹部。男性一次射精约2亿～5亿精子进入阴道,靠尾部鞭毛运动,由宫颈管经子宫腔游行到输卵管腔,最后到达壶腹部的精子只有上百只。在此过程中,受宫内膜白细胞产生的α、β淀粉酶作用,解除了精子顶体表面的糖蛋白"去获能因子",此时精子具有受精能力,称精子获能。

成熟的卵子从卵巢排出后,经输卵管伞端的"拾卵"作用进入输卵管腔腹部与峡部连接处等待受精。一般受精发生在排卵后12小时内,当卵子与精子相遇时,精子顶体外膜破裂,释放出顶体酶,与卵子的表面接触,溶解卵子外周的放射冠、透明带,称顶体反应。精子借助顶体酶的作用进入卵细胞,卵原核和精原核逐渐融合,完成受精。整个受精过程约为24小时,受精后的卵子称受精卵或孕卵,是新生命诞生的标志。

（二）受精卵的输送与发育

受精后 30 小时，受精卵借助输卵管平滑肌的蠕动和上皮纤毛的摆动，向宫腔方向移动，同时进行有丝分裂，形成多个子细胞。称为分裂球。约在受精后 72 小时，分裂成由 16 个细胞的实心细胞团，形似桑葚，称桑葚胚，随后形成早期囊胚。受精后第4 日，早期囊胚进入宫腔。受精后第 5～6 日，早期囊胚的透明带消失，在宫腔内继续分裂发育成晚期囊胚。

（三）受精卵着床

晚期囊胚侵入到子宫内膜的过程，称孕卵植入，也称着床（图 4-1）。着床需经过定位、黏着和穿透三个阶段，约在受精后第 6～7 日开始，11～12 日完成。着床部位多在子宫体的前壁或后壁。

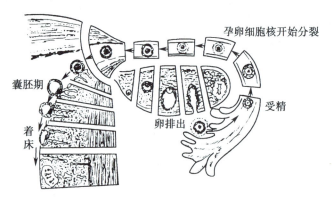

图 4-1　卵子受精与受精卵植入

二、胚胎、胎儿的发育及生理特点

晚期囊胚着床后继续发育，受精后第 2 周，内细胞群分化形成内、外两个胚层，两胚层紧贴在一起形成的结构称胚盘，是人体的始基。外胚层近滋养层侧形成一个囊腔，称羊膜腔；内胚层周缘向下形成一个囊腔，称卵黄囊。受精后第 3 周，在胚盘的外胚层分化出中胚层，三胚层分化发育形成胎儿身体的各种组织和器官。受精卵形成并着床是胚胎早期发育的两个重要过程。

（一）胚胎、胎儿发育特征

以 4 周（一个妊娠月）为一孕龄单位描述胚胎及胎儿发育特征。妊娠 10 周（受精8 周）内的人胚称胚胎，是器官分化、形成的时期；从妊娠 11 周（受精第 9 周）起称胎儿，各器官进一步发育成熟。胎儿发育特征见表 4-1。

临床常用胎儿身长推算胎儿妊娠月份，妊娠前 5 个月，胎儿身长（cm）＝妊娠月数^2；妊娠后 5 个月，胎儿身长（cm）＝妊娠月数×5。例如，妊娠 3 个月胎儿身长（cm）＝3^2＝9（cm），妊娠 7 个月胎儿身长（cm）＝7×5＝35（cm）。

（二）胎儿的生理特点

1. 循环系统　胎儿循环与胎盘相连，营养供给与代谢产物的排出均经过胎盘由母体完成。

（1）解剖特点：1 条脐静脉将含氧量较高、营养较丰富的血液带入胎体，2 条脐动脉将来自胎儿氧含量较低的混合血注入胎盘，与母血进行物质交换。

表4-1　胎儿发育的特征

胎龄	身长（cm）	顶臀长（cm）	体重（g）	胎儿特征
4周末				可辨认胚盘和体蒂
8周末				初具人形，心脏已形成
12周末	9	6~7		外生殖器可初辨性别，胎儿四肢可活动
16周末	16	12	110	从外生殖器可确认性别，出现呼吸运动
20周末	25	16	320	出现胎脂，出现吞咽、排尿功能，胎儿运动明显增加，胎儿体重呈线性增加
24周末	30	21	630	各脏器均已发育，皮下脂肪开始沉积
28周末	35	25	1000	四肢活动好，有呼吸运动，出生后可存活，但易患特发性呼吸窘迫综合征
32周末	40	28	1700	皮肤深红呈皱缩状，生活力尚可
36周末	45	32	2500	出生后能啼哭或吸吮，生活力良好
40周末	50	36	3400	发育成熟，出生后哭声洪亮，吸吮力强

（2）胎儿血液循环特点：来自胎盘的血液分3支进入胎儿体内，一支直接进入肝脏，一支与门静脉汇合入肝，另一支经静脉导管直接进入下腔静脉。下腔静脉血是混合血，有来自脐静脉含氧高的血，也有来自下肢及腹部盆腔脏器的静脉血。

胎儿体内无纯动脉血，而是动静脉混合血。来自胎盘的血液进入右心房后绝大部分经卵圆孔进入左心房。

胎儿出生后开始自主呼吸，肺循环建立，胎盘脐带循环中断，循环系统血流动力学发生显著变化，肺动脉血不再流入动脉导管，动脉导管闭锁为动脉韧带。

2.血液系统

（1）红细胞生成：受精后3周末主要来自卵黄囊。孕10周主要在肝脏生成，以后骨髓、脾逐渐有造血功能，妊娠足月时90%红细胞由骨髓产生。妊娠32周后出生的新生儿，体内红细胞均较高，总数约为$6×10^{12}/L$。

（2）血红蛋白生成：分为原始血红蛋白、胎儿血红蛋白和成人血红蛋白三种。妊娠前半期均为胎儿血红蛋白，至妊娠最后4~6周，成人血红蛋白增多，临产时胎儿血红蛋白只有25%。

（3）白细胞生成：妊娠8周以后，胎儿血循环出现粒细胞，形成防止细菌感染的第一道防线，妊娠12周，胸腺及脾脏发育，均产生淋巴细胞，成为机体内抗体的主要来源，构成对抗外来抗原的第二道防线。妊娠足月时白细胞可达$(15~20)×10^9/L$。

3.呼吸系统　胎儿在母体内无呼吸，胎盘代替肺脏功能，母儿血液在胎盘进行气体交换。胎儿在出生前完成呼吸道（包括气管及肺泡）、肺循环及呼吸肌的发育。胎儿肺成熟包括肺组织结构成熟及功能成熟，肺表面活性物质（卵磷脂及磷脂酰甘油）的形成决定肺成熟度，与出生后新生儿的生存能力密切相关。通过检测羊水中卵磷脂及磷脂酰甘油值，可以判定胎肺成熟度。糖皮质激素可刺激肺表面活性物质的产生。

4.消化系统

（1）胃肠道：妊娠11周小肠有蠕动，妊娠16周胃肠功能基本建立。胎儿可吞咽羊水，吸收水分、氨基酸、葡萄糖等可溶性营养物质。

（2）肝脏：胎儿肝内缺乏某些酶（如葡萄糖醛酸转移酶、尿苷二磷酸葡萄糖脱氢酶），不能结合因红细胞破坏后产生的大量游离胆红素。胆红素主要经过胎盘由母体肝脏代谢后排出。仅有小部分通过胆道排入小肠氧化成胆绿素。胆绿素的降解产物使胎粪呈墨绿色。

5. 泌尿系统　妊娠 11～14 周胎儿肾脏具有排尿功能。妊娠 14 周胎儿膀胱内已有尿液。胎儿通过排出尿液参与羊水循环。

6. 分泌系统　胎儿甲状腺于妊娠 6 周开始发育，是胎儿发育最早的内分泌腺。妊娠 12 周能合成甲状腺素。妊娠 12 周至整个妊娠期，胎儿甲状腺对碘的蓄积高于母亲甲状腺，因此，孕期补碘要慎重。胎儿肾上腺发育良好，能产生甾体激素，与胎儿肝脏、胎盘、母体共同完成雌三醇的合成。因此，血、尿雌三醇测定为临床了解胎儿、胎盘功能常见的有效方法。

7. 神经系统　脑脊髓和脑干神经根的髓鞘形成于妊娠 6 个月开始。妊娠中期胎儿内、外及中耳形成，妊娠 24～26 周，胎儿在宫内已能听到声音，妊娠 28 周胎儿眼对光开始出现反应。

三、胎儿附属物的形成与功能

胎儿附属物是指胎儿以外的组织，包括胎盘、胎膜、脐带和羊水。它们对维持胎儿宫内生命及生长发育起重要作用。

（一）胎盘

胎盘是母体与胎儿间进行物质交换的重要器官，也是妊娠期特有的器官。胎儿 - 胎盘循环的建立，是母胎之间物质交换的基础，胎盘还合成多种激素、酶和细胞因子等，用以维持正常妊娠。

1. 胎盘的组成　胎盘由胎儿部分的羊膜、叶状绒毛膜及母体部分的底蜕膜构成（图 4-2）。

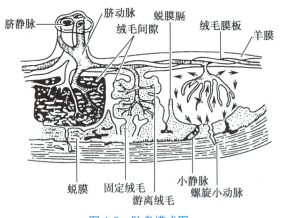

图 4-2　胎盘模式图

（1）羊膜：位于最内层的胎盘胎儿面，为半透明薄膜，光滑，无血管、神经及淋巴。具有分泌和吸收羊水的功能。

（2）叶状绒毛膜：为胎盘的主要部分。晚期囊胚着床后，滋养层细胞迅速分裂增殖,内层为细胞滋养细胞,外层为合体滋养细胞,在滋养细胞内面有一层胚外中胚层,与滋养层共同组成绒毛膜。与底蜕膜接触的绒毛因丰富的血供发育良好,称叶状绒毛膜;胚胎表面其余部分绒毛因缺乏血供而萎缩退化,称平滑绒毛膜,与羊膜共同形成胎膜。

绒毛滋养层合体细胞溶解周围的蜕膜形成绒毛间隙,游离绒毛悬浮其中,称游离绒毛。少数绒毛紧紧附着于蜕膜深部,称固定绒毛。绒毛间隙之间由2/3高的蜕膜间隔将胎盘分成若干胎盘小叶。

（3）底蜕膜:受精卵植入分泌期的子宫内膜后,子宫内膜迅速发生蜕膜样改变,按蜕膜与孕卵着床部位的关系分为三部分:底蜕膜、包蜕膜和壁蜕膜（图4-3）。

1）底蜕膜:孕卵着床处的蜕膜,位于孕卵与子宫肌层之间,以后发育成胎盘的母体部分。

2）包蜕膜:覆盖在孕卵上的蜕膜。随着囊胚的发育逐渐凸向宫腔,约在14～16周左右与壁蜕膜贴近并融合,子宫腔消失。

3）壁蜕膜:底蜕膜、包蜕膜以外覆盖子宫腔表面的蜕膜称壁蜕膜,又称真蜕膜。

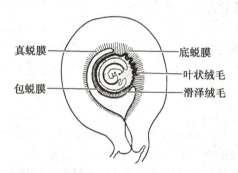

图4-3　早期妊娠的子宫蜕膜与绒毛的关系

2.胎盘的结构　胎盘于妊娠6～7周开始形成,12周末完全形成。妊娠足月时,胎盘呈圆形或椭圆形,重约450～650g,直径16～20cm,厚约1～3cm,中央厚,边缘薄。胎盘分为母体面和胎儿面:母体面呈暗红色,有18～20个左右的小叶;胎儿面表面为羊膜,光滑半透明,呈灰白色。脐带附着于胎儿面中央或稍偏处,脐动、静脉从脐带附着点分支向四周呈放射状分布,直达胎盘边缘。

3.胎盘的功能

（1）气体交换:胎儿通过胎盘与母体进行气体交换,利用胎血与母血中 O_2 与 CO_2 的分压差,以简单扩散的方式吸收 O_2,排出 CO_2。

（2）供应营养:葡萄糖是胎儿代谢的主要能源,以易化扩散方式通过胎盘;氨基酸、钙、磷、碘和铁以主动运输方式通过胎盘;脂肪酸、钾、钠、镁及维生素等以简单扩散方式通过胎盘。

（3）排泄废物:胎儿的代谢产物如尿素、尿酸、肌酐、肌酸等均经胎盘进入母血而排出体外。

（4）防御功能:母体血液内的免疫球蛋白（IgG）能通过胎盘进入胎儿体内,使胎儿获得被动免疫力。但胎盘防御功能是极有限的,小分子药物和体积微小的病毒（如风疹病毒、流感病毒、巨细胞病毒等）,可通过胎盘影响胎儿;细菌、弓形虫、衣原体、螺旋体等可在胎盘部位形成病灶,破坏绒毛结构,进入胎儿血中感染胚胎及胎儿。

（5）合成功能:胎盘能合成多种激素、酶和细胞因子,激素有蛋白、多肽和甾体激素,如人绒毛膜促性腺激素、人胎盘生乳素、雌激素、孕激素等;酶有缩宫素酶、耐热性碱性磷酸酶等。还能合成前列腺素、多种神经递质和多种细胞因子与生长因子。

1）人绒毛膜促性腺激素(HCG):受精后10日可用放射免疫法自母体血清中测出,是诊断早孕最敏感的方法。着床后10周HCG分泌达高峰,持续约10日迅速下降,一般产后2周内消失。HCG的主要生理作用是使黄体发育增大成为妊娠黄体,增加甾体激素的分泌以维持妊娠。

2）人胎盘生乳素(HPL):由合体滋养细胞分泌。妊娠5~6周用放射免疫法可在母体血浆中测出,妊娠34~36周达高峰,并维持至分娩。产后迅速下降。HPL的主要作用为促进母体乳腺的生长发育。

3）雌激素和孕激素:受精卵着床后,卵巢的月经黄体转变为妊娠黄体,继续分泌雌、孕激素维持妊娠。自妊娠第8~10周起黄体逐渐萎缩,由胎盘合成,并随妊娠进展逐渐增高。孕激素在雌激素的协同作用下,对妊娠期子宫内膜、子宫肌层、乳腺及母体其他系统的生理变化起重要作用。

（二）胎膜

胎膜主要由平滑绒毛膜和羊膜组成,平滑绒毛膜外周的包蜕膜和壁蜕膜也参与胎膜的组成。胎膜外层为绒毛膜,在发育过程中因缺乏血供而逐渐退化成平滑绒毛膜。胎膜内层为羊膜,与覆盖胎盘、脐带的羊膜层相连。

（三）脐带

脐带是连接胎儿与胎盘的条索状组织,一端连于胎儿腹壁脐轮,另一端附着于胎盘的胎儿面。足月胎儿的脐带长约30~100cm,平均约55cm,直径约0.8~2cm。脐带表面由羊膜覆盖,内有1条管腔较大、管壁较薄的脐静脉和2条管腔较小、管壁较厚的脐动脉,脐血管周围有含水量丰富的胶样组织,称华通胶,有保护脐血管的作用。脐带是胎儿与母体间进行气体交换、营养物质供应和代谢产物排出的重要通道。脐带受压血流受阻时,胎儿可因缺氧而危及生命。

（四）羊水

充满在羊膜腔内的液体,称为羊水。

1. 羊水的来源　妊娠早期主要来源于母体血清的渗透液,无色透明,妊娠中、晚期主要来源于胎儿的尿液。

2. 羊水的吸收　50%由胎膜完成;足月胎儿每日约吞咽羊水500~700ml,经消化道进入胎儿血循环,形成尿液再排至羊膜腔;脐带每小时能吸羊水40~50ml。羊水通过胎膜、胎儿不断循环更新,保持羊水量的动态平衡。妊娠38周羊水量约为1000ml,妊娠40周羊水量约800ml。妊娠足月羊水含有胎儿上皮细胞、胎脂、毳毛、白蛋白及尿酸盐等而略显浑浊,呈中性或弱碱性(pH 7.20)。临床上通过产前羊水检查可监测胎儿的成熟度、某些遗传性疾病、先天性畸形等。

3. 羊水的功能　一是保护胎儿,适量羊水对胎儿有缓冲作用,防止胎肢粘连,避免子宫肌壁或胎儿对脐带直接压迫所致的胎儿窘迫。二是保护母体,妊娠期减少胎动给母亲带来不适感;分娩时羊水还可传导子宫收缩压力,形成前羊水囊,促使宫颈扩张;破膜后羊水冲洗润滑产道。

第二节 妊娠期母体的变化

一、生理变化

妊娠期由于胎儿生长发育和分娩的需要,在胎盘产生的激素作用下,母体各系统发生一系列生理变化,以满足胎儿生长发育和分娩的需要,并为产后哺乳做好准备。

（一）生殖系统的变化

1. 子宫　是妊娠期及分娩后变化最大的器官。妊娠后子宫体明显增大、变软,子宫大小由非妊娠时的 7cm×5cm×3cm 增大至妊娠足月时的 35cm×22cm×25cm。宫腔容积由非妊娠时 5ml 增加至妊娠足月时约 5000ml,子宫重量由非妊娠时 50g 增加至足月时 1000g。妊娠 12 周时,增大的子宫超出盆腔,可在耻骨联合上方触及。妊娠晚期子宫呈不同程度的右旋,与盆腔左侧为乙状结肠占据有关。

子宫体与子宫颈之间最狭窄的部分为子宫峡部。非孕时长约 1cm,妊娠后子宫峡部逐渐变软,并伸展拉长变薄,扩展为子宫腔的一部分,形成子宫下段,临产时长约 7～10cm,是产科手术学的重要解剖标志。

在激素作用下,宫颈充血、水肿,宫颈管内腺体增生、肥大,宫颈逐渐变软,呈紫蓝色。妊娠期宫颈黏液增多,在宫颈口形成黏稠的黏液栓,富含免疫球蛋白及细胞因子,可防止细菌侵入宫腔,保护宫腔不受外来感染。宫颈鳞、柱状上皮交接部受雌激素影响而外移,宫颈外口表面呈鲜红色如糜烂状,称假性糜烂。

2. 卵巢　妊娠期排卵及新卵泡发育停止。妊娠 6～7 周前产生大量雌、孕激素以维持妊娠。妊娠 10 周后,妊娠黄体功能由胎盘取代,黄体开始萎缩。

3. 输卵管　输卵管随子宫增大而伸长,但肌层无明显增厚。黏膜层上皮细胞稍扁平,基质中可见蜕膜细胞。有时黏膜呈蜕膜样改变。

4. 阴道　黏膜变软,充血水肿呈紫蓝色,阴道壁皱襞增多,结缔组织变松软,伸展性增加,有利于分娩时胎儿通过。阴道脱落细胞增多,分泌物增多呈白色糊状。阴道上皮细胞含糖原增加,乳酸含量增加,使阴道 pH 降低,不利于一般致病菌生长,有利于防止感染。

5. 外阴　外阴充血,皮肤增厚,大、小阴唇色素沉着,会阴拉长,伸展性增加。妊娠时因增大的子宫压迫,盆腔及下肢静脉回血不畅,部分孕妇可出现外阴及下肢静脉曲张,产后常自行消失。

（二）乳房的变化

妊娠期胎盘分泌的雌激素刺激乳腺腺管的发育,分泌大量孕激素刺激乳腺腺泡发育。垂体催乳素、人胎盘生乳素及皮质醇等多种激素参与使乳腺发育完善,为泌乳作准备。乳房增大变黑,充血明显,乳晕颜色加深,乳晕外周皮脂腺肥大形成散在的结节状小突起,称蒙氏结节。妊娠未接近分娩期,挤压乳房时可有少许淡黄色稀薄液体溢出,称初乳。产后雌孕激素水平迅速下降,新生儿吸吮乳头时乳汁开始分泌。

（三）循环系统的变化

妊娠期由于子宫增大,膈肌升高,心脏向左、向上、向前移位,心尖搏动左移约 1～2cm,心浊音界稍扩大。心脏容量从妊娠早期至孕末期约增加 10%,心率每分钟增加

10～15次。由于血流量增加、血流加速及心脏移位使大血管扭曲,多数孕妇心尖区及肺动脉瓣区可闻及Ⅰ～Ⅱ级柔和吹风样收缩期杂音,产后逐渐消失。

随着妊娠月份的增加,盆腔血液回流至下腔静脉的血量增加;右旋增大的子宫压迫下腔静脉,使血液回流受阻,孕妇下肢、外阴及直肠的静脉压增高,孕妇易发生痔疮、外阴及下肢静脉曲张。如孕妇长时间仰卧位,可引起回心血量减少,心搏量降低,血压下降,称仰卧位低血压综合征。侧卧位能解除子宫压迫,改善血液回流。

(四)血液的改变

血容量自妊娠6～8周开始增加,妊娠32～34周时,心搏出量和血容量均达高峰,血容量增加40%～45%,平均增加约1450ml,其中,血浆平均增加1000ml,红细胞平均增加450ml,血液相对稀释,呈现妊娠生理性贫血。

妊娠期血液呈高凝状态,凝血因子Ⅱ、Ⅴ、Ⅶ、Ⅷ、Ⅸ、Ⅹ均增加,血浆纤维蛋白原含量比非孕妇女约增加50%,这种高凝状态有利于预防产后出血。

(五)泌尿系统的变化

由于孕妇及胎儿代谢产物增多,肾脏负担加重。肾血浆流量(RPF)约增加35%,肾小球滤过率(GFR)约增加50%,而肾小管对葡萄糖再吸收能力不能相应增加,约15%的孕妇饭后可出现妊娠生理性糖尿,应注意与糖尿病鉴别。RPF与GFR均受体位影响,孕妇仰卧时尿量增加,夜尿量多于日尿量。

妊娠早期,由于增大的子宫压迫膀胱,引起尿频,妊娠12周以后子宫体高出盆腔,压迫膀胱的症状消失,尿频改善。妊娠末期,由于胎先露进入盆腔,膀胱受到压迫,孕妇可再次出现尿频。

受孕激素影响,泌尿系统平滑肌张力降低,输尿管轻度扩张,蠕动减弱,使尿液滞留,容易感染。右侧输尿管受右旋妊娠子宫压迫,有尿液逆流现象,易发生急性肾盂肾炎,以右侧多见,可采取左侧卧位预防。

(六)呼吸系统的变化

胸廓横径及前后径加宽,周径加大,横膈上升使胸腔纵径缩短。胸腔总体积不变,肺活量无明显改变。妊娠中期肺通气量每分钟增加约40%,孕妇耗氧量增加10%～20%,有过度通气现象,这有利于提供孕妇和胎儿所需的氧气。

妊娠晚期因为子宫增大,膈肌活动幅度减少,胸廓活动加大,以胸式呼吸为主。妊娠期呼吸次数变化不大,每分钟不超过20次。受雌激素影响,上呼吸道黏膜增厚,轻度充血、水肿,易发生上呼吸道感染。

(七)消化系统的变化

妊娠早期(约6周左右)约50%的妇女出现不同程度的恶心、呕吐、食欲不振、挑食等,称早孕反应,清晨起床时明显,一般于妊娠12周左右自行消失。受雌激素影响,牙龈充血、水肿、增生,刷牙易牙龈出血;孕妇唾液增多,有时流涎。受孕激素影响,妊娠期胃肠平滑肌张力降低,蠕动减弱,贲门括约肌松弛,胃内酸性内容物可反流至食管下部产生"灼热"感;胃排空时间延长,易发生肠胀气和便秘;由于直肠静脉压增高,易引起痔疮或使原有痔疮加重。胆囊排空时间延长,胆汁淤积,易诱发胆囊炎及胆结石。

(八)内分泌系统的变化

妊娠晚期腺垂体增大,嗜酸细胞肥大、增多,形成"妊娠细胞"。产后若有出血性休克，可使增生、肥大的垂体缺血、坏死，导致希恩综合征（Sheehan syndrome）。

由于妊娠黄体和胎盘分泌大量雌、孕激素，对下丘脑及腺垂体产生负反馈作用，使促性腺激素 FSH 和 LH 分泌减少，故妊娠期无卵泡发育成熟，也无排卵。妊娠 7 周开始，垂体催乳素逐渐增加，分娩前达高峰，约 150μg/L，为非孕妇女的 10 倍，与其他激素协同作用，促进乳腺发育，为产后泌乳作准备。

促甲状腺激素（TSH）、促肾上腺皮质激素（ACTH）分泌增多，但因游离的甲状腺素及皮质醇不多，没有甲状腺、肾上腺皮质功能亢进的表现。孕妇与胎儿体内的 TSH 均不能通过胎盘。

（九）其他变化

1. 体重　妊娠 13 周前无明显变化，13 周起平均每周增加 350g，妊娠晚期最多不超过 500g。妊娠足月时，体重平均增加 12.5kg，包括胎儿、胎盘、羊水、子宫、乳房、血液、组织间液、脂肪沉积等重量的增加。

2. 皮肤　妊娠期由于黑色素和雌激素增加，孕妇面颊、乳头、乳晕、腹白线、外阴等处出现色素沉着。面颊呈蝶形分布的褐色斑，称妊娠黄褐斑，产后逐渐消退。妊娠子宫增大，肾上腺糖皮质激素增加，分解弹力纤维蛋白，腹壁皮肤弹力纤维变性并过度伸展而断裂，使腹壁皮肤出现紫色或淡红色不规则平行的裂纹，称妊娠纹，见于初产妇。产后妊娠纹逐渐变为银白色。

3. 矿物质代谢　妊娠期胎儿生长发育需要大量的钙和铁。应于妊娠中、晚期加强饮食中钙、铁的摄入，必要时补充钙剂和铁剂，防止缺钙或缺铁性贫血。

4. 骨骼、关节及韧带　妊娠期部分孕妇自觉腰骶部及肢体疼痛不适，可能为胎盘分泌的松弛素使骨盆韧带及椎骨间关节、韧带松弛。妊娠晚期孕妇重心前移，为保持平衡，孕妇头部与肩部后仰，腰部向前挺，形成典型的孕妇姿势，易引起腰背酸痛。

二、心理变化

妊娠使孕妇体内环境、激素水平及身体形象发生较大的变化，孕妇需要重新安排自己的社会角色，改变自己与家庭成员间的关系，这些都是一种应激，使孕妇产生一系列的心理变化。

（一）孕妇常见的心理反应

1. 惊讶和震惊　在怀孕初期，多数孕妇都会为受孕感到惊讶和震惊。

2. 矛盾心理　可能因工作、学习等原因暂时不想要孩子或由于计划生育原因不能生孩子有关；也可能与缺乏为人父母的准备，或对恶心、呕吐等生理性变化无所适从等有关。表现为情绪低落，抱怨身体不适等。

3. 接受　当胎动出现时，孕妇真实感受到"胎儿"的存在，开始接受"孩子"，猜测"孩子"性别，关心孩子的喂养和生活护理等方面的知识，并构想着自己和孩子的未来。

4. 情绪波动　可能是由于体内激素的作用、妊娠晚期的不适或对分娩是否正常感到焦虑等原因，孕妇容易激动，常为一些小事而生气、哭泣。

5. 自省　表现为自我中心，专注于自己的身体变化、穿着、体重和饮食。喜欢独处，这种专注使孕妇能更好地调节和适应，以迎接新生儿来临，但也可能会使配偶及其他家庭成员感到受冷落而影响相互之间的关系。

（二）孕妇的心理调节

美国心理学家鲁宾（Rubin）认为，孕妇为维持个人及家庭的功能完整，必须完成以下 4 项心理发展任务。

1. 确保安全渡过怀孕生产过程　孕妇应学习有关妊娠期和分娩的知识（如营养、活动、性生活及避免意外伤害等），听从医护人员的建议和指导，使整个妊娠期维持最佳的健康状况。

2. 让家人接受新生儿　孕妇不仅自己要接受孩子，还要寻求家庭主要成员特别是配偶对孩子的接受和认可。

3. 寻求承诺与接纳将为人母　随着妊娠的进展，尤其是胎动产生以后，孕妇对胎儿的感情逐渐加深，情绪上与胎儿连成一体，采用各种胎教方式与宫内的胎儿进行情感、动作和声音等方面的沟通，并学习如何承担母亲角色。

4. 学习为了孩子奉献自己　无论是生育或养育，孕妇必须调整自己，培养自制能力，学会为孩子而奉献，延迟自己的需求，满足孩子的需要，以便产后顺利担负起照顾孩子的重任。

第三节　妊娠诊断

妊娠全过程从末次月经第 1 日开始计算，临床分为 3 个时期：第 13 周末以前称为早期妊娠；第 14～27 周末称为中期妊娠；第 28 周及其后称为晚期妊娠。

一、早期妊娠诊断

（一）症状

1. 停经　月经周期正常、有性生活史的健康育年龄妇女，一旦月经过期 10 天以上，应高度怀疑妊娠。如停经 2 个月以上，则妊娠的可能性更大。停经是妊娠最早出现的症状，但不是妊娠特有症状，应与精神、环境因素等引起的月经失调鉴别。哺乳期妇女月经虽未恢复，仍可能再次妊娠。

2. 早孕反应　在停经 6 周左右出现晨起恶心、晨起呕吐、食欲减退、厌恶油腻、喜食酸辣、头晕乏力、嗜睡等症状，称早孕反应，多在停经 12 周左右自行消失。恶心、呕吐可能与体内 HCG 增多、胃酸分泌减少及胃排空时间延长有关。

3. 尿频　前倾增大的子宫压迫膀胱所致，子宫增大超出盆腔后，对膀胱的压迫解除，尿频症状自然消失。

（二）体征

1. 乳房变化　乳房增大，乳头、乳晕着色，乳晕周围皮脂腺增生出现深褐色的蒙氏结节。妊娠 12 周后可挤出少量初乳。

2. 妇科检查　阴道黏膜及子宫颈充血，呈紫蓝色。双合诊检查子宫，随停经月份而逐渐增大，子宫峡部极软，子宫体与子宫颈似不相连，称黑加征，是妊娠早期特有的变化。妊娠 12 周后子宫超出盆腔，在耻骨联合上方可以触及。

（三）辅助检查

1. 妊娠试验　妊娠后滋养细胞分泌 HCG，采用免疫学方法测定受检者血或尿中 HCG 含量升高，是确定妊娠的主要指标。临床上多用早早孕试纸法检测受检者尿液，阳性者在白色显示区上下呈现两条红色线，结合临床表现可协助诊断早期妊娠。

2. 超声检查 是诊断早期妊娠快速而准确的方法，是确定宫内妊娠的金指标。停经35日可见到增大的子宫内出现妊娠囊，妊娠6周可见到胚芽和原始心管搏动。停经14周，测量胎儿头臀长度可准确估计孕周。彩色多普勒超声可见胎儿心脏区彩色血液，可确诊为早期妊娠、活胎。

3. 宫颈黏液检查 宫颈黏液量少、黏稠，拉丝度差，涂片干燥后光镜下见排列成行的椭圆体，而不见羊齿植物叶状结晶，则早期妊娠的可能性较大。

4. 基础体温（BBT）测定 基础体温曲线能反映黄体功能，体温双相型的妇女，停经后高温相持续18日不下降者，早孕可能性大；持续3周以上者，可能性更大。

二、中、晚期妊娠诊断

（一）妊娠史

孕妇有早期妊娠经过，并感觉腹部日益膨大，可感觉到胎动，触诊腹部可扪及胎体听诊有胎心音。腹壁薄而松软者，可在腹壁上看到胎动。

（二）体征与检查

1. 子宫增大 随着妊娠进展，子宫逐渐增大。腹部检查时，手测子宫底高度或尺测耻上子宫长度，可以初步判断子宫大小与妊娠周数是否相符（表4-2）。

表4-2 不同妊娠周数的子宫底高度及子宫长度

妊娠周数	手测子宫底高度	尺测耻上子宫长度（cm）
满12周	耻骨联合上2～3横指	
满16周	脐耻之间	
满20周	脐下1横指	18（15.3～21.4）
满24周	脐上1横指	24（22.0～25.1）
满28周	脐上3横指	26（22.4～29.0）
满32周	脐与剑突之间	29（25.3～32.0）
满36周	剑突下2横指	32（29.8～34.5）
满40周	脐与剑突之间或略高	33（30.0～35.3）

2. 胎动 胎儿在子宫内的躯体活动称胎动。初孕妇女于妊娠20周自觉有胎动，正常胎动每小时约3～5次。随着妊娠的进展，胎动逐渐增多，至妊娠32～34周达高峰，38周后胎动逐渐减少。

3. 胎心音 妊娠12周用多普勒胎心听诊仪能探测到胎心音；妊娠18～20周，用听诊器在孕妇腹壁可以听到胎心音，呈双音，似钟表的"滴答"声，速度较快，正常每分钟110～160次。听胎心音时要与子宫杂音、腹主动脉音及脐带杂音相鉴别。

4. 胎体 妊娠20周以后，可以经腹壁触及子宫内的胎体，妊娠24周以后，运用四步触诊法可区分胎头、胎背、胎臀及胎儿四肢。

（三）辅助检查

超声检查能显示胎儿数目、胎方位、胎先露、胎心搏动、羊水量、胎盘位置及评估胎儿体重等,还能测定胎头双顶径、股骨长度,观察胎儿有无体表畸形,了解胎儿生长发育情况。彩色多普勒超声可以检测子宫动脉、脐动脉和胎儿动脉的血流速度波形。

第四节　胎姿势、胎产式、胎先露、胎方位

由于胎儿在子宫腔内的位置不同,形成了不同的胎产式、胎先露和胎方位。

一、胎姿势

胎儿在子宫腔内所取的姿势称为胎姿势。正常为胎头俯屈,颏部贴近胸壁,脊柱略向前弯,四肢屈曲交叉于胸腹前,整个胎体呈椭圆形,以适应妊娠晚期椭圆形子宫腔的形状。

二、胎产式

胎儿纵轴与母体纵轴之间的关系称胎产式。两轴平行者称纵产式,两轴垂直者称横产式,两轴交叉者称斜产式。以纵产式为多,约占妊娠足月分娩总数的99.75%。斜产式在分娩过程中多转为纵产式,偶尔转为横产式(图4-4)。

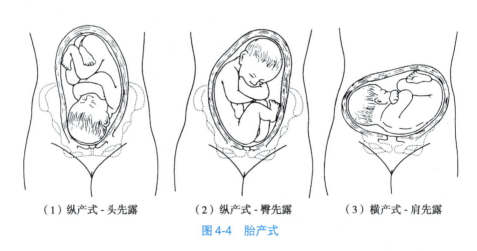

（1）纵产式 - 头先露　　　（2）纵产式 - 臀先露　　　（3）横产式 - 肩先露

图 4-4　胎产式

三、胎先露

最先进入骨盆入口的胎儿部分称为胎先露。纵产式有头先露和臀先露,横产式有肩先露。头先露因胎头屈伸程度不同又分为枕先露、前囟先露、额先露和面先露(图4-5)。臀先露因入盆先露不同又分为混合臀先露、单臀先露、单足先露和双足先露(图4-6)。

四、胎方位

胎儿先露部的指示点与母体骨盆的关系称胎方位,简称胎位。枕先露以枕骨,面先露以颏骨,臀先露以骶骨,肩先露以肩胛骨为指示点。根据指示点与母体骨盆左、右、前、后、横的关系不同而有不同的胎位(表4-3)。例如枕先露时,胎儿枕骨位于骨盆左前方,为枕左前位(图4-7)。

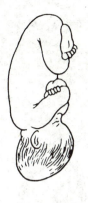
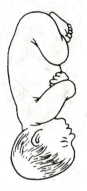
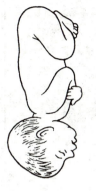
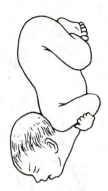

　　枕先露　　　　　　前囟先露　　　　　　额先露　　　　　　　面先露

图4-5　头先露的种类

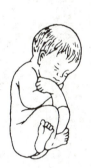
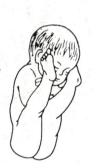
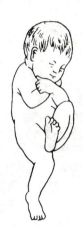
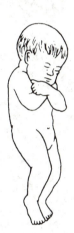

　　混合臀先露　　　　单臀先露　　　　　　单足先露　　　　　双足先露

图4-6　臀先露的种类

表4-3　胎产式、胎先露、胎方位关系及种类

纵产式 (99.75%)	头先露 (95.55%～97.55%)	枕先露 (95.55%～97.55%)	枕左前（LOA）、枕左横（LOT）、枕左后（LOP） 枕右前（ROA）、枕右横（ROT）、枕右后（ROP）
		面先露 (0.2%)	颏左前（LMA）、颏左横（LMT）、颏左后（LMP） 颏右前（RMA）、颏右横（RMT）、颏右后（RMP）
	臀先露 (2%～4%)		骶左前（LSA）、骶左横（LST）、骶左后（LSP） 骶右前（RSA）、骶右横（RST）、骶右后（RSP）
横产式	肩先露 (0.25%)		肩左前（LScA）、肩左后（LScP） 肩右前（RsCR）、肩右后（RScP）

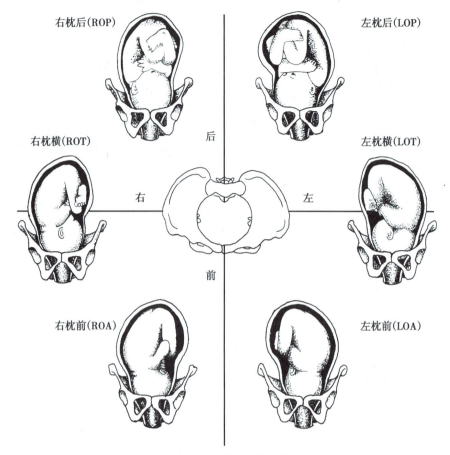

图 4-7　头先露可能的胎方位

第五节　产前检查

产前检查是监测胎儿发育和宫内生长环境,监护孕妇各系统变化,促进健康教育与咨询,提高妊娠质量,减少出生缺陷的重要措施。

一、产前检查的时间和次数

产前检查从确诊早孕开始,一般在妊娠 6～8 周为宜,妊娠 20～36 周每 4 周检查 1 次,妊娠 37 周后每周检查 1 次,共行产前检查 9～11 次,高危孕妇酌情增加产前检查次数。

二、首次产前检查

首次产前检查主要目的是确定孕妇和胎儿的健康状况,估计和核对孕期和胎龄,制定产前检查和孕期保健计划。应询问病史包括现病史、月经史、孕产史、既往史、家族史等,并进行全身检查、产科检查和必要的辅助检查。

(一)病史

1. 年龄　了解孕妇年龄,年龄过小(<18 岁)容易发生难产;年龄过大,尤其是 35

岁以上的高龄初产妇,容易并发妊娠期高血压疾病、产力异常等。

2. 职业　了解孕妇有无接触放射线、有毒有害物质。放射线能诱发基因突变,致染色体异常。某些有害物质如铅、汞、苯、有机磷农药、一氧化碳等可引起胎儿畸形。

3. 既往史及手术史　重点了解有无高血压、心脏病、糖尿病、肝肾疾病、血液病、传染病等,注意患者患病时间及治疗情况,有无手术史及手术名称。

4. 家族史与配偶情况　了解孕妇家族中有无高血压、糖尿病、双胎及其他遗传性疾病史。了解孕妇的丈夫有无烟酒嗜好、遗传性疾病及性传播性疾病等。

5. 月经史　询问月经初潮的年龄、月经周期和月经持续时间。

6. 孕产史　了解既往有无孕产史及其分娩方式,有无难产史、死胎死产史、产后出血史等。

7. 本次妊娠经过　了解本次妊娠有无早孕反应,早孕反应严重程度,有无病毒感染史及用药情况,首次胎动时间,妊娠过程中有无阴道流血、头痛、心悸、气短、下肢水肿等症状。

8. 推算预产期　了解末次月经(last menstrual period,LMP)的日期,推算预产期(expected date of confinement,EDC)。计算方法:末次月经第1日起,月份减3或加9,日期加7。如为农历,可先换算成公历计算或按农历方法计算(月份减3或加9,日期加14)。实际分娩日期与推算的预产期可以相差1~2周,如孕妇末次月经的日期记不清或哺乳期月经来潮前受孕,则可根据早孕反应出现时间、胎动开始时间以及子宫底高度等作出估计。

(二) 全身检查

观察孕妇的发育、营养和精神状态,注意身高及步态。身材矮小(145cm以下)常伴有骨盆狭窄。检查心、肺有无异常,乳房发育情况,脊柱及下肢有无畸形。测量血压,正常不应超过140/90mmHg,或与基础血压相比,升高不超过30/15mmHg。测量体重,计算体重指数,BMI = 体重(kg)/[身高(m)]^2,妊娠晚期体重每周增加不应超过0.5kg,超过者应注意有无水肿,仅膝以下或踝部水肿,休息后能消退,为生理性水肿。

知识链接

唐氏综合征产前筛查

唐氏综合征又叫21三体综合征,即先天愚型,是常见的染色体变异疾病。在特定孕周,通过检测孕妇血清中甲胎蛋白(AFP)、绒毛促性腺激素(HCG)、游离雌三醇和抑制素A的含量,结合孕妇的年龄、孕周、体重、是否吸烟、是否患有胰岛素依赖性糖尿病等临床信息,综合判断胎儿患有唐氏综合征的危险程度,如果唐筛检查结果显示胎儿患有唐氏综合征的危险性比较高,就应进一步进行确诊性检查,如羊膜穿刺检查或绒毛检查。

三、妊娠中晚期检查

复诊主要了解前次产前检查后是否有异常情况,以便确定孕妇和胎儿的健康状况,指导此次检查后的注意事项。

（一）询问妊娠情况

了解是否有头痛、眼花、水肿、阴道流血、阴道分泌物异常、胎动变化等，询问饮食、睡眠、运动情况，及时处理异常情况。

（二）全身检查

测量血压、体重，检查有无水肿及其他异常，复查血常规和尿常规，了解有无贫血与蛋白尿。

（三）产科检查

包括腹部检查、骨盆测量、阴道检查、肛门指诊检查。

1. 腹部检查　嘱孕妇排尿后仰卧于检查床上，头部稍抬高，露出腹部，双腿略屈曲分开，放松腹肌。检查者站在孕妇右侧。

（1）视诊：注意腹形及大小，腹部皮肤有无妊娠纹、手术瘢痕和水肿。腹部过大者，应考虑双胎、羊水过多、巨大儿的可能；腹部过小者，应考虑胎儿宫内发育迟缓（IUGR）、孕周推算错误等；如腹部向前突出或向下悬垂应考虑有骨盆狭窄的可能。

（2）触诊：注意腹壁肌肉紧张度及子宫敏感程度。用手测宫底高度，软尺测耻骨上子宫长度及腹围。四步触诊法检查可以了解胎儿大小、胎产式、胎先露、胎方位、先露是否衔接（图4-8）。

第一步：检查者双手置于子宫底部，了解子宫外形并摸清子宫底高度，估计胎儿大小与妊娠周数是否相符。然后以双手指腹相对交替轻推，判断子宫底部的胎儿部分，如为胎头则硬而圆，有浮球感，如为胎臀，则软而宽，且形状不规则。如在宫底触及较大的空虚部分，应考虑横产式可能。

第二步：检查者双手分别置于腹部左右两侧，一手固定，另一手轻轻深按，两手交替，仔细分辨胎背及胎儿四肢。平坦饱满者为胎背，可变形的高低不平部分是胎儿肢体。同时可以估计胎儿大小和羊水的多少。

第三步：检查者右手拇指与其余4指分开，置于耻骨联合上方，握住胎先露部，进一步查清是胎头或胎臀，左右轻轻推动以确定是否衔接。如先露部仍可以活动，表示尚未入盆；如胎先露部不能被推动，表示已衔接。

第四步：检查者面向孕妇足端，双手分别置于胎先露部的两侧，向骨盆入口方向深按，进一步判断先露部的诊断是否正确，并确定先露部入盆程度（浮动、半固定、固定）。先露部难以确定时，可做肛门检查及B超协助判断。

（3）听诊：胎心音在靠近胎背上方的孕妇腹壁听得最清楚。妊娠24周前，胎心音多在脐下正中或稍偏左、右听到。妊娠28周后根据胎方位的不同听诊部位不同。枕先露时，胎心音在脐下左、右侧听取；臀先露时，在脐上左、右侧听取；肩先露时，在脐部下方听得最清楚（图4-9）。

2. 骨盆测量　用以了解骨产道情况，判断胎儿能否经阴道分娩。有两种测量方法：骨盆外测量和骨盆内测量。

（1）骨盆外测量：用以间接判断骨盆大小及其形态，常测的径线有：

1）髂棘间径（IS）：孕妇取伸腿仰卧位，测量两侧髂前上棘外缘的距离（图4-10），正常值为23～26cm。

2）髂嵴间径（IC）：孕妇取伸腿仰卧位，测量两侧髂嵴外缘最宽的距离（图4-11），正常值为25～28cm。

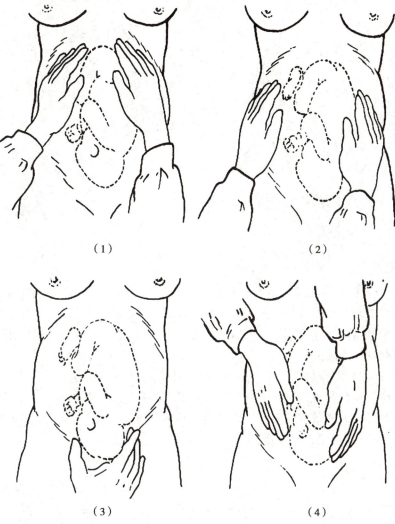

（1）　　　　　　　　　　（2）

（3）　　　　　　　　　　（4）

图 4-8　胎位检查的四步触诊法

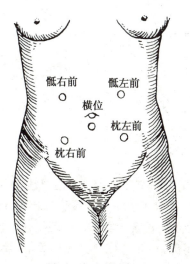

图 4-9　胎心听诊部位

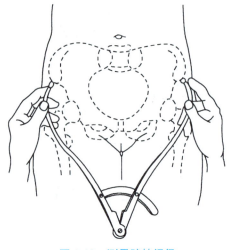

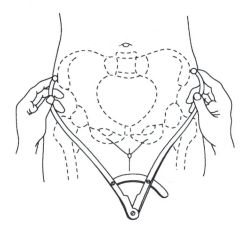

图 4-10　测量髂棘间径　　　　　　　图 4-11　测量髂嵴间径

3）骶耻外径（EC）：孕妇取左侧卧位，右腿伸直，左腿屈曲，测量耻骨联合上缘中点至第 5 腰椎棘突下相当于腰骶部米氏菱形窝的上角（或髂嵴后连线中点下 1～1.5cm 处）的距离（图 4-12），正常值 18～20cm。此径线可间接推测骨盆入口前后径长短，是骨盆外测量中最重要的径线。

4）坐骨结节间径（IT）或称出口横径（TO）：孕妇取仰卧位，两腿向腹部屈曲，双手抱膝。测量两侧坐骨结节内侧缘之间的距离（图 4-13），正常值为 8.5～9.5cm，平均值 9cm。也可用检查者拳头估测，如能容纳成人拳头，则大于 8.5cm，属正常。如出口横径小于 8cm，应测量出口后矢状径。

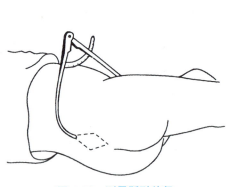

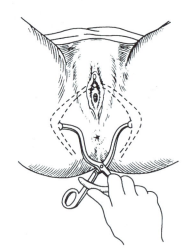

图 4-12　测量骶耻外径　　　　　　　图 4-13　测量坐骨结节间径

5）出口后矢状径：为坐骨结节间径中点到骶骨尖端的长度，正常值为 8～9cm，出口横径与出口后矢状径之和大于 15cm，一般足月胎儿可以娩出。

　　孕妇左侧卧位或膝胸卧位，检查者右手示指戴指套，伸入孕妇肛门后扪向骶骨方向，拇指放在孕妇体外骶尾部，两指共同触到骶尾关节，将汤姆斯出口测量器一端放于坐骨结节间径的中点，另一端放于骶尾关节处，即测出出口后矢状径值。

6)耻骨弓角度：反映出口横径的宽度。用两拇指指尖斜着对拢，放于耻骨联合下缘，左右两拇指平放在耻骨降支上面，测量两拇指之间角度即为耻骨弓角度，正常为90°，小于80°为异常。

　　(2)骨盆内测量：用于骨盆外测量有狭窄者。测量时，孕妇取膀胱截石位。外阴消毒，检查者戴消毒手套并涂润滑油，示指和中指放入阴道内检查。主要径线有：

　　1)骶耻内径：也称对角径(DC)，是耻骨联合下缘至骶岬上缘中点的距离(图4-14)。检查者一手示、中指伸入阴道，用中指尖触骶岬上缘中点，示指上缘紧贴耻骨联合下缘，标记示指与耻骨联合下缘的接触点。中指尖至此接触点的距离，即为对角径。正常值为12.5～13cm。减去1.5～2cm，即为真结合径值。如果触不到骶岬，说明此径线大于12.5cm。

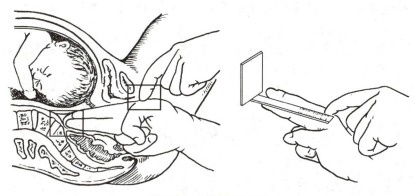

图4-14　测量骶耻内径

　　2)坐骨棘间径：测量两侧坐骨棘间的距离(图4-15)。正常值约为10cm。检查者一手的示、中指伸入阴道内，分别触及两侧坐骨棘，估计其间的距离。

　　3)坐骨切迹宽度：代表中骨盆后矢状径，为坐骨棘与骶骨下部间的距离，即骶棘韧带的宽度(图4-16)。检查者将伸入阴道内的示、中指并排置于韧带上，如能容纳3横指(约5～5.5cm)为正常，否则属中骨盆狭窄。

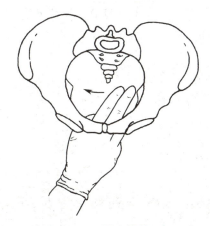

图4-15　测量坐骨棘间径

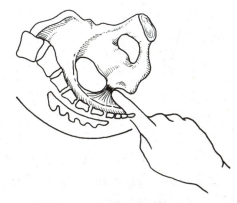

图4-16　检查坐骨切迹宽度

　　3. 阴道检查　妊娠早期初诊时，可行盆腔双合诊检查。妊娠最后1个月内，应避免不必要的阴道检查，以防感染。

4.肛门指诊检查 可以了解胎先露部、骶骨前面弯曲度、坐骨棘间径、坐骨切迹宽度及骶尾关节活动度,并测量出口后矢状径。

(四)胎儿情况

了解胎产式、胎方位、胎心率、胎儿大小、胎动及羊水量。

(五)辅助检查

常规检查血象、血型和尿常规。B超检查胎儿宫内发育情况,有无畸形等。出现妊娠合并症者,根据情况进行肝肾功能检查、乙型肝炎抗原抗体检查、心电图检查等。有死胎、死产史或患遗传性疾病者,应进行羊水细胞培养、行染色体核型分析等。

四、心理社会状况评估

妊娠不仅会引起身体各系统的生理变化,孕妇的心理也会随着妊娠而有不同的变化。

妊娠早期,重点评估孕妇及家庭成员对妊娠的态度及接受程度;妊娠中晚期,了解孕妇有无不良情绪,对分娩有无恐惧和焦虑心理;孕妇家庭经济状况、生活居住环境、宗教信仰及孕妇在家庭中的角色;孕妇寻求健康指导的态度及能力等。

第六节 妊娠期常见症状与护理

一、常见症状的护理

1.恶心、呕吐 约半数左右妇女在妊娠6周左右出现早孕反应,12周左右消失。护理注意孕妇起床宜缓慢,避免空腹,少食多餐,避免进食油炸、难以消化的食物。症状明显者,可按医嘱给予维生素B_6或酵母片,也或服用开胃健脾理气中药。如为妊娠剧吐,则须住院纠正水电解质紊乱。

2.尿频、尿急 在妊娠初3个月和末3个月明显。系因妊娠子宫压迫所致,属正常生理变化。产后可逐渐消失。

3.白带增多 排除真菌、滴虫、淋病奈瑟菌、衣原体等感染,嘱孕妇保持外阴部清洁,每日清洗外阴或经常沐浴,严禁阴道冲洗。穿透气性好的棉质内裤,经常更换,增加舒适感。

4.下肢水肿 妊娠后期子宫增大压迫下腔静脉,使下腔静脉回流受阻,孕妇下肢常出现踝部及小腿水肿,如果休息后消退,属生理性水肿。如果下肢明显凹陷性水肿或经休息后不消退,应警惕妊娠期高血压疾病的发生。嘱孕妇左侧卧位,解除右旋增大的子宫对下腔静脉的压迫,下肢垫高15°,避免长时间地站或坐,以免加重水肿的发生。适当限制孕妇对盐的摄入,但不必限制水分。

5.下肢、外阴静脉曲张 孕妇避免两腿交叉或长时间站立、行走,注意经常抬高下肢,穿弹力裤或弹力袜,避免穿妨碍血液回流的紧身衣裤,会阴静脉曲张者,可于臀下垫枕,抬高髋部休息。

6.便秘 妊娠期由于活动少,肠蠕动减弱,容易发生便秘。增大的子宫及胎先露压迫,孕妇也会感排便困难。嘱孕妇多吃富含纤维素的蔬菜和水果,每日清晨喝一杯温开水或蜂蜜水,养成定时排便的好习惯。注意适当的活动。未经医生允许不随便使用大便软化剂或缓泻剂，禁用峻泻剂，以免引起流产或早产。

7.腰背痛　妊娠期由于关节韧带松弛及增大的子宫向前突出，孕妇身体重心后移，背伸肌处于持续紧张状态，孕妇常出现腰背轻微疼痛。嘱孕妇注意休息，穿平跟鞋，在俯拾或抬举物品时，保持上身直立，弯曲膝部，用两下肢的力量抬起。疼痛明显者，必须卧床休息（硬床垫），局部热敷。

8.下肢肌肉痉挛　于妊娠后期多见，常于夜间发作，与孕妇摄取钙量不足有关。痉挛发作时，指导孕妇将痉挛下肢伸直，局部热敷、按摩至痉挛消失。孕妇饮食中应增加钙的摄入，避免腿部疲劳、受凉，伸腿时避免脚趾尖伸向前，走路时脚跟先着地。必要时遵医嘱口服钙剂。

9.仰卧位低血压　妊娠晚期孕妇仰卧位时，增大的子宫压迫下腔静脉，使回心血量减少，心排出量突然降低，出现低血压。嘱孕妇左侧卧位后症状可自然消失，不必紧张。

10.失眠　每日坚持散步等户外活动，睡前梳子梳头，温水泡脚，喝热牛奶等，有助入睡。

11.贫血　妊娠期血容量增加导致血液稀释，出现生理性贫血。调节饮食，增加含铁食物的摄入，如动物肝脏、瘦肉、蛋黄、豆类等。病情需要时，应遵医嘱补充铁剂，于餐后20分钟，用温水或水果汁送服，以促进铁的吸收。

二、心理护理

孕妇的生理和心理活动会波及胎儿，孕妇的情绪变化可以通过血液和内分泌调节的改变而影响胎儿。要保持心情愉快、轻松。给孕妇提供心理支持，帮助孕妇清除不良情绪。

三、健康指导

1.活动与休息　妊娠期可以从事轻体力劳动和家务，28周后应适当减轻工作量。避免长时间站立或重体力劳动。接触放射线或有毒物质的工作人员，妊娠期应调离。

妊娠期孕妇易感疲劳，需要充足的休息和睡眠。每日应保持8小时的睡眠，午休1～2小时。卧床时宜左侧卧位，以增加胎盘血供。妊娠晚期坐位时可抬高下肢，减轻下肢水肿。

2.合理营养　孕妇的食物应具有充足的热量，每日热量比非孕期增加约209kJ（相当于50g主食），增加蛋白质15～25g，要求营养全面，富含铁、钙、各种维生素和微量元素。膳食多样化，不偏食。禁吸烟和饮酒。

3.衣着与个人卫生　孕妇衣服应宽松、柔软、保暖、舒适，选用舒适、合身的胸罩，防止乳房下垂。不宜穿紧身衣，以免影响血液循环和胎儿活动。避免穿高跟鞋，穿轻便舒适的平跟鞋，以防腰背痛及身体失平衡。

妊娠期分泌旺盛，应勤沐浴、更衣，沐浴以淋浴为主，特别是妊娠后期，应避免盆浴，防止感染。应特别注意口腔卫生，饭后及临睡前用软毛牙刷仔细刷牙。

4.乳房准备　妊娠6～7个月开始，每天用温水擦洗乳头，用手指轻捏乳头数分钟，并按摩乳房数次，以防乳头皲裂，利产后哺乳。若乳头内陷或平坦，可提起乳头向外牵拉帮助纠正，以免哺乳时新生儿吮吸困难。

5.性生活指导 指导孕妇妊娠前 3 个月及后 3 个月避免性生活,防止流产、早产和感染。

6.胎教 胎教是有目的、有计划地为胎儿的生长发育实施最佳措施。现代科学技术研究发现,胎儿具有感知觉、记忆等精神、神经活动能力,妊娠 24 周后有听觉,并能对声音、光亮、触摸产生反应,通过胎教,给胎儿提供优良的刺激,可促进胎儿发育。目前胎教的方法主要有两种:①运动胎教:做孕妇操,或对胎儿进行抚摸训练;②音响胎教:包括语言胎教和音乐胎教。

7.孕期自我监护 胎动计数是孕妇自我监护胎儿宫内情况的重要手段。妊娠 28 周后,嘱孕妇开始数胎动,每日早中晚各数 1 小时胎动,3 次相加乘以 4 即为 12 小时的胎动数。一般每小时胎动数应不少于 3 次,12 小时内胎动累计数 30 次以上,不得少于 10 次。若少于 10 次,或逐日下降大于 50% 而不能恢复者,均应视为子宫胎盘功能不足,胎儿宫内缺氧。

8.药物使用 许多药物可以通过胎盘进入胚胎,影响胚胎和胎儿的发育。尤其是妊娠最初 2 个月,胚胎组织器官正在分化发育阶段,易受某些药物的影响而致畸。因此,孕妇用药要特别慎重。

9.识别异常症状 出现以下异常症状及时到医院就诊,如阴道流血,妊娠 3 个月后仍持续呕吐,寒战,发热,腹部疼痛,头昏眼花、胸闷,心悸、气短,液体突然自阴道流出,胎动计数突然减少等。

10.作好分娩准备 通过学习获得分娩有关知识,增强分娩信心,作好分娩心理准备。在产前准备好产妇和新生儿用物,母亲准备足够的消毒卫生巾、合适的胸罩、吸奶器等,新生儿准备好柔软的棉织衣服、尿布、包被、大小毛巾等,还应准备奶瓶、爽身粉、无刺激的清洁洗涤剂等。

(林 萍)

扫一扫
测一测

复习思考题

1.孕妇为什么易患右侧肾盂肾炎?

2.胎心音与子宫杂音、腹主动脉音及脐带杂音如何鉴别?

3.一位孕 7 周的妇女出现恶心、呕吐等妊娠反应,请对该孕妇进行健康指导。

第五章

课件
05章PPT

正常分娩期妇女的护理

学习要点

1. 分娩的概念及影响分娩的因素。
2. 枕先露的分娩机制。
3. 临产先兆、临产诊断及产程的分期，新生儿Apgar评分方法。
4. 分娩期各产程的护理及分娩疼痛的护理措施。

扫一扫
知重点

案例分析

李女士，24岁，孕1产0，停经38周，阵发性腹痛8小时，现产妇自述腹痛难耐，担心胎儿安危和能否顺利分娩。检查结果：T 37.2℃，BP 110/80mmHg，P 82次/分，R 20次/分，一般情况好，心肺听诊（−）。宫高34cm，腹围96cm，LOA，头先露，已入盆，胎心142次/分，宫缩40～50s/2～3min，宫缩强，宫口扩张4cm，S+1，胎膜未破。

请问：

1. 该产妇目前处于哪个产程？
2. 主要的健康问题是什么？
3. 请给出恰当的护理措施。

分娩（delivery）是指妊娠满28周（196日）及以上，胎儿及其附属物从临产开始至由母体娩出的全过程。妊娠满28周至不满37足周（196～258日）期间分娩，称为早产（premature delivery）；妊娠满37周至不满42足周（259～293日）期间分娩，称为足月产（term delivery）；妊娠满42周（294日）及以上分娩，称为过期产（postterm delivery）。

第一节　影响分娩的因素

影响分娩的因素是产力、产道、胎儿及精神心理因素，若这四个因素均正常并能相互协调，胎儿可顺利经阴道自然娩出，为正常分娩，否则将造成难产。

51

一、产力

将胎儿及其附属物从宫腔内逼出的力量称产力,包括子宫收缩力(简称宫缩)、腹壁肌及膈肌收缩力(统称腹压)和肛提肌收缩力。

(一)子宫收缩力

子宫收缩力为临产后的主要产力,贯穿于分娩全过程。临产后的子宫收缩力能迫使子宫颈管逐渐缩短直至消失、宫颈口扩张、胎先露下降和胎儿及附属物娩出。正常子宫收缩力具有以下特点:

1. 节律性 子宫收缩的节律性是临产的重要标志。正常宫缩是宫体肌不随意、有节律性的阵发性收缩并伴有疼痛,亦称阵缩。每次宫缩由弱渐强(进行期),维持一定时间(极期),再由强渐弱(退行期),直至完全消失进入间歇期(图5-1)。如此反复,直至分娩结束。产程初期宫缩持续时间短(约30秒),间歇时间长(约5~6分钟),宫缩弱。随着产程进展,宫缩持续时间渐长,间歇时间渐短,强度也逐渐增强。当宫口开全(10cm)后,宫缩持续时间可达60秒左右,间歇期仅1~2分钟,宫腔压力进一步增高,阵痛强度随宫腔压力增加而加重。宫缩时肌纤维间的血管被挤压,胎盘血流量暂时减少,间歇时子宫肌壁放松,血流恢复,胎儿又得到充分的氧气供给,从而避免宫内窘迫。

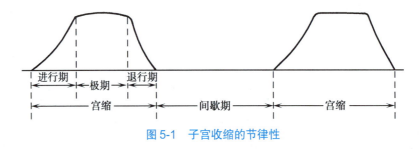

图5-1 子宫收缩的节律性

2. 对称性 正常宫缩起自两侧子宫角部(起搏点),左右对称,以微波形式向宫底中线集中,再由子宫底向子宫下段扩散,约15秒遍及整个子宫,此为子宫收缩力的对称性(图5-2)。

3. 极性 子宫收缩以宫底部最强、最持久,向下逐渐减弱,宫底部收缩力的强度几乎是子宫下段的2倍,此为子宫收缩力的极性。

4. 缩复作用 子宫体部平滑肌为主动收缩部分,子宫收缩时宫体部肌纤维缩短变宽,间歇时肌纤维放松,但不能恢复到原来的长度,此为子宫肌纤维的缩复作用。分娩过程中,经过反复收缩,子宫体部肌纤维逐渐变短变粗,宫腔的容积逐渐缩小,迫使胎先露逐渐下降,

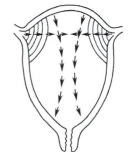

图5-2 子宫收缩力的对称性

子宫下段被牵拉扩张变长变薄,子宫颈管逐渐缩短,子宫颈口逐渐开大。

(二)腹壁肌和膈肌收缩力

腹壁肌和膈肌收缩力(统称腹压)是第二产程胎儿娩出时的重要辅助力量。当宫口开全后,胎先露下降至阴道,每当宫缩时,前羊膜囊或胎先露部压迫盆底组织和直

肠，反射性地使产妇产生"排便"感而主动用力屏气，引起腹壁肌和膈肌的强力收缩，使腹腔内压增高，协同宫缩促使胎儿娩出。过早运用腹压易导致产妇疲劳和宫颈水肿，使产程延长。在第三产程腹压可促使已剥离的胎盘娩出。

（三）肛提肌收缩力

肛提肌收缩力能协助胎先露在骨盆腔进行内旋转；当胎头枕部露于耻骨弓下时，协助胎头仰伸及娩出；胎盘下降至阴道时，可协助胎盘娩出。

二、产道

产道为一纵行管道，是胎儿娩出的通道，分为骨产道与软产道两部分。

（一）骨产道

骨产道又称真骨盆，是产道的重要部分，其大小、形态与分娩关系密切。

1. **骨盆各平面与径线**　为了便于观察与判断真骨盆的大小及形状，了解胎儿通过骨产道的过程，将真骨盆分为3个假想平面，每个平面又由多条径线组成。

（1）骨盆入口平面：为骨盆腔上口，呈横椭圆形，前方为耻骨联合上缘，两侧为髂耻缘，后方为骶骨岬上缘。有4条径线（图5-3）。

1）入口前后径：又称真结合径。耻骨联合上缘中点至骶骨岬上缘中点的距离，正常值平均11cm，其长短与胎先露衔接关系密切。

2）入口横径：左右髂耻缘间的最大距离，正常值平均13cm。

3）入口斜径：左右各一。左斜径指左骶髂关节至右髂耻隆突间的距离，右斜径指右骶髂关节至左髂耻隆突间的距离，正常值平均12.75cm。

（2）中骨盆平面：为骨盆最小平面，是骨盆腔最狭窄的部分，呈前后径长的纵椭圆形。其前方为耻骨联合下缘，两侧为坐骨棘，后方为骶骨下端。有2条径线（图5-4）。

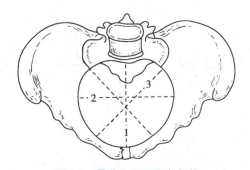

图5-3　骨盆入口平面各径线
1.入口前后径　2.入口横径　3.入口斜径

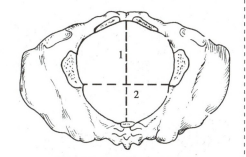

图5-4　中骨盆平面各径线
1.中骨盆前后径　2.中骨盆横径

1）中骨盆前后径：耻骨联合下缘中点通过两侧坐骨棘连线中点至骶骨下端间的距离，正常值平均11.5cm。

2）中骨盆横径：又称坐骨棘间径。指两侧坐骨棘间的距离，正常值平均10cm。

（3）骨盆出口平面：为骨盆腔下口，由两个不同平面的三角形组成，共同的底边为坐骨结节间径。前三角平面顶端是耻骨联合下缘、两侧是左右耻骨降支；后三角平面顶端是骶尾关节，两侧是左右骶结节韧带。有4条径线（图5-5）。

1）出口前后径：耻骨联合下缘至骶尾关节间的距离，正常值平均11.5cm。

2）出口横径：即坐骨结节间径。指两坐骨结节内侧缘的距离，正常值平均9cm，其长短与分娩关系密切。

3）出口前矢状径：耻骨联合下缘至坐骨结节间径中点的距离，正常值平均6cm。

4）出口后矢状径：骶尾关节至坐骨结节间径中点的距离，正常值平均8.5cm。若出口横径稍短，但出口横径与出口后矢状径之和＞15cm，则正常大小的胎头可以通过后三角区经阴道娩出。

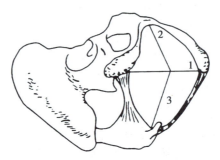

图 5-5 骨盆出口平面各径线

1. 出口横径 2. 出口前矢状径 3. 出口后矢状径

2. 骨盆轴与骨盆倾斜度

（1）骨盆轴：连接骨盆各平面中点的假想曲线，称为骨盆轴。骨盆轴上段向下向后，中段向下，下段向下向前（图5-6）。分娩时，胎儿沿此轴娩出。

（2）骨盆倾斜度：指妇女站立时，骨盆入口平面与地平面形成的角度，一般为60°（图5-7）。如骨盆倾斜度过大，影响胎头衔接和娩出。

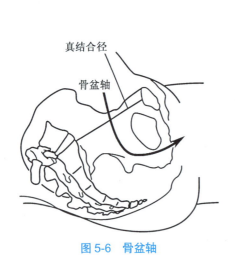

图 5-6 骨盆轴

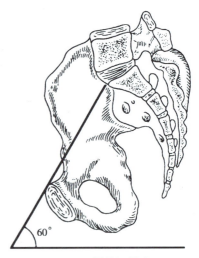

图 5-7 骨盆倾斜度

（二）软产道

软产道是由子宫下段、子宫颈、阴道及盆底软组织构成的弯曲管道。

1. 子宫下段的形成 子宫下段是由非孕时长约1cm的子宫峡部伸展形成。妊娠12周后，子宫峡部逐渐伸展延长成为宫腔的一部分，至妊娠晚期逐渐被拉长形成子宫下段。临产后随着规律宫缩，子宫下段进一步拉长达7～10cm，肌壁变薄成为软产道的一部分。由于子宫肌纤维的缩复，子宫上段肌壁越来越厚，子宫下段肌壁越来越薄（图 5-8）。子宫上下段的肌壁厚薄不均，在两者间的子宫内面形成一环状隆起，称生理缩复环。正常情况下，此环不易自腹部见到。

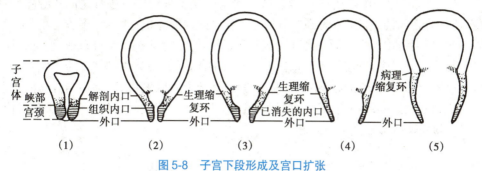

图 5-8　子宫下段形成及宫口扩张

(1)非妊娠子宫　(2)足月妊娠子宫　(3)分娩第一产程子宫
(4)分娩第二产程子宫　(5)异常分娩第二产程子宫

2. 子宫颈的变化

(1)宫颈管消失：临产前宫颈管长约 2～3cm，初产妇较经产妇稍长。临产后的规律宫缩牵拉、胎先露部及前羊膜囊的直接压迫，使宫颈内口向上向外扩张，宫颈管形成漏斗状，逐渐变短直至消失。

(2)宫口扩张：临产前，初产妇宫颈外口仅容纳一指尖，经产妇能容一指。临产后，子宫收缩及缩复向上牵拉、前羊膜囊压迫和破膜后胎先露部直接压迫，使宫颈外口逐渐扩张至 10cm，称宫口开全。宫口开全妊娠足月胎头方能通过。初产妇多为宫颈管先消失，宫口再扩张；经产妇多为宫颈管消失与宫口扩张同时进行（图 5-9）。

3. 骨盆底、阴道及会阴的变化　前羊膜囊及下降的胎先露部逐渐扩张软产道，破膜后胎先露部下降，直接压迫并扩张阴道和骨盆底，使软产道下段形成一个向前弯的长筒，前壁短后壁长，阴道黏膜皱襞展平使腔道加宽。肛提肌向下及向两侧扩展，肌纤维拉长，会阴体由 5cm 厚逐渐变薄至 2～4mm，以利于胎儿通过。分娩时会阴体虽然能承受一定压力，但如果保护不当，也容易造成会阴裂伤。

三、胎儿

胎儿能否顺利通过产道，除产力和产道因素外，还取决于胎儿大小、胎位及有无造成分娩困难的胎儿畸形。

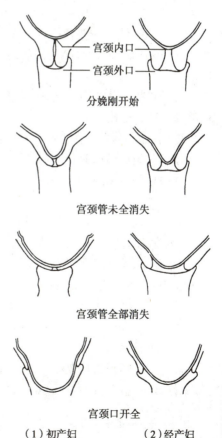

图 5-9　宫颈管消失与宫口扩张步骤

(一)胎儿大小

胎儿大小是决定分娩难易的重要因素之一。胎儿过大致胎头径线大、胎儿过熟使胎头不易变形，均可造成难产。

1. 胎头颅骨　由两块顶骨、额骨、颞骨及一块枕骨构成。颅骨之间的缝隙称颅缝，两顶骨之间的缝隙称矢状缝，顶骨与额骨之间的缝隙称冠状缝，顶骨与枕骨之间的缝隙称人字缝，顶骨与颞骨之间的缝隙称颞缝，两额骨之间的缝隙称额缝。两颅缝交界处较大空隙称囟门，位于胎头前方呈菱形的囟门为前囟(大囟门)，位于胎头后方呈三角形的囟门为后囟(小囟门)(图5-10)。临床上常以矢状缝、囟门与骨盆的关系来判断胎方位。颅缝和囟门均有软组织覆盖，分娩时可以重叠，从而缩小头颅体积，有利于胎头娩出。

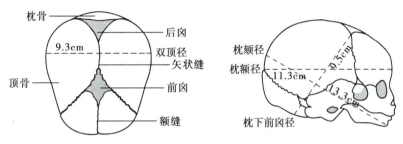

图5-10　胎头颅骨、颅缝、囟门及径线

2. 胎头径线　主要径线有4条(图5-10)：

(1)双顶径：两顶骨隆突间的距离，妊娠足月时平均值约为9.3cm，是胎头的最大横径。

(2)枕额径：鼻根上方至枕骨隆突间的距离，妊娠足月时平均值约为11.3cm，胎头常以此径线衔接。

(3)枕下前囟径：前囟中央至枕骨隆突下方之间的距离，妊娠足月时平均值约为9.5cm，胎头俯屈后以此径线通过产道。

(4)枕颏径：指颏骨下方中央至后囟顶部间的距离，妊娠足月时平均值约为13.3cm。

(二)胎位

纵产式时，胎儿容易通过产道。头先露较臀先露容易娩出，因为胎儿以头的周径最大，肩次之，臀最小，头先露时，胎头先通过产道，分娩过程中颅骨重叠，使胎头变形、周径变小，有利于胎头娩出，胎头娩出后，产道经过充分扩张，胎肩和胎臀娩出一般不会困难，而臀先露时，是周径小而软的胎臀先娩出，软产道扩张不充分，胎头娩出时又无变形机会，导致胎头娩出困难。

横产式时，妊娠足月活胎不能通过产道，对母儿威胁极大。

(三)胎儿畸形

有些胎儿畸形造成某一部分发育异常，如脑积水、连体儿等，由于胎头或胎体过大，易造成通过产道困难而致难产。

四、精神心理因素

分娩虽是生理现象，但对产妇是一种持久而强烈的应激源。在分娩过程中，产妇因环境陌生，宫缩痛，担心难产、分娩过程中胎儿死亡、胎儿畸形、产后出血等，以致情绪紧张，处于不安、焦虑与恐惧的精神心理状态。现代医学研究证实，产妇的这种情绪改变会使机体发生一系列变化，如心率加快、呼吸急促、肺内气体交换不足，致使子宫缺氧、收缩力减弱、产程延长，同时促使产妇神经内分泌发生变化，交感神经兴奋，释放儿茶酚胺，血压升高，导致胎儿缺血缺氧，出现胎儿宫内窘迫等。

在分娩过程中，医护人员应耐心安慰产妇，向其讲解分娩是生理过程，提供正确的信息，给产妇有力的心理支持，尽可能消除产妇焦虑和恐惧的心情，鼓励产妇进食，保持体力，教会产妇掌握分娩时必要的呼吸技术及躯体放松技术。允许丈夫、家人或有经验的人员陪伴分娩，以心理上的安慰、精神上的鼓励使产妇顺利度过分娩全过程。

第二节　正常分娩妇女的护理

一、枕先露的分娩机制

分娩机制（mechanism of labor）是指胎儿先露部随骨盆各平面的不同形态，被动进行的一连串适应性转动，以其最小径线通过产道的全过程。临床上以枕左前位最多见，故以枕左前位的分娩机制为例说明。

1. 衔接　胎头双顶径进入骨盆入口平面，胎头颅骨最低点接近或达到坐骨棘水平，称为衔接（图 5-11）。正常情况下，胎头以半俯屈状态进入骨盆入口，以枕额径衔接。胎头枕骨位于骨盆左前方，矢状缝坐落在骨盆入口右斜径上。经产妇多在分娩开始后胎头衔接，部分初产妇在预产期前1～2周内胎头衔接。

2. 下降　胎头沿骨盆轴前进的动作称为下降。下降贯穿分娩全过程，与其他动作相伴随，下降动作呈间断性，宫缩时胎头下降，间歇时胎头又稍回缩。临床上常以胎头下降程度作为判断产程进展的重要标志，尤其在活跃晚期和第二产程。

3. 俯屈　当胎头继续下降至骨盆底时，原处于半俯屈状态的胎头枕部遇肛提肌阻力，借杠杆作用进一步俯屈，使下颏靠近胸部，变胎头衔接时的枕额径（11.3cm）为枕下前囟径（9.5cm）（图 5-12），以最小径线适应产道形状，利于胎头继续下降。

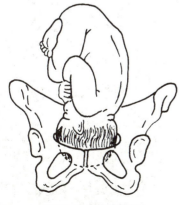

图 5-11　胎头衔接

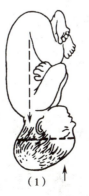

（1）

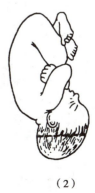

（2）

图 5-12　胎头俯屈

4.内旋转　胎头围绕骨盆纵轴向前旋转，使其矢状缝与中骨盆和骨盆出口前后径相一致的动作称为内旋转。枕先露时，胎头枕部到达骨盆底最低位置，肛提肌收缩力将胎头枕部推向阻力小、部位宽的前方，向前旋转45°，后囟转至耻骨弓下，矢状缝与中骨盆和骨盆出口前后径相一致（图5-13）。以适应中骨盆及骨盆出口前后径大于横径的特点，有利于胎头下降。通常胎头在第一产程末完成内旋转动作。

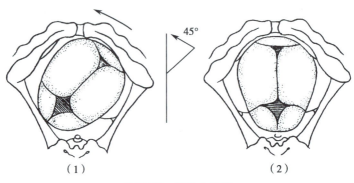

（1）　　　　　　　　　　　　　（2）

图5-13　胎头内旋转

5.仰伸　完成内旋转后，俯屈的胎头下降至阴道外口时，宫缩和腹压继续迫使胎头下降，肛提肌收缩力又将胎头向前推进，两者的共同作用使胎头沿骨盆轴下段继续向下向前，当胎头枕骨下部达耻骨联合下缘时，以耻骨弓为支点，胎头逐渐仰伸，胎头的顶、额、鼻、口、颏相继娩出（图5-14）。当胎头仰伸时，胎儿双肩径沿左斜径进入骨盆入口。

6.复位及外旋转　胎头娩出时，胎儿双肩径沿骨盆入口左斜径下降。胎头娩出后，为恢复胎头与胎肩的正常关系，胎头枕部向左旋转45°，称为复位。随着胎肩在盆腔内继续下降，前（右）肩向前向中线旋转45°，胎儿双肩径转成与骨盆出口前后径相一致的方向，胎头枕部需在外继续向左旋转45°以保持胎头与胎肩的垂直关系，称为外旋转（图5-15）。

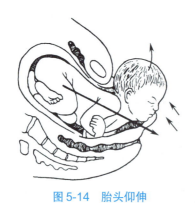

图5-14　胎头仰伸

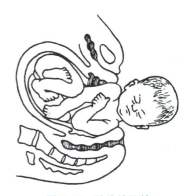

图5-15　胎头外旋转

7.胎肩及胎体娩出　胎头完成外旋转后，胎儿前（右）肩在耻骨弓下方娩出，后（左）肩从会阴前缘娩出（图5-16）。随即胎体及下肢以侧位顺势娩出。

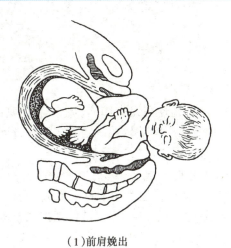
（1）前肩娩出

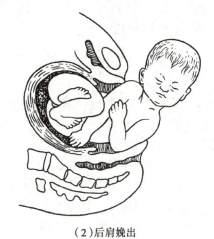
（2）后肩娩出

图 5-16　胎肩娩出

二、先兆临产

分娩开始之前，出现一些预示孕妇即将临产的症状，称为先兆临产。

1. 假临产　孕妇在分娩发动前，常出现不规则子宫收缩，称为假临产。假临产的特点是：宫缩持续时间短（<30 秒）且不恒定，间歇时间长且不规则，宫缩不逐渐增强；常夜间出现，清晨消失；不伴有子宫颈管缩短和子宫颈口扩张；给予强镇静药物宫缩能被抑制。

2. 胎儿下降感　大多数初孕妇因胎先露入盆后，子宫底下降，感觉上腹部受压感消失，进食量增多，呼吸较前轻快。

3. 见红　大多数孕妇在临产开始前 24～48 小时内，由于宫颈内口附近的胎膜与子宫壁分离，毛细血管破裂有少量出血，血液与宫颈管内的黏液混合，经阴道流出，称为见红，是分娩即将开始比较可靠的征象。

三、临产诊断

临产开始的标志为：出现规律且逐渐增强的子宫收缩，持续 30 秒或以上，间歇 5～6 分钟，同时伴随进行性宫颈管消失、宫口扩张和胎先露部下降。

四、总产程及产程分期

总产程即分娩的全过程，是指从开始出现规律宫缩到胎儿胎盘娩出的全过程。临床分为三个产程：

第一产程：又称宫颈扩张期。从规律宫缩开始到宫口开全（10cm）。初产妇约需 11～12 小时，经产妇约需 6～8 小时。

第二产程：又称胎儿娩出期。从宫口开全到胎儿娩出。初产妇约需 1～2 小时，不应超过 2 小时；经产妇数分钟即可完成，也可长达 1 小时。

第三产程：又称胎盘娩出期。从胎儿娩出后到胎盘胎膜娩出，约需 5～15 分钟，不超过 30 分钟。

五、产程护理

（一）第一产程妇女的护理

【临床表现】

1. 规律宫缩　产程开始时，随着子宫收缩产妇出现阵发性腹痛。临产初期宫缩持续时间较短（约 30 秒），间歇时间较长（5～6 分钟），宫缩较弱。随着产程的进展，宫缩的持续时间渐长（50～60 秒），间歇时间渐短（2～3 分钟），且强度增加。当宫口近开全时，宫缩持续时间可长达 1 分钟或更长，间歇时间仅 1～2 分钟。

2. 宫口扩张　随着规律性宫缩的逐渐增强，宫颈管逐渐短缩直至消失，宫口逐渐扩张。通过阴道检查或肛门检查可以确定宫口扩张程度。宫口潜伏期扩张较慢，活跃期扩张速度明显加快。当宫口开全时，宫颈边缘消失，子宫下段及阴道形成宽阔的软产道。

3. 胎头下降　胎头下降程度是决定胎儿能否经阴道分娩的重要观察指标。通过阴道检查或肛门检查可以明确胎头下降的程度。

4. 胎膜破裂　简称破膜，胎儿先露部衔接后，将羊水阻断为前后两部分，在胎先露部前面的羊水称为前羊水，约 100ml。宫缩时，前羊水囊楔入宫颈管内，有助于扩张宫口。随着宫缩逐渐增强，羊膜腔内的压力逐渐升高，当羊膜腔压力增加到一定程度时，胎膜自然破裂，前羊水自阴道流出。自然破膜多发生在宫口近开全时。

知识链接

中国的剖宫产率

　　世界卫生组织对剖宫产率设置的警戒线为 15%，20 世纪七八十年代，欧美发达国家剖宫产率也曾一度走高，各国纷纷警醒并进行纠偏。目前，美英等国的剖宫产率均在警戒线以下。而我国 20 个世纪 50—70 年代剖宫产率仅为 5%，20 世纪 80 年代以后持续快速上升，世界卫生组织（WHO）2007 年—2008 年的剖宫产率调查结果：中国的总剖宫产率最高，高达 46.2%。著名医学杂志《柳叶刀》2010 年的调查数据显示：中国 25% 的剖宫产并不是出于医疗需要，即每年有 500 万例的剖宫产其实可以自然分娩。几乎每位产科专家都认为，对于大多数产妇来说，自然分娩应是首选。

【护理诊断及合作性问题】

1. 疼痛　与逐渐增强的子宫收缩有关。
2. 焦虑　与缺乏分娩知识、担心分娩能否顺利及母婴安危有关。
3. 舒适改变　与宫缩、膀胱充盈、胎膜破裂、环境改变有关。
4. 有感染的危险　与反复肛门检查及阴道检查有关。
5. 潜在并发症　胎儿宫内窘迫。

【护理措施】

1. 心理护理

（1）护理人员应多与产妇沟通、交流，让产妇说出焦虑的感受并及时给予指导和帮助，耐心解释产妇提出的有关分娩和胎儿安危的问题，讲解分娩是正常的生理过程,鼓励产妇,树立分娩信心。

(2)护理人员应多陪伴产妇,告知产程进展信息,协助产妇喝水、擦汗、更衣等,满足其身心需要。

2．一般护理

(1)提供良好的待产环境:护理人员应协助办理住院手续,介绍待产室及产房的环境。保持待产环境清洁、安静,减少不良刺激。

(2)指导产妇活动与休息:宫缩不强且未破膜者,可在室内活动,有助于加速产程进展。若胎膜已破、胎头未衔接或初产妇宫口近开全,经产妇宫口已扩张 4cm,应卧床休息。

(3)饮食指导:鼓励产妇少量多次进食高热量易消化食物,注意摄入足够的水分,必要时可静脉补液,以维持产妇体力。

(4)督促排尿及排便:临产后鼓励产妇每 2~4 小时排尿 1 次,以免膀胱充盈影响宫缩及胎头下降。若小便不能自解者,给予诱导刺激排尿,必要时导尿。鼓励排便。

3．预防感染

(1)观察生命体征:每天 2 次测体温、脉搏、呼吸,每隔 4~6 小时在宫缩间歇时测量血压 1 次并记录,异常者应遵医嘱增加测量次数,并予相应处理。

(2)保持外阴清洁:产妇入院后,若宫缩不强,估计距分娩时间较长者,可进行沐浴或擦浴。大小便后及时冲洗外阴,保持外阴清洁卫生。

(3)做好肛门检查、阴道检查及接生前的清洁消毒工作。

4．观察产程进展与胎儿情况

(1)监测胎心:可用听诊器听胎心或胎儿监护仪监测胎心。用听诊器听胎心,潜伏期每隔 1~2 小时听 1 次,活跃期每 15~30 分钟听 1 次,每次听诊 1 分钟,需在宫缩间歇期进行,并做好记录。胎儿监护仪监测胎心可动态观察胎心率的变异及其与宫缩、胎动的关系,比较客观的判断胎儿在子宫内的状态,此法明显优于听诊器听诊。

(2)观察子宫收缩:观察子宫收缩最简单的方法是检查者将手掌放置于产妇腹壁上,子宫收缩时宫体部隆起变硬,间歇期松弛变软。用胎儿监护仪描记宫缩曲线,可连续看出每次宫缩持续时间、宫缩的强度和频率,是反映宫缩的客观指标。

(3)检查宫口扩张及胎头下降程度:临产后应定时在宫缩时进行肛门检查,了解宫颈厚薄及软硬度、宫颈管消退程度、宫口扩张程度、胎先露下降程度、是否破膜、骨盆腔大小以及确定胎方位。临产后一般 2~4 小时肛门检查一次,经产妇或宫缩频繁者间隔时间应缩短。若肛门检查胎儿先露部不明、宫口扩张及胎头下降程度不明、疑有脐带先露或脐带脱垂、轻度头盆不称经试产 4 小时产程进展缓慢者需在严格消毒下行阴道检查。

肛门检查:产妇仰卧,两腿屈曲分开,用消毒纸覆盖阴道口避免粪便污染。检查者右手戴手套,示指蘸润滑剂,轻轻伸入直肠内,拇指伸直,其余各指屈曲以利示指深入。示指向后触及尾骨尖端,了解尾骨活动度,再触摸两侧坐骨棘是否突出并确定胎头高低,然后探查子宫颈口,摸清宫口边缘,估计其扩张程度。宫口近开全时仅能摸到一窄边,当宫口开全时摸不到宫口边缘。未破膜者在胎头前方可触到有弹性的胎膜,已破膜者能直接触到胎头,若胎头无水肿,能扪清颅缝及囟门的位置,确定胎方位。

阴道检查：阴道检查能直接触到宫口边缘及胎头的矢状缝及囟门，因此能准确估计宫颈厚薄及软硬度、宫颈管消退程度、宫口扩张程度及胎方位。但为了避免感染，应在严密消毒后进行。

宫口扩张速度：宫口扩张速度有一定的规律性，可分为两期：①潜伏期，指从规律宫缩到宫口扩张 3cm。此期宫口扩张较慢，平均每 2～3 小时扩张 1cm，约需 8 小时，最长时限为 16 小时。②活跃期，指从宫口扩张 3cm 到宫口开全。此期扩张速度加快，约需 4 小时，最长时限为 8 小时。活跃期又分为 3 期：加速期，指宫口扩张 3～4cm，约需 1.5 小时；最大加速期，指宫口扩张 4～9cm，约需 2 小时；减速期，指宫口扩张 9～10cm，约需 30 分钟。

胎头下降：胎头下降程度以胎头颅骨最低点与坐骨棘平面的关系来判断。颅骨最低点达到坐骨棘平面时，以"O"表示；在坐骨棘平面上 1cm 时，以"-1"表示；在坐骨棘平面下 1cm 时，以"+1"表示，依此类推（图 5-17）。潜伏期胎头下降不明显，活跃期下降加速，平均下降 0.86cm/h，可作为估计分娩难易的有效指标。

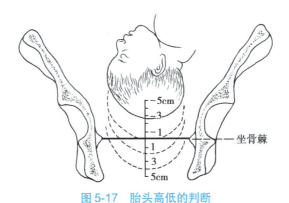

图 5-17　胎头高低的判断

为了更直观的观察产程进展情况，及早发现异常情况并处理，目前多采用产程图（图 5-18）。产程图的横坐标为临产时间（小时），纵坐标左侧为宫口扩张程度（cm），纵坐标右侧为先露下降程度（cm），根据检查结果画出宫口扩张曲线和胎头下降曲线，判断产程进展是否正常。

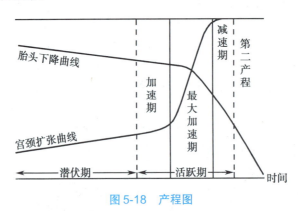

图 5-18　产程图

（4）破膜及羊水观察：胎膜破裂后，应立即听胎心，观察羊水性状和流出量、破膜时间，并记录。

（5）送产妇进入产房：初产妇宫口开全，经产妇宫口开大 4cm 且宫缩规律有力时应送至产房做接产准备。

（二）第二产程妇女的护理

【临床表现】

1. 子宫收缩增强　破膜后，宫缩常暂时停止，产妇略感舒适，随后宫缩重新出现且较前增强。每次持续约 1 分钟或更长，间歇仅 1～2 分钟。

2. 产妇屏气用力　当胎头下降至骨盆出口时，压迫骨盆底组织，产妇有排便感，并不由自主地向下屏气，增加腹压，协同宫缩使胎儿进一步下降。

3. 胎儿下降及娩出　随着胎头继续下降，会阴部逐渐膨隆和变薄，肛门括约肌松弛。胎头于宫缩时露出阴道口，在宫缩间歇时又缩回阴道内，称为胎头拨露。经过几次拨露后，当胎头双顶径越过骨盆出口，宫缩间歇时胎头不再回缩，称为胎头着冠（图 5-19）。此时会阴极度扩张，产程继续进展，胎头枕骨于耻骨弓下露出，胎头仰伸，胎儿额、鼻、口、颏部相继娩出，随即胎头复位和外旋转，胎儿前肩、后肩和胎体相继娩出，后羊水随之涌出。

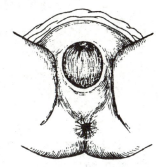

图 5-19　胎头着冠

【护理诊断及合作性问题】

1. 疼痛　与宫缩和会阴切开有关。

2. 焦虑　与缺乏顺产的信心及担心胎儿健康有关。

3. 知识缺乏　缺乏正确使用腹压的技巧。

4. 有感染的危险　与接生、软产道损伤有关。

5. 潜在并发症　胎儿窘迫、新生儿窒息、新生儿产伤、会阴裂伤等。

【护理措施】

1. 心理护理　此期产妇因体力消耗过大，加之担心难产、新生儿畸形及性别不符合自己的理想等感到恐惧和无助。护理人员应陪伴在产妇身旁，给产妇喂水、擦汗，及时提供产程进展信息，给予产妇安慰、支持和鼓励，以缓解其心理压力。

2. 密切监测胎心音　第二产程宫缩频而强，胎儿易缺氧，应勤听胎心音，一般每5～10 分钟听胎心音 1 次，有条件时用胎儿监护仪监测。若发现胎心音有异常，应立即查找原因，及时处理，尽快结束分娩。

3. 指导产妇屏气　正确使用腹压是缩短第二产程的关键，宫口开全后，应指导产妇正确使用腹压。产妇仰卧位，两腿屈曲分开，双足蹬在产床上，两手握住产床上的把手。宫缩时嘱产妇深吸气屏住，然后如排便样向下屏气用力，宫缩间歇时，产妇全身肌肉放松休息，如此反复。

4. 观察宫缩和产程　严密观察宫缩的频率、强度，观察先露下降情况，如有异常及时报告医师。若发现第二产程延长，应及时查找原因，采取措施尽快娩出胎儿。

5. 接产准备（以截石位为例）

（1）用物准备：接生包、婴儿用物、抢救药物等。

（2）外阴擦洗与消毒：产妇仰卧在产床上，两腿屈曲分开，露出外阴部，臀下放便盆或塑料垫巾，先取消毒肥皂水棉球擦洗外阴部，顺序是：小阴唇、大阴唇、阴阜、大腿内上 1/3、会阴及肛门周围(图 5-20)。随后用温开水冲洗干净。为防止冲洗液流入阴道内,冲洗前用消毒干纱布堵住阴道外口。最后用聚维酮碘(碘伏)纱布消毒。消毒完毕,取出阴道口纱布球,撤去臀下便盆或塑料垫巾。

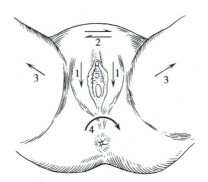

图 5-20　外阴部擦洗与消毒顺序

(3)接产者准备:接产者按无菌操作常规洗手、戴手套、穿手术衣,打开产包,铺好无菌巾,准备接产。

6. 接产方法

(1)进入第二产程,胎膜大多数已自然破裂。若仍未破裂,应行人工破膜。

(2)会阴撕裂的诱因:如会阴水肿、会阴过紧缺乏弹性、胎儿过大、胎儿娩出过快、耻骨弓过低等均易造成会阴撕裂。接产者在接产前应做出正确的判断,必要时行会阴切开术。

(3)接产要领:保护会阴的同时协助胎头俯屈,让胎头以最小径线(枕下前囟径)缓慢通过阴道口,这是预防会阴撕裂的关键,产妇屏气提升腹压必须与接产者配合,胎肩娩出时也要保护好会阴。

(4)接产步骤:接产者站在产妇右侧,当胎头拨露、阴唇后联合紧张时开始保护会阴。在会阴部盖无菌巾,接产者右肘支在产床上,右手拇指与其余四指分开,利用手掌大鱼际肌顶住会阴部,每当宫缩时右手向内向上方托压,同时左手下压胎头枕部,协助胎头俯屈,使胎头缓慢下降〔图 5-21(1)〕。宫缩间歇时,保护会阴的右手稍放松,以免压迫过久引起会阴水肿。当胎头枕部在耻骨弓下露出,此时若宫缩强,嘱产妇张口哈气,消除腹压,在宫缩间歇时向下屏气用力,右手保护好会阴,左手协助胎头仰伸,使胎头缓慢娩出〔图 5-21(2)〕。若胎头娩出有脐带绕颈一周且较松时,可用手将脐带顺胎肩推下或从胎头滑出。若脐带绕颈过紧或绕颈两周及以上,应立即用两把血管钳夹住一段脐带后从中间剪断,注意不要伤及胎儿颈部(图 5-22)。

胎头娩出后,右手继续保护会阴,不要急于娩出胎肩,先用左手自胎儿鼻根向下颏轻轻挤压,挤出口鼻内的黏液和羊水,然后才协助胎头复位及外旋转,使胎儿双肩径与骨盆出口前后径相一致。接产者左手向下轻压胎儿颈部,使前肩从耻骨弓下娩出〔图 5-21(3)〕,再上托胎颈,使后肩从会阴前缘缓慢娩出〔图 5-21(4)〕。双肩娩出后,保护会阴的右手才能松开,然后双手协助胎体及下肢以侧位娩出,记录胎儿娩出时间。胎儿娩出后,在产妇臀下垫一弯盘,以便测量出血量。

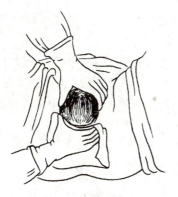
（1）保护会阴,协助胎头俯屈

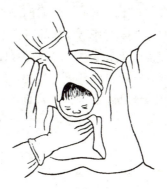
（2）协助胎头仰伸

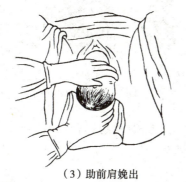
（3）助前肩娩出　　　　　　　（4）助后肩娩出

图 5-21　接产步骤

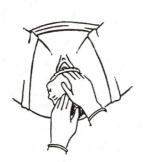
（1）将脐带顺肩部推上

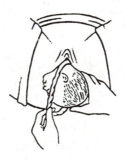
（2）把脐带从头上退下

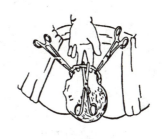
（3）用两把血管钳夹住,从中间剪断

图 5-22　脐带绕颈的处理

（三）第三产程妇女的护理

【临床表现】

1. 再次宫缩　胎儿娩出后,宫底降至脐平,产妇略感轻松,宫缩暂停数分钟后再次出现。

2. 胎盘娩出　胎儿娩出后,宫腔容积明显缩小,而胎盘面积不能相应缩小,与宫壁发生错位而剥离。子宫继续收缩,剥离的面积不断扩大,直至胎盘完全剥离并娩出。

（1）胎盘剥离征象:①宫体收缩变硬呈球形,胎盘剥离后降至子宫下段,下段被扩张,宫体呈狭长形被推向上,宫底升高达脐上(图 5-23);②阴道少量流血;③剥离的胎盘降至子宫下段，阴道口外露的脐带自行延长；④接产者在产妇耻骨联合上方轻压子宫下段时，宫体上升而外露的脐带不再回缩。

（2）胎盘剥离及排出方式有两种：①胎儿面娩出式：多见，胎盘从中央开始向周围剥离，其特点是胎盘胎儿面先排出，随后有少量阴道流血；②母体面娩出式：少见，胎盘从边缘开始剥离，血液沿剥离面流出，其特点是先有较多阴道流血，随后胎盘母体面排出。

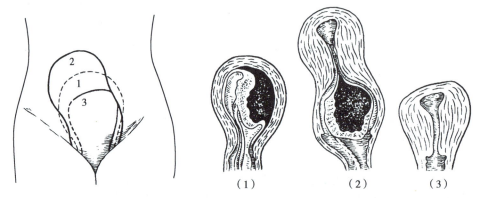

（1）胎盘剥离开始（2）胎盘降至子宫下段 （3）胎盘娩出后

图 5-23　胎盘剥离时子宫的形状

【护理诊断及合作性问题】

1. 疲乏　与体力消耗过大、进食及睡眠不足有关。

2. 有感染的危险　与宫腔创面有关。

3. 潜在并发症　产后出血。

【护理措施】

1. 新生儿护理

（1）清理呼吸道：胎儿娩出后，取侧卧位，立即用新生儿吸痰管吸出咽部、鼻腔的黏液和羊水，以免发生呼吸道堵塞和吸入性肺炎。如果呼吸道已畅通而新生儿仍未啼哭，可轻拍或轻弹新生儿足底。新生儿大声啼哭表示正常呼吸已建立，即可处理脐带。

（2）脐带处理：胎儿娩出后，用无菌巾擦干新生儿全身的羊水与血迹。正常情况下，待脐带血管搏动消失后结扎脐带，在距脐带根部 15～20cm 处用两把血管钳钳夹脐带，于两把血管钳之间剪断，母体端放入产妇臀下的弯盘内。

新生儿大声啼哭后即可再次处理脐带。处理脐带的方法有气门芯胶圈套扎法、脐带夹、双重棉线结扎法等。目前常用气门芯胶圈套扎法。用 75% 乙醇消毒脐带根部周围，将栓有丝线的约 2mm 宽消毒备用的气门芯，套入血管钳，在距脐轮上 0.5cm 处用此钳夹住脐带，在血管钳上 0.5cm 处断脐，牵引气门芯胶圈上的丝线，将气门芯胶圈套于钳夹部位下的脐带上，取下血管钳，挤净脐带残端血，注意脐带断面有无出血，用 5% 聚维酮碘溶液或 75% 乙醇消毒脐带断面，注意药液切不可接触新生儿皮肤，以免发生皮肤灼伤。待脐带断面干后，用无菌纱布覆盖好，无菌脐带腹带包扎。

延迟脐带结扎（delayed cord clamping，DCC）

2006 年，WHO 首次推荐延迟脐带结扎（DCC），使更多的血液从母体转运至新生儿。新生儿出生后，胎盘与新生儿间的血液循环仍然存在，脐带仍然在搏动，要经过一个短暂的时间（4～6 分钟），肺血管充盈后肺泡张开，肺内液体被循环系统和淋巴组织吸收。然后才能建立"有效"的呼吸，使血氧分压升高，当血氧分压上升到一定程度，则会导致脐动脉关闭，脐带搏动消失，从而生理性终止胎盘新生儿之间血液交换过程。产后这段过程称为胎盘－新生儿输血。研究证实无论对早产或足月新生儿，DCC 都是有益的。

但在一些情况下，不推荐 DCC：合并糖尿病产妇的新生儿、宫内生长受限或小于胎龄儿、高海拔地区出生的新生儿、存在心脏及肺部病理情况的新生儿等。

（3）新生儿阿普加（Apgar）评分：用于判断有无新生儿窒息及窒息的程度。该评分法是以新生儿出生后 1 分钟内的心率、呼吸、肌张力、喉反射及皮肤颜色 5 项体征为依据，每项为 0～2 分，满分为 10 分（表 5-1）。8～10 分属正常新生儿；4～7 分为轻度窒息（又称青紫窒息），需清理呼吸道、人工呼吸、吸氧、用药等措施才能恢复；0～3 分为重度窒息（又称苍白窒息），提示缺氧严重，需紧急抢救，行直视下喉镜气管内插管并给氧。对缺氧较严重的新生儿，应在出生后 5 分钟、10 分钟时再次评分，以判断复苏效果，直至连续两次评分均≥8 分。

表 5-1 新生儿 Apgar 评分法

体征	0 分	1 分	2 分
心率	0	<100 次 / 分	≥100 次 / 分
呼吸	无	浅慢而不规则	规则，啼哭
肌张力	松弛	四肢稍屈曲	四肢屈曲，活动好
喉反射	无反射	有些动作	咳嗽、恶心
皮肤颜色	全身苍白	躯干红，四肢青紫	全身红润

（4）一般护理：将新生儿放在保暖处理台上，详细体格检查，用抗生素眼药水滴眼以防结膜炎，擦净足底胎脂，在新生儿记录单上打足印及产妇拇指印，系以标明母亲姓名、床号、住院号、新生儿性别、体重和出生时间的手腕带。如新生儿无异常，于娩出半小时内抱于母亲怀中，协助产妇抚摸、拥抱新生儿及哺乳。

2. 协助胎盘娩出 确认胎盘已完全剥离后，于宫缩时以左手握住宫底（拇指置于子宫前壁，其余 4 指放在子宫后壁）并按压，同时右手轻拉脐带，协助胎盘娩出。当胎盘娩出至阴道口时，用双手捧住，向一个方向旋转并缓慢向外牵拉，协助胎盘胎膜完整剥离排出（图 5-24）。若发现胎膜部分断裂，可用血管钳夹住断裂上端的胎膜，再继续向原方向旋转，直至胎膜完全娩出。胎盘胎膜娩出后，按摩子宫刺激其收缩以减少出血。切忌在胎盘尚未完全剥离时用手按揉、下压宫底或牵拉脐带，以免引起胎盘部分剥离或拉断脐带，甚至造成子宫内翻。

3. 检查胎盘、胎膜 将胎盘铺平，用纱布擦去胎盘母体面血液，检查胎盘母体面的胎盘小叶有无缺损；然后提起胎盘，检查胎膜是否完整，再检查胎盘胎儿面边缘有

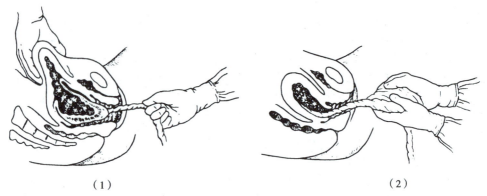

（1）　　　　　　　　　　　　　　　　（2）

图 5-24　协助胎盘胎膜娩出

无血管断裂，及时发现副胎盘。副胎盘为一小胎盘，与正常胎盘分离，但两者之间有血管相连（图 5-25）。若有副胎盘、部分胎盘或大部分胎膜残留时，应在无菌操作下徒手入宫腔取出残留组织。若仅有少许胎膜残留，可给予宫缩剂待其自然排出。测量胎盘大小及厚度、脐带长度、出血量，并记录。

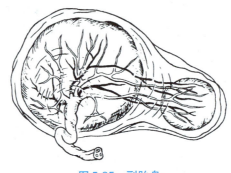

图 5-25　副胎盘

4. 检查软产道　胎盘娩出后，仔细检查会阴、小阴唇内侧、尿道口周围、阴道、阴道穹窿、宫颈有无裂伤及裂伤程度，若有裂伤，应立即缝合。

5. 预防产后出血　正常分娩出血量多数不超过 300ml。如有产后出血高危因素（如产后出血史、多胎妊娠、多次分娩、羊水过多、巨大儿、产程延长等）的产妇，可在胎儿前肩娩出时静脉注射缩宫素 10～20U，也可在胎儿前肩娩出后立即肌内注射缩宫素 10U 或缩宫素 10U 加于 0.9% 氯化钠注射液 20ml 内静脉快速注入，均能促使胎盘迅速剥离，减少出血。若胎盘未完全剥离出血多，应行手取胎盘术。若胎盘娩出后出血较多，可经下腹部直接在宫体肌壁内或肌内注射麦角新碱 0.2～0.4mg，并将缩宫素 20U 加于 5% 葡萄糖液 500ml 内静脉滴注。若第三产程超过 30 分钟，胎盘仍未排出且出血不多时，应排空膀胱后，再轻压子宫及静注子宫收缩剂，若仍不能使胎盘排出，行人工剥离胎盘术（详见第二十章）。

6. 产后 2 小时观察　产后在产房严密观察 2 小时，观察血压、脉搏、子宫收缩情况、宫底高度、阴道出血量、膀胱是否充盈及外阴、阴道有无血肿等。发现异常应及时报告医师处理。常见的异常情况有：子宫体软，阴道流血多，说明子宫收缩不良；阴道流血不多，子宫软，子宫底上升提示宫腔内有积血；产妇自觉有肛门坠胀感，可能是阴道后壁血肿，应立即经肛门检查。观察 2 小时无异常，送产妇至休养室，继续观察。

第三节　分娩疼痛的护理

【分娩镇痛概述】

1. 分娩疼痛对产妇和胎儿的影响　分娩时的剧烈疼痛可导致机体产生一系列神经内分泌反应，使产妇血管收缩、心血管负荷增大、胎盘血流减少、酸中毒等，对产妇及胎儿均无益处，因此良好的分娩镇痛非常有意义。

2. 分娩疼痛产生的原因　分娩疼痛主要来自子宫收缩、子宫下段及宫颈扩张、盆底组织受压、阴道扩张、会阴伸展，其主要感觉神经传导至胸 11～骶 4 脊神经后，经脊神经上传至大脑痛觉中枢。此外，产妇对分娩的应激和恐惧心理提高了对疼痛的敏感性。

3. 分娩镇痛的方法

（1）非药物性镇痛法：①精神预防性分娩镇痛法：包括产前心理疏导、呼吸镇痛、导乐陪伴分娩等；②针刺镇痛法；③经皮电神经刺激法；④催眠术法等。非药物性镇痛法对产程和胎儿安全，但镇痛效果欠满意，适用于轻、中度疼痛的产妇。

（2）药物性镇痛法：①连续硬膜外镇痛；②产妇自控硬膜外镇痛；③腰麻 - 硬膜外联合阻滞；④微导管连续腰麻镇痛；⑤产妇自控静脉瑞芬太尼镇痛；⑥氧化亚氮吸入镇痛等。

知识链接

导乐陪伴分娩

"导乐"是希腊语"Doula"的音译，导乐陪伴分娩是指在一位妇女分娩的整个过程中有另一位富有生育经验、有爱心，态度和蔼并有丰富产科知识的女性时刻陪伴在身边，不断给予生理上的支持帮助和精神上的安慰鼓励，促使分娩过程顺利完成。这位陪伴女性即为"导乐"。"导乐陪伴分娩"是目前国际妇产科学界倡导的一种新的产时服务模式，医院常聘请受过专业培训的医护工作者担任"导乐"。

4. 常用的分娩镇痛药物

（1）麻醉性镇痛药：芬太尼、舒芬太尼和瑞芬太尼。

（2）局麻药：利多卡因、布比卡因和罗哌卡因。

（3）吸入麻醉药：氧化亚氮。

临床上常将小剂量麻醉性镇痛药和低浓度局麻药联合用于腰麻或硬膜外镇痛，这两类药物复合使用镇痛好，互补可减少麻醉性镇痛药剂量和降低局麻药浓度，是目前首选的分娩镇痛药物组合。

5. 分娩镇痛的时机　产妇进入临产至第二产程的过程中，只要产妇提出要求，排除分娩镇痛禁忌，均可给予镇痛。

6. 分娩镇痛的适应证　①无剖宫产适应证；②无硬膜外禁忌证；③产妇自愿。

7. 分娩镇痛的禁忌证　①产妇拒绝；②局部皮肤感染和全身感染未控制；③原发性或继发性宫缩乏力和产程进展缓慢；④已经过度镇静；⑤产妇难治性低血压及低血容量、显性或隐性大出血；⑥对所使用的药物过敏；⑦凝血功能障碍、接受抗凝治疗期间；⑧伴严重的基础疾病，包括神经系统严重病变引起的颅内压增高、严重主动脉瓣狭窄和肺动脉高压、上呼吸道水肿等。

【分娩疼痛的护理】

1. 精神安慰　护理人员应真诚地陪伴在产妇身边，给予产妇情感关注，认真耐心地听取产妇的叙述和提问，用温和的语气交流。尊重并接受患者对疼痛的反应，耐心听取产妇关于疼痛的诉说，表达对其疼痛的同情和理解，适时给予帮助和鼓励。在各项护理操作中，动作熟练、协调、轻柔，避免粗暴，减少疼痛刺激。

2. 产前指导　具体系统的产前指导，可使产妇有充分的思想准备，让产妇对分娩疼痛有所了解，包括可能产生的疼痛及原因，疼痛出现的时间及持续时间，认识分娩疼痛对母婴健康的影响，了解分娩镇痛的各种技术及相关要求。

3. 产时指导　给予产妇舒适的体位，指导产妇在每次宫缩时做缓慢的腹式呼吸，由丈夫或陪伴的护理人员给予产妇轻柔的腹部及腰骶部按摩或双手握拳压迫腰骶部，也可用手指压迫髂前上棘、髂嵴或耻骨联合，配合使用交谈、音乐、图片等方法分散产妇的注意力。在宫缩间歇期，指导产妇放松休息，恢复体力。

4. 提供信息，利于产妇选择　若产妇应用了非药物镇痛的方法后仍不能忍受疼痛时，可选择药物镇痛，除介绍药物镇痛的优点外，还应让产妇和家属了解其不良反应和可能出现的问题，使他们能够权衡利弊，自愿选择。

5. 观察产妇情况　尤其是采用药物镇痛的产妇，应密切观察。了解产妇的自我感觉以判断镇痛效果。注意防止体位性低血压的发生，观察胎心、宫缩、宫口开大和先露下降情况。有的产妇可产生头痛、呕吐、皮肤瘙痒、尿潴留等症状，应给予解释并报告医生。

(杨祖艳)

复习思考题

1. 叙述影响分娩的因素及其相互关系。
2. 以枕左前位为例，试述分娩机制的各个步骤。
3. 说明产程如何分期及各产程主要的护理任务。
4. 产后2小时，护士应注意观察产妇的哪些情况？
5. 阐述分娩疼痛的护理措施有哪些。

第六章

课件

06章PPT

正常产褥期妇女的护理

扫一扫
知重点

 学习要点

1. 产褥期的概念。
2. 正常产褥期妇女的生理变化。
3. 正常产褥期妇女的护理措施。

 案例分析

李女士,28 岁,因停经 39 周,下腹阵痛 3 小时入院。检查:生命体征正常,心肺(-),产科情况:宫高 33cm,腹围 93cm,胎位 LOA,胎心 150 次 / 分,宫缩规律,间隔时间 4 分钟,强度好,胎头平坐骨棘水平。入院后定时监测胎心,均在正常范围内。入院后 9 小时宫口开全,经会阴侧切术顺娩一男婴,出生 Apgar 评分 10 分,新生儿体重 3100g,身长 50cm,产妇产后出血约 350ml。

问题:

1. 该产妇产褥期有哪些主要的生理变化?
2. 主要的护理问题有哪些?
3. 应采取哪些护理措施?

第一节　产褥期母体变化

从胎盘娩出至产妇全身各器官(除乳腺外)恢复或接近正常未孕状态的一段时期,称为产褥期(puerperium),一般为 6 周。这一段时期是产妇身体和心理恢复的一个关键时期,了解这些变化及适应过程对做好产褥期的保健、保证母婴的健康具有非常重要的意义。

【产褥期妇女的生理变化】

(一)生殖系统

1. **子宫**　产褥期变化最大的器官是子宫,妊娠子宫自胎盘娩出后逐渐恢复至未孕状态的过程称子宫复旧。子宫复旧包括子宫体复旧、子宫内膜再生、子宫颈复原。

（1）子宫体：包括子宫体肌纤维缩复、子宫血管的变化。妊娠期，子宫体肌纤维并没有增多，只是子宫体肌纤维被不断拉伸，使得宫腔内容积增大。产褥期，子宫肌纤维也并没有减少，只是不断缩复，肌细胞胞浆蛋白被分解排出，肌细胞体积缩小，使子宫体逐渐缩小。妊娠期为保证子宫及胎盘的供血，子宫血管增多增粗，产后子宫静脉窦压缩变窄血供减少，可以减少产后出血量，子宫血管也逐渐恢复至未孕状态。产后一周，子宫缩小至妊娠3个月子宫大小。产后10天子宫降至骨盆腔内，腹部检查在耻骨联合上方扪不到子宫底。产后6周，子宫恢复至接近正常非妊娠时大小。子宫重量也逐渐减少，分娩结束时约为1000g，产后1周时约为500g，产后2周时约为300g，产后6~8周逐渐恢复到50~70g。

（2）子宫内膜再生：胎盘、胎膜娩出后，剩余蜕膜坏死脱落随恶露排出，子宫内膜的基底层逐渐再生出新的功能层，约在产后第3周，除胎盘剥离面外，宫腔表面内膜已再生修复，胎盘附着处内膜完全修复约需6周。

（3）子宫颈复原及子宫下段变化：胎盘娩出后，子宫颈松软，壁薄皱起，外口呈环状如袖口。产后2~3天，宫口仍能容纳2指。产后1周子宫颈内口关闭，宫颈管复原。产后4周，子宫颈完全恢复至非孕时形态。由于子宫颈外口在分娩时多在子宫颈3点及9点处发生轻度裂伤，使初产妇的子宫颈外口由产前的圆形（未产型），变为产后的"一"字形横裂（已产型）。

2. 阴道　作为软产道的一部分，阴道在分娩时受胎先露部压迫，胎体通过阴道使阴道腔扩大，阴道壁松弛及肌张力低下，产后最初几日内阴道壁可出现水肿、松弛、平坦、弹性较差，黏膜皱襞因过度伸展而减少甚至消失。产褥期阴道壁肌张力逐渐恢复，黏膜皱襞约在产后3周重新出现。但阴道在产褥期结束时不能完全恢复至未孕时的紧张度。

3. 外阴　分娩后外阴轻度水肿，于产后2~3日自行消退。会阴部血液循环丰富，若有轻度撕裂或会阴切开缝合后，均能在3~4日内愈合。处女膜在分娩时撕裂形成残缺不全的痕迹，称处女膜痕。

4. 盆底组织　盆底肌及其筋膜因分娩时过度伸展而弹性减弱，且常伴有肌纤维部分断裂。如在产褥期坚持做产后康复健身操，盆底肌可逐渐恢复或接近正常未孕状态。如盆底组织损伤严重或过早参加重体力劳动或剧烈运动，或者分娩次数过多，分娩间隔时间短，盆底组织常难以完全恢复正常，可导致阴道壁膨出，甚至子宫脱垂等。

（二）乳房

产后乳房的主要变化是泌乳。当胎盘剥离排出后，雌、孕激素水平急剧下降，抑制了下丘脑催乳素抑制因子（PIH）的释放，在催乳激素的作用下，乳汁开始分泌。以后乳汁的分泌更依赖于新生儿的吸吮刺激。当婴儿吸吮乳头时，由乳头传来的感觉信号经传入神经纤维抵达下丘脑，通过抑制下丘脑分泌的多巴胺及其他催乳激素抑制因子，使垂体催乳激素呈脉冲式释放，促进乳汁分泌；同时，吸吮乳头还能反射性地引起神经垂体释放缩宫素，缩宫素能使乳腺腺泡周围的肌上皮细胞收缩，使乳汁从腺泡、小导管进入输乳导管和乳窦而喷出乳汁，此过程称喷乳反射。由于乳汁分泌量与产妇营养、睡眠、情绪、健康状况密切相关，保证产妇休息、足够睡眠和可口营养丰富饮食，并避免产妇受到精神刺激至关重要。

（三）血液及循环系统

产褥早期血液仍处于高凝状态，这有利于胎盘剥离创面迅速形成血栓，减少产后出血。产后 2～4 周血纤维蛋白原、凝血酶恢复正常。血红蛋白于产后 1 周回升。白细胞总数于产褥早期增加，可达（15～30）×10^9/L，一般于产后 1～2 周恢复至正常水平。中性粒细胞和血小板数增多，淋巴细胞稍减少。红细胞沉降率于产后 3～4 周降至正常。

循环血容量于产后 2～3 周恢复至未孕状态。在产后最初 3 日，尤其是 24 小时内，由于子宫缩复及胎盘循环的停止，大量血液从子宫流向体循环，同时大量的组织间液回吸收，使体循环血容量增加 15%～25%，心脏负担加重，心脏病产妇此时极易发生心力衰竭。

（四）消化系统

产妇胃液中胃酸分泌减少，胃肠肌张力及蠕动减弱，约需 1～2 周恢复。产妇产后因长时间卧床，活动减少，腹肌及盆底肌肉松弛，肠蠕动减弱，容易发生肠胀气和便秘。

（五）泌尿系统

妊娠期体内潴留大量水分，主要是通过肾脏排出，故产后最初 1 周内尿量明显增多。妊娠期发生的肾盂及输尿管生理性扩张，约在产后 2～8 周恢复正常。由于分娩过程中膀胱受压导致膀胱黏膜充血、水肿、肌张力降低、器械助产、会阴伤口疼痛和不习惯床上排尿等原因，均可增加尿潴留的发生，尤其在产后 24 小时内。

（六）内分泌系统

腺垂体、甲状腺及肾上腺在妊娠期增大，在产褥期均逐渐恢复正常。胎盘娩出后，雌激素和孕激素水平急剧下降，至产后 1 周已降至未孕水平；胎盘生乳素于产后 6 小时已不能测出。垂体催乳激素水平则与是否哺乳有关，哺乳产妇的催乳激素于产后下降，但仍高于未孕水平，吸吮乳汁时明显增高；不哺乳者的催乳激素于产后 2 周降至未孕水平。产褥期恢复排卵的时间与月经复潮的时间受哺乳的影响。不哺乳产妇一般产后 6～8 周月经复潮，10 周恢复排卵；哺乳产妇的月经复潮延迟，甚至在哺乳期月经一直不复潮，但月经不复潮者仍可能排卵，平均在产后 4～6 个月恢复排卵，故哺乳产妇未见月经复潮却仍有受孕的可能。

（七）腹部皮肤

腹部皮肤受妊娠子宫增大影响，部分弹力纤维断裂，腹直肌呈不同程度分离，使产后腹壁明显松弛，其紧张度约在产后 6～8 周恢复。初产妇腹部紫红色妊娠纹变为银白色，永不消退。妊娠期出现的下腹正中线色素沉着，在产褥期逐渐消退。

【产褥期妇女的心理变化】

（一）产褥期妇女的心理变化

经过妊娠、分娩、产褥期的母亲，经历不同的感受：高涨的热情、高兴、满足感、幸福感、压抑及焦虑等。有的产妇可能因为家庭关系的改变、家庭经济的需求、母亲角色的转换和新生儿外貌及性别等问题而产生心理脆弱和不稳定状态。

（二）心理调适

产妇从妊娠期和分娩期的不适、疼痛、焦虑中恢复，接纳家庭新成员及新家庭，这一过程称为心理调适。产褥期的心理调适分三个时期：

1. 依赖期 产后 1～3 天，这一时期产妇的很多需要都是通过别人的帮助来完成的，如给孩子喂奶、沐浴等，同时产妇多表现为用语言表达对孩子的关心，较多地谈论自己妊娠和分娩的感受。此时，较好的妊娠和分娩经历、满意的产后休息、丰富的营养饮食、较早较多的与孩子间的目视及身体接触以及医护人员的关心指导、家属的关心帮助等能帮助产妇较快地进入第二期。

2. 依赖 - 独立期 产后 3～14 天，这一时期的产妇表现出较为独立的行为，开始学习和练习护理自己的孩子，亲自喂奶而不需要他人的帮助，主动参与力所能及的活动，关注周围的人际关系。这一时期也可能因为产妇感情脆弱，妊娠和分娩的痛苦经历，产后承担太多的母亲责任，丈夫注意力转移到新生儿，糖皮质激素和甲状腺素处于低水平等因素造成情绪压抑。此期加倍的关心、指导和帮助产妇能纠正压抑。

3. 独立期 产后 2 周至 1 个月，这一时期，婴儿、产妇和家人已成为一个完整的系统。夫妇两人连同孩子可以共同分享家庭中的快乐与责任，新的家庭生活形态开始形成。

第二节 产褥期妇女的护理

【临床特征及治疗要点】

（一）产褥期临床表现

1. 生命体征 正常产褥期，产妇体温大多在正常范围内，如产程较长，产妇过度疲劳，其体温可在产后 24 小时内可稍升高，但一般不超过 38℃，大多在 24 小时后恢复正常；产后 3～4 日可因乳房血管、淋巴管极度充盈，乳房胀大，出现 37.8～39℃ 的泌乳热，持续 4～16 小时自行恢复，不属于病态。产后脉搏略慢，为 60～70 次 / 分，产后 1 周科恢复正常。产后呼吸深慢，约为 14～16 次 / 分。血压于产褥期变化不大。

2. 子宫复旧 产后当日，子宫底平脐或脐下 1 横指，以后每天下降 1～2cm，产后 1 周缩小至约妊娠 12 周大小，在耻骨联合上方可扪及；产后 10 天子宫降入骨盆腔内，在耻骨联合上方扪不到子宫底；产后 6 周，子宫恢复至接近非妊娠期大小。

3. 产后宫缩痛 在产褥早期因子宫收缩引起下腹部阵发性剧烈疼痛，称产后宫缩痛。多发生于经产妇，于产后 1～2 天出现，持续 2～3 天自然消失。哺乳时反射性缩宫素分泌增加可使疼痛加重。

4. 恶露 产后随子宫蜕膜的脱落，血液、坏死蜕膜等组织经阴道排出，称恶露。正常恶露有血腥味，但无臭味，持续 4～6 周，总量 250～500ml。根据其颜色、性状及时间不同可将其分为：

（1）血性恶露：出现在产后最初 3～4 日，量多，色鲜红，含大量血液，有时有小血块，有少量胎膜及坏死蜕膜组织。

（2）浆液性恶露：出现于产后 4～14 日。因色淡红，含少量血液，含较多浆液得名，内有较多的坏死蜕膜组织、宫颈黏液，且有细菌。

（3）白色恶露：出现于产后 14 日以后，持续约 3 周。色较白，黏稠，含大量白细胞、坏死蜕膜组织、表皮细胞及细菌等。

5. 会阴 部分产妇可见会阴不同程度的水肿，甚至血肿，会阴切口处活动时有疼痛，切口拆线后自然消失。

6. 消化　部分产妇胃酸分泌不足，或因分娩疲惫，可出现食欲不佳。产褥期因活动减少容易发生便秘。

7. 排泄

（1）褥汗：产后一周内皮肤排泄功能旺盛，将妊娠期潴留的组织间液排出，表现为大量出汗，尤其是睡眠和初醒时更明显。

（2）排尿：分娩过程对膀胱的挤压，分娩对体力的消耗，腹压下降等因素都可能影响产后排尿，容易发生尿潴留。产后 2～3 日内，产妇通过排尿排出多余的水、钠，因此会多尿。

8. 乳房胀痛　产后哺乳延迟或没有及时排空乳房，产妇可有乳房胀痛，触及加重，触摸乳房时有坚硬感。

9. 乳头皲裂　哺乳产妇尤其是初产妇在最初几日哺乳后容易出现乳头皲裂，大多是因为产前乳头准备不足或产后哺乳方法不当引起的。表现为乳头红、皲裂，有时有出血，哺乳时疼痛。

10. 体重　由于胎儿及胎盘的娩出、羊水排出、产时失血、子宫复旧、恶露及汗液、尿液的大量排出，体重逐渐下降。

11. 疲乏　由于产程中的不适及用力，频繁的检查，哺乳及新生儿的护理活动等导致产妇产后睡眠不足，使产妇在最初几天感到疲乏。表现为精神不振，自理能力降低及不愿亲近新生儿。

12. 产后压抑　产后压抑是指产妇在产后的最初几日内发生的轻度或中度的情绪反应。表现为易哭、易激惹、忧虑、不安，有时喜怒无常。可能与产妇体内雌孕激素水平急剧下降、产后心理压力过大有关。一般几日后自然消退。

（二）辅助检查

产后常规体检，必要时进行血、尿常规检查，药物敏感试验等。

（三）治疗要点

促进产后生理功能恢复，预防产后出血、感染等并发症发生，促进母乳喂养成功。

【护理诊断及合作性问题】

1. 便秘或尿潴留　与产时损伤及活动减少有关。

2. 舒适改变　与产后宫缩、会阴部切口疼痛、褥汗、多尿等有关。

3. 母乳喂养无效　与母亲焦虑、知识缺乏及技能不熟有关。

4. 情境性自尊低下　与缺乏护理孩子的知识和技能有关。

5. 父母不称职　与产程延长、难产及与自己期望的分娩不符有关。

【护理措施】

1. 一般护理

（1）提供良好环境，注重个人卫生：给产妇提供一个安静、舒适的休息环境。室温 22～24℃，湿度 55%～60% 为宜。室内空气清新，床单清洁、整齐、干净。产褥期应每天梳头刷牙，勤用热水擦身或淋浴，及时给予更换会阴垫、衣服及床单等。

（2）监测生命体征：每天测体温、脉搏、呼吸及血压 2 次，如体温≥38℃，尿少，或脉搏、血压异常，应加强观察，查找原因。

（3）饮食护理：哺乳的妇女较正常妇女每日增加热能 3350kJ（800kcal），增加蛋白 25g，多食优质蛋白，如蛋、奶、鱼、瘦肉及大豆制品，保证每日供给钙 2000mg，铁 18mg，维生素 A 400U，维生素 C 100mg，维生素 B 1.8mg，烟酸 18mg，维生素 D 与正常妇女相同，乳母应限制辛辣、刺激食品及酒类，不可随意用药。

（4）大小便护理：产后 4 小时鼓励产妇及时排尿，对产后 6 小时仍未排尿者，可采取以下措施：鼓励产妇下床排尿；听流水声诱导排尿；热敷下腹部；针刺关元、气海、三阴交、阴陵泉等穴位；遵医嘱肌注新斯的明 1mg 促其排尿；上述方法均无效时给予导尿。鼓励产妇早日下床活动及做产后操，多饮水，多吃蔬菜和含纤维素食物，以保持大便通畅。

2．会阴及会阴伤口护理　保持外阴清洁。每天会阴擦洗 2 次，大便后随时冲洗。会阴部有水肿者，可用 50% 硫酸镁湿热敷，每日 2～3 次，每次 20 分钟；有血肿者，较小的血肿 24 小时后可用红外线照射外阴，较大的血肿应配合医生切开处理；有硬结者，用大黄、芒硝外敷或用 95% 乙醇湿热敷；会阴部侧切者，应每天观察伤口情况，并嘱产妇向健侧卧位休息。一般侧切伤口产后 3 日拆线。切口疼痛剧烈或产妇有肛门坠胀感，应及时报告医生查看，以排除阴道壁及会阴部血肿。如有伤口感染，应提前拆线引流，并定时换药。

3．乳房护理

（1）正常乳房护理：乳房应经常擦洗，保持清洁、干燥。产后半小时首次哺乳，之后应按需哺乳。第一次哺乳前，应将乳房、乳头用温开水洗净，乳头处如有痂垢注意先用油脂浸软后再用温水洗净。以后每次哺乳前均用温开水擦洗乳房及乳头。勿用肥皂及乙醇之类擦洗，以免引起局部皮肤干燥、皲裂。每次哺乳前柔和地按摩乳房，刺激泌乳反射。哺乳时应让新生儿吸空乳房，如未吸，应及时清空乳房，以免影响乳汁分泌，并预防乳腺管阻塞及两侧乳房大小不一等情况。如孩子吸吮不成功，则指导产妇挤出乳汁喂养。哺乳期使用棉质乳罩，大小适中。

（2）平坦及凹陷乳头护理：如产妇的乳头凹陷，造成哺乳困难，可指导产妇做以下练习：

1）乳头伸展练习：将两拇指平行放在乳头两侧，由乳头向两侧外方慢慢地拉开，牵拉乳晕皮肤及皮下组织，使乳头向外突出。然后将两拇指分别放在乳头上、下两侧，将乳头向上下纵行拉开。如此重复，每次练习 15 分钟，每天 2 次。

2）乳头牵拉练习：用一只手托住乳房，另一只手的拇指和食指、中指抓住乳头向外牵拉。每次 10～20 次，每天 2 次。

3）配置乳头罩：从妊娠 7 个月起戴乳头罩，柔和的压力可使内陷的乳头外翻，乳头经中央小孔保持持续突起，起到稳定乳头周围组织作用。

（3）乳房胀痛的护理

1）外敷乳房：哺乳前热敷乳房，可促使乳腺管畅通。在两次哺乳间冷敷乳房，可减少局部充血、肿胀。用生面饼、芒硝或金黄散外敷乳房，可促使乳腺管畅通，减少疼痛。

2）按摩乳房：哺乳前从乳房边缘向乳头中心按摩乳房促进乳腺管畅通，减少疼痛。

3）戴乳罩：产妇穿戴合适的具有支托性的乳罩，可减轻乳房充盈时的沉重感。

4）口服用药：可口服维生素 B$_6$ 或散结通乳的中药，常用柴胡（炒）、当归、王不留行、穿山甲、木通、漏芦各 15g，水煎服，缓解疼痛。

（4）乳腺炎的护理：轻度乳腺炎时可继续哺乳，先湿热敷、按摩乳房，先吸吮患侧乳房利于乳腺管通畅。增加哺乳的次数,适当延长哺乳时间。哺乳后充分休息,用清淡饮食。伴体温升高者暂停哺乳。

(5)乳头皲裂的护理:轻者可继续哺乳,哺乳前先湿热敷乳房和乳头3~5分钟,挤出少量乳汁,使乳晕变软容易被婴儿含吮。先以损伤轻的一侧乳房哺乳,以减轻对另一侧乳房的吸吮力。哺乳时注意含接姿势正确。增加哺乳的次数,缩短每次哺乳的时间。哺乳后,挤出少许乳汁涂在乳头和乳晕上,短暂暴露使乳头干燥。疼痛严重者,用吸乳器吸出乳汁喂给新生儿或用乳头罩间接哺乳。

(6)乳汁不足的护理:应鼓励产妇树立信心,保持良好心情,按照正确的方法哺乳,增加哺乳次数,保持充足的睡眠,多进汤类食物。

(7)退乳的护理:产妇因疾病或其他原因不能哺乳者,应尽早退乳。限进汤类饮食,不排空乳房,停止哺乳、挤乳;必要时遵医嘱用药。

4.心理护理

(1)促进心理适应:了解产妇对新生儿及新家庭的想法,鼓励产妇倾吐心绪,耐心倾听,允许哭泣,随时给予安慰、鼓励,满足其需要。尊重风俗习惯,指导正确的产褥期生活方式。指导家属关注产妇情绪,积极预防产后抑郁的发生。

(2)母婴同室:让产妇获得充分休息后,多抚摸和拥抱孩子,逐渐参与孩子的生活护理,积极认同母亲角色并适应。

(3)信息支持:提供自我护理及新生儿护理指导:指导产妇饮食、休息、活动;指导产妇褥汗、乳房胀痛、宫缩痛等的处理方法;指导新生儿喂养、沐浴的技能;指导观察新生儿不适及时发现常见问题等。指导家属获取正确护理产妇及新生儿、喂养婴儿等方面的信息及技术。

【健康指导】

1.一般指导 居室应清洁,定期通风,防止受凉或中暑。继续合理饮食保证充足的营养。注意休息,逐渐参与婴儿照顾。注意个人卫生和会阴部清洁。保持良好的心境,适应新的家庭生活方式。

2.活动指导 产后12小时内以卧床休息为主,若生命体征平稳,产后第2天可在室内走动。行会阴侧切或剖宫产的产妇,适当推迟活动时间。产后2周可开始做膝胸位练习,预防或纠正子宫后倾。之后可根据产妇的情况,在硬板床上做腹式深呼吸、缩肛运动、抬腿运动、抬臀运动等促进腹壁、盆底肌肉张力的恢复。

3.计划生育指导 指导其选用适当的避孕方法,一般产后42日落实避孕措施,哺乳者宜选用工具避孕,不哺乳者可选用药物避孕。产褥期恶露未干净,不宜性生活,产后6周检查生殖器已复原的情况下恢复性生活。

4.婴儿喂养指导 鼓励产妇坚持母乳喂养,因各种原因未母乳喂养者指导合理的人工喂养方法,并告知出院后第一次预防接种、婴儿保健的时间及注意事项。

5.产后访视及产后检查

(1)产后访视:社区医疗保健人员在产妇出院后3日内、产后14日、产后28日分别做3次产后访视,内容包括了解产妇饮食、睡眠及大小便情况、子宫复旧及恶露情况、乳房及哺乳情况伤口情况;婴儿喂养情况及生长发育情况。发现异常给予及时指导。

(2)产后健康检查:告知产妇于产后6周进行产后体格检查,以了解产妇的恢复情况。包括产妇全身检查、妇科检查。全身检查主要包括测血压、脉搏，查血、尿常规等；妇科检查主要了解盆腔内生殖器是否已恢复至非孕状态。

（王丙娟）

扫一扫
测一测

复习思考题

1. 简述产褥期产妇的心理调适可分为哪三期。
2. 简述恶露的分类有哪些。
3. 说出产褥期产妇会阴的护理措施。

第七章

围生儿的护理

学习要点

1. 胎儿监护的主要方法及意义。
2. 胎儿宫内窘迫的概念、临床表现及护理措施。

围生儿指处于围生期的胎儿和新生儿。围生期是指产前、产时、产后的一段时间。国际上对围生期的定义有四种规定：①围生期Ⅰ：从妊娠满 28 周（即胎儿体重≥1000g 或身长≥35cm）至产后 1 周。②围生期Ⅱ：从妊娠满 20 周（即胎儿体重≥500g 或身长≥25cm）至产后 4 周。③围生期Ⅲ：从妊娠满 28 周至产后 4 周。④围生期Ⅳ：从胚胎形成至产后 1 周。目前我国采用围生期Ⅰ的划分方法。围生儿的护理主要是通过定期的胎儿健康评估来实现的。

第一节　胎儿健康评估

胎儿健康评估方法主要有：胎儿宫内监护、胎盘功能检查和胎儿成熟度检查。

一、胎儿宫内监护

（一）妊娠早期

行妇科检查确定子宫大小及是否与孕周相符。经阴道超声检查最早在妊娠 4～5 周可见妊娠囊；卵黄囊约在第 5 周出现，可据此确诊宫内妊娠；妊娠 6～7 周可见原始心管搏动，即可确定胚胎存活。

（二）妊娠中期

测量宫底高度和腹围，判断胎儿大小是否与孕周相符。监测胎心音，筛查胎儿畸形，通过 B 超测量胎头双顶径值估计胎儿大小，核对孕周。

（三）妊娠晚期

1. 定期产前检查　了解胎儿生长发育情况。B 超检查在了解胎儿发育情况的同时，还可判断胎方位、胎盘位置及胎盘成熟度，估计羊水量等。

2. 胎动计数　胎动监测是最简便有效的评价胎儿宫内情况的方法之一，可通过孕妇自测或 B 型超声监测。随妊娠进展，妊娠 18～20 周孕妇能自觉有胎动，并逐渐增加，至足月时，胎动又因羊水量的减少和空间的减小而逐渐减少。正常胎动计数 >30 次 /12 小时，若胎动 <10 次 /12 小时，提示胎儿宫内缺氧。胎动消失是胎儿垂危的信号，一般认为胎动消失后 1～2 日内胎儿可能死亡。

3. 胎心听诊 于妊娠 18～20 周用听诊器经孕妇腹壁能听到胎心音，每分钟 110～160 次。胎儿缺氧可通过神经反射先兴奋交感神经使心率加快，出现胎心率过速；缺氧继续发展则兴奋迷走神经，胎心率减慢，出现胎心率过缓。

知识链接

胎儿监护发展简介

胎儿监护在现代产科临床中应用广泛，其经历了一定的发展历程。在 19 世纪末发明了胎心听筒，通过听诊胎心的方法判断胎儿是否存活。1958 年 Edward Hon 发明了胎儿电子监护仪，1968 年第一台厂商提供监护仪得以应用，此后胎儿电子监护迅速得到广泛应用，成为产前和产程中发现胎儿缺氧的主要方法。胎儿电子监护的应用在一定程度降低了围生儿患病率和死亡率，但也显著增加了剖宫产率。

4. 胎儿电子监护 胎儿电子监护的优点是不受宫缩影响，能连续观察并记录胎心率（fetal heart rate，FHR）的动态变化，同时观察胎动、宫缩对胎心率的影响。

（1）胎心率的监测：用胎儿监护仪记录的胎心率有两种基本变化，胎心率基线（FHR-baseline，BFHR）和胎心率一过性变化。

1）胎心率基线：指在无胎动、无宫缩影响时，持续 10 分钟以上的胎心率平均值。胎心率基线包括每分钟心搏次数（beat per minute，bpm）及胎心率变异（FHR variability）。正常胎儿的 FHR 为 110～160bpm。若 FHR >160bpm 或 <10bpm，历时 10 分钟，称为心动过速或心动过缓。胎心率变异又称基线摆动，即胎心率在基线上的上下周期性波动，包括胎心率的摆动幅度和摆动频率。摆动幅度指胎心率上下摆动波的高度，正常为 10～25bpm；摆动频率指 1 分钟内胎心率波动的次数，正常 ≥6 次（图 7-1）。胎心率基线正常变异的存在表示胎儿有一定的储备能力，是胎儿健康的表现。若基线变异 <5bpm，胎心率基线呈平坦型即基线摆动消失，提示胎儿储备能力丧失。

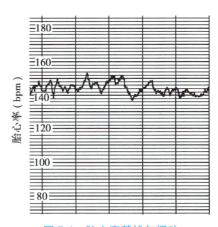

图 7-1 胎心率基线与摆动

2）胎心率一过性变化：受胎动、宫缩、触诊及声响等刺激，胎心率发生暂时性加快或减慢，随后又恢复到基线水平，称为胎心率一过性变化。是判断胎儿安危的重要指标。常见变化有：

加速：指宫缩时胎心率基线暂时增加 15bpm 以上，持续时间 >15 秒，是胎儿良好的表现。加速的发生可能与宫缩时胎儿躯干局部或脐静脉暂时受压有关。

减速：指随宫缩出现的暂时性胎心率减慢，分为三种：①早期减速：胎心率减速发生几乎与宫缩上升曲线同时开始，FHR 曲线最低点与宫缩曲线高峰相一致（即波谷对波峰），胎心率下降幅度＜50bpm，持续时间短，恢复快，宫缩后即恢复正常（图 7-2）。与宫缩时胎头受压，脑血流量一时性减少有关，不受孕妇体位或吸氧而改变。②变异减速：胎心率减速与宫缩无固定关系，下降迅速且下降幅度大（＞70bpm），持续时间长短不一，恢复迅速（图 7-3）。与子宫收缩时脐带受压兴奋迷走神经有关，嘱孕妇左侧卧位可减轻症状。③晚期减速：胎心率减速多在宫缩高峰后开始出现，下降幅度＜50bpm，持续时间长，恢复也缓慢（图 7-4）。一般认为是子宫胎盘功能不良、胎儿缺氧的表现，应紧急处理。

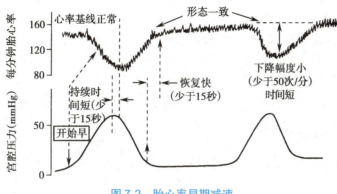

图 7-2　胎心率早期减速

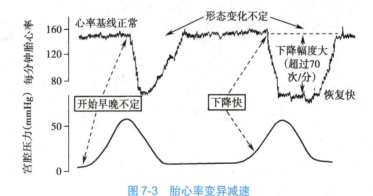

图 7-3　胎心率变异减速

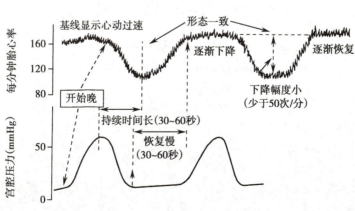

图 7-4　胎心率晚期减速

（2）预测胎儿宫内储备能力

1）无应激试验（non-stress test，NST）：是指在无宫缩、无外界负荷刺激下，对胎儿进行胎心率和胎动的观察记录，以了解胎儿储备能力。孕妇取半坐卧位，连续监护20分钟胎心率。正常情况下，20分钟至少有3次以上胎动伴胎心率加速＞15bpm，持续时间＞15秒为正常，称为有反应型NST，提示胎儿储备能力良好。如胎动少于3次或胎心率加速＜15bpm或胎动时无胎心率加速，称为无反应型NST，应延长监护时间至40分钟，若仍无反应，应积极寻找原因。无应激试验方法简单、安全，并可作为缩宫素激惹试验前的筛选试验。

2）缩宫素激惹试验（oxytocin challenge test，OCT）或宫缩应激试验（contraction stress test，CST）：其原理为使用静脉滴注缩宫素来诱发宫缩，了解胎盘于宫缩时一过性缺氧的负荷变化，测定胎儿的储备能力。

OCT阴性：胎心率无晚期减速和明显的变异减速。提示胎盘功能良好，一周内胎儿无死亡的危险，可在一周后重复本试验。

OCT阳性：≥1/2的宫缩有晚期减速，基线变异减少，胎动后无加速。

二、胎盘功能检查

1. 孕妇尿雌激素/肌酐（E/C）比值测定　足月妊娠正常值＞15，10～15为警戒值，＜10为危险值。

2. 孕妇血清胎盘生乳素（HPL）测定　足月妊娠正常值为4～11mg/L，如足月妊娠时该值＜4mg/L或突然降低50%，表示胎盘功能减退。

3. 孕妇血清妊娠特异性β糖蛋白测定　若该值于足月妊娠时＜170mg/L，提示胎盘功能低下。

4. 阴道脱落细胞检查　若舟状细胞成堆、无表层细胞、嗜伊红细胞指数（EI）＜10%、致密核少，提示胎盘功能良好；舟状细胞极少或消失、有外底层细胞出现、嗜伊红细胞指数＞10%、致密核多，提示胎盘功能减退。

三、胎儿成熟度检查

1. 羊水卵磷脂/鞘磷脂比值（L/S）　是评估胎儿肺成熟度的最常用方法，L/S＞2或羊水泡沫试验显示两管羊水液面均有完整泡沫环，提示胎儿肺成熟。

2. 肌酐值　≥176.8μmol/L，提示胎儿肾成熟。

3. 胆红素类物质值　＜0.02，提示胎儿肝成熟。

4. 淀粉酶值　≥450IU/L，提示胎儿唾液腺成熟。

5. 脂肪细胞出现率　＞20%，提示胎儿皮肤已成熟。

第二节　胎儿宫内窘迫的护理

案例分析

赵女士27岁，G_2P_0，停经38周，自数胎动减少1天就诊。产科检查：宫高33cm，腹围100cm，胎位ROA，胎心率165次/分，胎膜未破，胎心监护示NST无反应型。

> 问题:
>
> 试根据病例特点,分析该孕妇最可能的临床诊断,并总结该孕妇常见的护理诊断及护理措施。

胎儿窘迫(fetal distress)是指胎儿在子宫内因急性或慢性缺氧危及其健康和生命的综合症状,发生率为 2.7%~38.5%,是导致围生儿死亡和脑损害的主要原因。胎儿窘迫按其发生的时间不同可分为急性和慢性两种。

【病因与发病机制】

（一）病因

1. 母体因素　母体血氧含量不足是重要原因,轻度缺氧时母体多无明显症状,但对胎儿则有影响。导致胎儿缺氧的母体因素有:严重心脏病(尤其心功能Ⅲ级以上者)、重度贫血、肺心病、高热、妊娠期高血压疾病、孕妇精神过度紧张、长时间仰卧位低血压,急产、不协调性子宫收缩、产程延长、孕妇过量应用镇静剂、缩宫素使用不当、宫缩过强等致子宫胎盘供血不足。

2. 胎儿因素　胎儿严重的心血管疾病、呼吸系统疾病,母儿血型不合,胎儿畸形,胎儿宫内感染、颅内出血等。

3. 脐带、胎盘因素　如脐带过长或过短、脐带脱垂、绕颈、打结、扭转等引起血运受阻,胎盘早剥、妊娠期高血压疾病导致胎盘功能低下等。

（二）发病机制

胎儿对宫内缺氧有一定的代偿能力。轻、中度或一过性缺氧时,可以通过减少自身及胎盘耗氧量、增加血红蛋白释氧而缓解,不产生严重代谢障碍及器官损害,但长时间重度缺氧则可引起严重并发症。缺氧初期通过自主神经反射,兴奋交感神经,使血压上升、心率加快。缺氧引起胎儿全身血流重新分配,分流血液到心、脑、肾上腺等重要脏器,而肾、胃肠、皮肤、肌肉、骨骼等血流减少,导致胎儿羊水减少、生长受限等。若缺氧继续加重,则兴奋迷走神经,胎心率减慢,无氧酵解增加,乳酸堆积,进一步发展为代谢性酸中毒,严重损害心、脑等重要脏器的功能,尤其可引起缺血缺氧性脑病,甚至胎死宫内。缺氧导致肠蠕动亢进,肛门括约肌松弛,胎粪排出污染羊水,易发生吸入性肺炎。

【临床表现】

胎儿窘迫主要表现为胎动减少或消失、胎心率异常及羊水异常。

1. 急性胎儿窘迫　多发生于分娩期。

(1)胎儿窘迫最早的表现是胎心率改变,早期胎心率加快,持续>160 次/分,后期减慢<110 次/分,且不规则。

(2)胎动异常:早期可表现为胎动频繁,晚期胎动弱且次数减少,甚至消失。

(3)羊水胎粪污染:根据缺氧程度不同,羊水污染分为 3 度:Ⅰ度羊水呈浅绿色,稀薄;Ⅱ度羊水呈黄绿色,较稠;Ⅲ度羊水呈棕黄色,质稠厚,量少。研究显示10%~20% 分娩中会出现羊水胎粪污染,羊水中胎粪污染不再是胎儿窘迫的征象。出现羊水胎粪污染,如果胎心监护正常,不需要进行特殊处理。

2. 慢性胎儿窘迫　多发生于妊娠晚期,但可延续至分娩期并加重。临床上除可发现母体存在引起胎盘供血不足的疾病外,随着胎儿慢性缺氧时间延长可发生胎儿宫内发育迟缓。

【辅助检查】

1. 胎盘功能检查　胎盘功能低下,24 小时尿雌三醇 <10mg 或连续测定下降 >30%。

2. 胎儿电子监护　NST 表现为无反应型,OCT/CST 可见频繁晚期减速或变异减速。

3. 胎儿头皮血血气分析　pH < 7.20,PO_2 < 10mmHg,PCO_2 > 60mmHg,可诊断为胎儿酸中毒。

【治疗要点】

针对病因,积极纠正胎儿缺氧状态。急性胎儿窘迫者,给予左侧卧位和吸氧等保守治疗,如情况好转,继续观察。如果经上述处理无效,则应尽快结束妊娠。慢性胎儿窘迫者,应结合孕周、胎儿成熟度及胎儿窘迫的严重程度综合判断,决定处理方案。

【护理诊断及合作性问题】

1. 胎儿气体交换受损　与胎盘子宫的血流改变、血流中断或血流速度减慢有关。

2. 焦虑　与胎儿宫内窘迫状态有关。

3. 预感性悲哀　与胎儿可能死亡有关。

【护理措施】

1. 一般护理　密切监测胎儿窘迫情况如胎动计数、胎心听诊、胎儿电子监护等。

2. 病情观察

(1) 观察孕产妇生命体征的变化。

(2) 严密监测胎心情况:一般每 15 分钟听胎心 1 次,慢性胎儿窘迫者可行胎盘功能检查和胎心监护,指导孕妇计算胎动。

3. 产科护理　孕妇取左侧卧位,间断吸氧。如宫口开全,胎头双顶径已达坐骨棘平面以下,应尽快经阴道助娩;若宫口未开全或预计短期内无法阴道分娩,应立即行剖宫产终止妊娠,并做好新生儿抢救和复苏的准备。

4. 用药护理　遵医嘱给予 5% 碳酸氢钠 100～200ml 纠正酸中毒;给予 50% 葡萄糖液 80～100ml 及维生素 C 0.5～1.0g 静脉滴注增加胎儿组织对缺氧的耐受力。

5. 心理护理　向孕产妇夫妇提供解释及情感支持。护理人员应将胎儿的真实情况告诉孕产妇及其家属,包括医疗措施的目的、操作过程、预期结果及可能的配合等,以减轻他们的焦虑,并帮助其面对现实。必要时陪伴孕产妇,倾听其疑惑及感受,并给予适当解释。如胎儿不幸死亡,可安排一个远离其他婴儿和产妇的单人房间,允许家人陪伴,鼓励他们表达哀痛、悲伤情绪,力所能及地为他们提供支持和帮助。

【健康指导】

指导孕妇定期产前检查,有高危妊娠者应增加产前检查次数,酌情提前住院。教会孕妇自我监护,从孕 32 周开始自测胎动,每天早、中、晚固定时间各测 1 小时胎动,3 次胎动之和乘 4 即为 12 小时胎动数,正常 >30 次 /12 小时,发现异常及时到医院作进一步检查。

知识链接

新生儿窒息

新生儿窒息是指胎儿娩出后 1 分钟,仅有心跳无自主呼吸或未建立规律呼吸的缺氧状态,是新生儿出生后最常见的紧急情况，必须积极抢救和正确处理，以降低新生儿死亡率及预防远期后遗症。在整个抢救过程中必须注意保暖，患儿取鼻吸气位，协助医生按 ABCDE 步骤进行复苏。A（airway）：新生儿娩出后，立即用洗鼻球或吸痰管清理呼吸道，是根本；B（breathing）：通过触觉刺激和正压通气建立呼吸，是关键；C（circulation）：充分正压通气 30 秒后若心率 <60 次 / 分，在正压通气同时进行胸外按压，维持正常循环；D（drugs）：药物治疗，遵医嘱使用肾上腺素、生理盐水及碳酸氢钠等；E（evaluation）：评估贯穿于整个复苏过程中。呼吸、心率和血氧饱和度是复苏评估的三大指标，并遵循评估→决策→措施基本程序循环往复，直至完成复苏。

（向罗珺）

复习思考题

1. 妊娠晚期胎儿宫内监护的方法主要有哪些？
2. 简述胎儿窘迫的临床表现。

课件
08章PPT

扫一扫
知重点

第八章

异常妊娠患者的护理

学习要点

1. 流产、异位妊娠、子痫、前置胎盘、胎盘早剥、早产、过期妊娠、羊水过多、羊水过少的概念。
2. 流产、异位妊娠、妊娠高血压疾病、前置胎盘、胎盘早剥、羊水过多的临床表现。
3. 流产、异位妊娠、妊娠高血压疾病、前置胎盘、胎盘早剥的护理措施。

第一节　流　产

案例分析

王女士，28岁，已婚，停经38天时自测尿妊娠试验阳性，停经56天时出现轻微下腹痛伴点滴阴道出血半天。入院后妇科检查：阴道少量血性分泌物，子宫体如孕8周大小，宫口未开，双侧附件正常，尿妊娠试验阳性，患者及家属非常焦虑。

问题：

1. 患者是哪种流产类型？
2. 其护理诊断是什么？
3. 应采取哪些护理措施？

凡妊娠不足28周，胎儿体重不足1000g而终止妊娠者，称为流产（abortion）。发生于妊娠12周以前者称为早期流产，发生于12周至不足28周者称为晚期流产。胚胎着床后31%发生自然流产，其中80%为早期流产。流产又分为自然流产和人工流产。本节主要阐述自然流产。

【病因与发病机制】

（一）病因

1. 遗传基因缺陷　胚胎或胎儿染色体异常是早期流产最常见原因，约占50%～60%，多为染色体数目异常，其次为染色体结构异常。

2. 母体因素　①全身性疾病：孕妇某些急慢性疾病（如风疹、严重贫血、心力衰竭、慢性肾炎、高血压）；②内分泌异常：甲状腺功能减退、黄体功能不足等；③生殖器官异常：子宫畸形、子宫肌瘤、宫颈内口松弛等；④创伤：腹部手术、外伤、性交过度等；⑤不良习惯：过量吸烟、酗酒、吸食海洛因等。⑥精神因素：过度紧张、焦虑、恐惧、忧伤等精神创伤也有引起流产的报道。

3. 免疫功能异常　母儿血型（Rh 或 ABO 血型系统）不合、母儿双方免疫不适应，导致流产。

4. 环境因素　接触过多有害化学物质（如铅、苯、甲醛等）、物理因素（放射线、噪音、高温等）可导致流产。

5. 胎盘因素　滋养细胞发育或功能不全是胚胎早期死亡的重要原因。

（二）发病机制

流产发生的时间不同，病理过程亦有所不同。

早期流产，胚胎多先死亡，随后发生底蜕膜出血，造成胚胎绒毛与底蜕膜分离，已分离的胚胎组织如同异物，刺激子宫，使子宫收缩而被排出。孕 8 周前由于胎盘绒毛发育不成熟，与子宫底蜕膜结合尚不牢固，胎囊及绒毛多能完整从子宫壁上剥离排出，出血不多；孕 8～12 周时胎盘绒毛发育茂盛，与底蜕膜联系较牢，流产的妊娠产物往往不易完整排出而部分滞留在宫腔内，影响子宫收缩，致使出血较多。孕 12 周后胎盘已完全形成，流产过程与早产、足月分娩相似，先出现腹痛，然后排出胎儿、胎盘。

【临床表现与临床类型】

流产的主要临床症状是停经后阴道流血和腹痛。常分为以下几种类型：

1. 先兆流产　停经后出现少量阴道流血，伴有轻微下腹痛，无胚胎组织排出。妇科检查：宫口未开，胎膜未破，子宫大小与停经周数相符。经休息及治疗后症状消失，可继续妊娠；若阴道流血量增多或下腹痛加剧，可发展为难免流产。

2. 难免流产　指流产不可避免。多在先兆流产基础上，阴道流血量增多，阵发性下腹痛加剧，或出现阴道流液（胎膜破裂）。妇科检查：宫颈口已扩张，组织物尚未排出，有时可见胚胎组织或胎囊堵塞于宫颈口内，子宫大小与停经周数相符或略小。

3. 不全流产　难免流产继续发展，部分妊娠物排出体外，尚有部分残留于宫腔内或堵塞于宫颈口处，影响子宫收缩，导致阴道流血持续不止，严重时甚至发生失血性休克。妇科检查：宫颈口已扩张，不断有血液自宫颈口内流出，有时可见妊娠产物堵塞于宫颈口，子宫小于停经周数。

4. 完全流产　指妊娠物已全部排出，阴道流血逐渐停止，腹痛逐渐消失。妇科检查：宫颈口已关闭，子宫接近正常大小。

自然流产的发展过程简示如下：

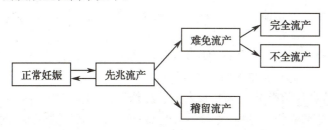

此外，还有三种特殊类型的流产。

1. 稽留流产　又称过期流产，指胚胎或胎儿在宫腔内已死亡一定时间尚未自然排出者。表现为早孕反应消失，子宫不再增大反而缩小，若是孕中期，孕妇腹部不见增大,胎动也消失。妇科检查:宫颈口未开,子宫较停经周数小,质地不软,未闻及胎心音。若死胎稽留过久,发生机化,与宫壁粘连不易剥离,且坏死组织释放凝血活酶进入母体血循环可引发弥散性血管内凝血(DIC)。

2. 复发性流产　指同一性伴侣连续自然流产 3 次或 3 次以上者。多数为早期流产。特征是每次流产多发生在同一妊娠月份,其临床表现过程与一般流产相同。早期流产常见原因为胚胎染色体异常、黄体功能不足、免疫因素异常、甲状腺功能低下等。晚期流产常见原因为宫颈内口松弛、子宫畸形或发育不良、子宫肌瘤等。多数专家认为连续发生 2 次流产即应重视并评估。

3. 流产合并感染　在各种类型的流产过程中合并了感染,尤其是不全流产,因其阴道流血时间长、有组织残留于宫腔内等,引起宫腔内感染机会增加。流产合并感染如不及时治疗,可引起盆腔炎、腹膜炎、败血症及感染性休克等。

【辅助检查】

1. B 型超声检查　对疑为先兆流产者,可根据妊娠囊的形态、有无胎心反射及胎动,确定胚胎或胎儿是否存活,以指导正确的治疗方法。不全流产及稽留流产等均可借助 B 型超声检查加以确定。

2. 实验室检查　监测血 β-HCG、胎盘生乳素(HPL)、雌激素、孕激素等的变化,可协助诊断和判断预后。如 HCG 低于正常值或<625/L 时提示将要流产。通过血常规及出凝血时间检查可了解有无贫血、感染及凝血功能异常。

【治疗要点】

确诊流产后,应根据自然流产的不同类型进行相应处理。①先兆流产:以保胎为主,但要避免盲目保胎;②难免流产:一旦确诊,迅速清宫;③不全流产:一经确诊,迅速清宫,出血多时在抗休克同时进行清宫术;④完全流产:如无感染,一般不需特殊处理;⑤稽留流产:一旦确诊尽早清宫,处理前应做凝血功能检查;⑥复发性流产:针对病因治疗,预防为主;⑦流产感染:出血少先控制感染再清宫;出血多,在抗感染的同时夹出大块的感染组织,继续抗感染,等感染控制后彻底清宫。

【护理诊断及合作性问题】

1. 有感染的危险　与反复出血致机体抵抗力下降、宫腔内容物残留及宫腔手术有关。

2. 预感性悲哀　与可能失去胎儿有关。

3. 潜在并发症　失血性休克。

【护理措施】

1. 一般护理　卧床休息,流产感染者,嘱其半卧位;加强营养;禁止性生活;减少刺激;保持外阴部清洁。

2. 病情观察　观察生命体征、阴道流血、腹痛情况及有无组织排出。

3. 对症护理及特殊专科护理

(1)先兆流产保胎患者的护理:①绝对卧床休息,提供日常生活护理;②减少刺激:禁止性生活和阴道检查,保持心情舒畅,避免精神刺激;③加强营养;④预防感染:用消毒会阴垫,勤换会阴垫,每日擦洗外阴两次,大便后随擦,保持外阴部清洁;⑤保持大便的通畅,防止腹胀和便秘,避免诱发出血增多;⑥遵医嘱给药:如苯巴比妥、维生素 E、叶酸等,黄体功能不全者,可给黄体酮 10~20mg 肌注,每日或隔日 1 次;甲状腺功能低下者,可给小剂量甲状腺素片;⑦观察病情:注意观察阴道流血及腹痛情况,出血多,腹痛加剧,应报告医生;⑧B型超声检查发现胚胎发育不良,HCG持续不升或下降,表明流产不可避免,应协助医生终止妊娠。

（2）大量出血患者的护理:①取中凹卧位或平卧位休息;②监测生命体征变化;③保暖;④给氧;⑤迅速建立静脉通道,给予输血输液处理;⑥做好清宫前准备,配合医生完成清宫手术;⑦术中、术后密切观察生命体征、子宫收缩及阴道出血情况;⑧按医嘱给予抗生素;⑨刮出物送病理检查。

（3）稽留流产患者的护理:①手术前应配合医生完成血常规、凝血功能检查,并做好输血准备;②有凝血功能异常应遵医嘱尽早使用肝素、纤维蛋白原及输鲜血,纠正凝血功能障碍;③术前5天遵医嘱给予雌激素,以提高子宫肌肉对缩宫素的敏感性,减少出血;④手术过程中应注意防止子宫穿孔;⑤术后观察子宫收缩及阴道出血情况;⑥刮出物送病理检查。

4．心理护理　护士应观察孕妇的情绪反应,以理解和同情的态度对待产妇的心理变化,同时做好心理护理;鼓励家属给予患者心理支持,减轻患者的心理负担。

【健康指导】

（一）生活指导

1．手术后的患者应保持外阴清洁、禁止盆浴2周、禁止性生活1个月,以防逆行感染;增加营养、纠正贫血、增强机体抵抗力;注意阴道流血情况。

2．采取避孕措施,无子女者至少避孕半年以上才能再次妊娠。

（二）疾病知识指导

1．复发性流产的孕妇,在下次妊娠前应明确流产的原因。一旦妊娠后应卧床休息,加强营养,禁止性生活,补充维生素C、B、E等,保胎措施必须超过以往发生流产的妊娠月份。

2．子宫畸形者应在妊娠前先行矫治手术,如宫颈内口松弛者应在未妊娠前做宫颈内口松弛修补术,如已妊娠,可在妊娠14～16周行子宫内口缝扎术。

第二节　异位妊娠

案例分析

赵女士,28岁,停经42天,今晨排便时突感左下腹撕裂样疼痛,伴少量阴道流血,继而全腹痛、头晕、出汗,急诊入院。检查:面色苍白,血压80/50mmHg,脉搏120次/分,左下腹部压痛及反跳痛(+),移动性浊音(+),后穹窿饱满,宫颈举痛(+),左侧附件可触及4cm×2cm×2cm大小的包块。阴道后穹窿穿刺抽出暗红色血液。

问题:

1.该患者可能的诊断是什么?

2.应采取哪些护理措施?

正常妊娠时,受精卵着床于子宫体腔内膜。受精卵于子宫体腔以外着床发育,称为异位妊娠(ectopic pregnancy),习称宫外孕(extrauterine pregnancy)。异位妊娠根据受精卵在子宫腔外种植部位的不同可分为：输卵管妊娠、卵巢妊娠、腹腔妊娠、宫颈妊娠及阔韧带妊娠等，其中以输卵管妊娠最常见，占异位妊娠的 95%。此外剖宫产瘢痕妊娠近年在国内明显增加。本节主要阐述输卵管妊娠。

输卵管妊娠是妇产科常见的急腹症之一，是孕产妇死亡的重要原因之一。输卵管妊娠因其发生的部位不同又可分为间质部、峡部、壶腹部和伞部妊娠（图 8-1）。以壶腹部最多见，其次是峡部，伞部和间质部少见。

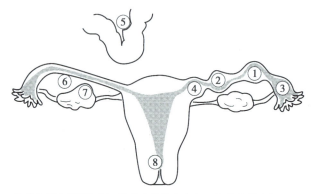

①输卵管壶腹部妊娠；②输卵管峡部妊娠；③输卵管伞部妊娠；
④输卵管间质部妊娠；⑤腹腔妊娠；⑥阔韧带妊娠；
⑦卵巢妊娠；⑧宫颈妊娠

图 8-1　异位妊娠的部位

【病因与发病机制】

（一）病因

任何妨碍受精卵正常进入宫腔的原因均可造成输卵管妊娠。慢性输卵管炎是输卵管妊娠最为常见的病因。其次，放置宫内节育器、绝育术、输卵管吻合术、输卵管成形术后、内分泌失调、神经精神功能紊乱及盆腔肿瘤、子宫内膜异位症等均增加了受精卵着床于输卵管的可能性。

（二）发病机制

1. 输卵管妊娠的转归　输卵管管腔狭窄，管壁薄，缺乏黏膜下组织，其肌层不如子宫肌壁厚与坚韧，妊娠时不能形成完好的蜕膜，不利于胚胎的生长发育，常发生以下结局：

（1）输卵管妊娠流产：多见于输卵管壶腹部妊娠，发病多在妊娠 8～12 周。由于输卵管妊娠时蜕膜形成不完整，发育中的囊胚常突向管腔，最终突破包膜而出血，囊胚与管壁分离落入管腔经输卵管逆蠕动排到腹腔，即形成输卵管妊娠流产（图 8-2）。

（2）输卵管妊娠破裂：多见于输卵管峡部妊娠，发病多在妊娠 6 周左右。由于绒毛侵袭输卵管肌层及浆膜层，以至穿破浆膜，形成输卵管妊娠破裂（图 8-3）。输卵管肌层血管丰富，输卵管妊娠破裂所致的出血远比输卵管妊娠流产严重，可发生大量腹腔内出血，出现休克。

（3）陈旧性异位妊娠：输卵管妊娠流产或破裂后未及时诊治，反复出血形成的盆腔血肿机化变硬并与周围组织粘连形成包块，临床上称"陈旧性宫外孕"。

（4）继发性腹腔妊娠：输卵管妊娠流产或破裂后，大部分死亡，若胚胎存活，绒毛组织附着于腹腔脏器及大网膜上，继续生长发育形成继发性腹腔妊娠。

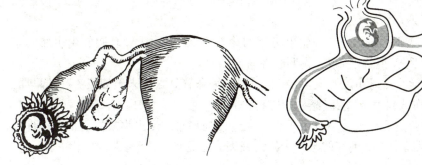

图 8-2　输卵管妊娠流产　　　　　　　　　图 8-3　输卵管妊娠破裂

2. 子宫的变化　输卵管妊娠和正常妊娠一样，合体滋养细胞产生 HCG 维持黄体生长，使体内甾体激素分泌增加，子宫增大变软，月经停止来潮，子宫内膜出现蜕膜反应。若胚胎受损或死亡，体内激素水平下降，蜕膜自宫壁剥离而发生阴道流血，蜕膜呈碎片状排出。如蜕膜完整剥离，呈三角形随阴道流血排出，称蜕膜管型。

【临床表现】

输卵管妊娠的临床表现，与受精卵着床部位、有无流产或破裂、出血时间及量等有关。典型的症状为腹痛与阴道流血。

1. 症状

（1）停经：多有 6～8 周停经史。少数患者无明显停经史。评估时注意是否存在假月经。

（2）腹痛：是输卵管妊娠患者就诊的主要症状。未破裂或流产前部分孕妇可感一侧下腹部隐痛或酸胀感。流产或破裂时，患者突感一侧下腹部撕裂样疼痛，伴有恶心、呕吐、肛门坠胀、全腹疼痛。评估腹痛时应注意部位、性质、持续时间、注意腹痛有无变化等特点。

（3）阴道流血：胚胎死亡后，常有不规则阴道流血，色暗红或深褐，量少，一般不超过月经量。评估时应注意阴道流血量的多少、持续时间、有无内膜碎片或蜕膜管型。

（4）晕厥与休克：腹腔内急性大出血及剧烈腹痛，导致晕厥或休克。注意评估晕厥与休克发生发展过程。注意失血程度与阴道流血量不成正比。

2. 体征

（1）一般情况：腹腔内出血较多时，有休克表现。休克程度与外出血量不成正比。

（2）腹部检查：腹膜刺激征阳性，叩诊有移动性浊音，触诊有包块。

（3）妇科检查：阴道少量出血。输卵管妊娠流产或破裂者，阴道后穹窿饱满，有触痛。宫颈有举痛或摇摆痛，是输卵管妊娠的主要体征之一。子宫稍大而软，内出血多时，检查子宫有漂浮感。一侧附件可触及边界不清、压痛明显的包块。

【辅助检查】

1. HCG 测定　血和尿 HCG 测定是早期诊断异位妊娠的重要方法。连续测定 HCG，若倍增时间大于 7 日，异位妊娠的可能性极大；倍增的时间小于 1.4 日，异位妊娠的可能性极小。但 β-HCG 阴性者也不能完全排除异位妊娠。

2. 超声诊断　B 型超声对异位妊娠的诊断必不可少，有助于判断异位妊娠的部位和大小。阴道 B 型超声检查较腹部 B 型超声检查准确性高。如果宫腔内空虚，宫

91

旁出现低回声区,其内探及胚芽及原始心管搏动,可确诊异位妊娠。但应与假妊娠(蜕膜管形与血液形成)区别。

3．阴道后穹窿穿刺 是一种简单可靠的诊断方法,适用于疑有腹腔内出血的患者。如抽出暗红色、不凝固血液,说明腹腔有内出血。

4．腹腔镜检查 既可诊断又可治疗,适用于输卵管妊娠尚未破裂或流产的早期。大量腹腔内出血或伴有休克者,禁做腹腔镜检查。

5．子宫内膜病理检查 目前很少用。通过诊刮将宫腔刮出物或排出物作病理检查,如果仅见蜕膜未见绒毛有助于诊断异位妊娠。若见绒毛,可诊断为宫内妊娠。

【治疗要点】

以手术治疗为主,其次是药物治疗及期待疗法。

1．手术治疗 手术方法方式有腹腔镜手术、保守手术、根治手术。

2．药物治疗 ①化学药物治疗:主要适用于早期输卵管妊娠,要求保存生育能力的年轻患者。常用的化学药物是甲氨蝶呤、5-氟尿嘧啶、米非司酮;②中药治疗:中医学认为本病属"少腹血瘀"之实证。以活血化瘀、消癥为主。

3．期待疗法 少数输卵管妊娠可能发生自然流产,或被吸收,症状较轻而无须手术或药物治疗。在期待过程中应注意生命体征、腹痛变化,并进行 B 型超声和血 β-HCG 监测。

知识链接

剖宫产瘢痕部位妊娠

剖宫产瘢痕部位妊娠(cesarean scar pregnancy,CSP)是指有剖宫产史孕妇胚胎着床于子宫下段剖宫产切口瘢痕处,是一种特殊部位的异位妊娠,为剖宫产的远期并发症之一。近年来由于国内剖宫产率居高不下,此病发生率呈上升趋势。病因不明,可能与剖宫产术后子宫切口愈合不良,瘢痕宽大或炎症致瘢痕部位有微小裂孔,当孕卵发育不良而未种植正常宫腔时,在到达瘢痕的子宫峡部时通过微小裂孔进入子宫肌层发生着床。由于子宫峡部肌层较薄弱,加之瘢痕缺乏收缩能力,CSP 在流产或刮宫时会致大出血或子宫穿孔。早期作阴道 B 超有助诊断。

【护理诊断及合作性问题】

1．潜在并发症 出血性休克。

2．恐惧 与担心生命安危有关。

3．疼痛 输卵管妊娠流产或破裂有关。

4．预感性悲哀 与即将失去胎儿及担心手术有关。

【护理措施】

1．一般护理 卧床休息,避免腹部压力,保持大便通畅,加强营养,保持外阴部清洁。

2．病情观察 严密监测患者的生命体征、腹痛及阴道出血情况。

3．对症护理及特殊专科护理

(1)非手术患者护理:①嘱孕妇绝对卧床休息,协助完成日常生活护理,减少活动;

②密切观察生命体征和病情变化，如腹痛突然加重，或脸色苍白、血压下降、脉搏加快等，应立即通知医生，做好抢救准备；③给予高营养、富含维生素和铁剂的饮食，以提高患者的抵抗能力；④保持大便通畅，避免运用腹压，以免诱发活动性出血；⑤保持外阴清洁，预防感染；⑥如有阴道排出物，必须送病理检查；⑦经常巡视孕妇，了解其需要，使孕妇有安全感；⑧遵医嘱给药治疗。

（2）手术患者护理：①护士在严密监测患者生命体征，每10～15分钟测量1次血压、脉搏、呼吸并记录。注意患者尿量，以协助判断组织灌注量；②对于严重内出血并发现休克的患者，护士应配合医生积极纠正休克，立即吸氧，建立静脉输液通道，补充血容量，交叉配血，做好输血输液或自体血液回输的准备，按医嘱准确及时给药；③按急诊手术要求迅速作好术前准备、术后护理，并提供相应的生活护理；④复查血常规，观察血红蛋白量及红细胞计数，判断贫血有无改善。

4. 用药护理　常用化学药物甲氨蝶呤，其机制是抑制滋养细胞增生、破坏绒毛，使胚胎组织坏死、脱落、吸收。用药期间应用 B 型超声和 β-HCG 进行监护，并注意患者的病情变化及药物毒副反应。

5. 心理护理　鼓励患者说出心理感受，帮助患者以正常心态接受此次妊娠失败的现实，介绍异位妊娠的有关知识，消除患者焦虑、恐惧、悲伤心理。

【健康指导】

（一）生活指导

指导患者出院后增加营养，纠正贫血，增强机体抵抗力。

（二）疾病知识指导

1. 指导育龄妇女做好保健工作，保持良好的卫生习惯，性伴侣稳定，防止发生盆腔感染，发生盆腔感染后须及时彻底治疗。

2. 输卵管妊娠的患者中约有 10% 的再发生率和 50%～60% 的不孕率，因此，须告知患者下次妊娠时要及时就医。

第三节　妊娠期高血压疾病

案例分析

　　贾女士，36 岁，初次妊娠，现停经 32 周，近两天来自觉头痛、头晕、视物不清来院就诊。入院后查体：T 36.2℃，P 80 次 / 分，BP 180/120mmHg，子宫大小与孕周相符，胎心 145 次 / 分，枕左前位，下肢水肿（++），无宫缩，未破膜，尿蛋白（++）。

　　问题：

　　1. 该患者的临床诊断是什么？

　　2. 该患者治疗的首选药物是什么？用药注意事项有哪些？

　　妊娠期高血压疾病（hypertensive disorder complicating pregnancy，PIH）是妊娠期特有的疾病。其发病率 5%～12%。表现为妊娠 20 周后出现高血压、蛋白尿等症状，严重时出现抽搐、昏迷、心力衰竭、肾衰竭，是孕产妇及围产儿死亡的重要原因之一。

【病因与发病机制】

（一）病因

尚未明确，可能的高危因素有：①高龄孕产妇（年龄≥40岁）；②子宫张力过高者（如多胎妊娠、羊水过多、巨大胎儿及葡萄胎等）；③有慢性高血压、慢性肾炎、糖尿病病史者；④体型矮胖，初次产检时 BMI≥28kg/m²；⑤寒冷刺激；⑥精神过度紧张或受刺激；⑦有高血压家族史，尤其是孕妇之母有重度妊高症史者。

（二）发病机制

本病的基本病理生理变化是全身小动脉痉挛。主要的病理变化简示如下：

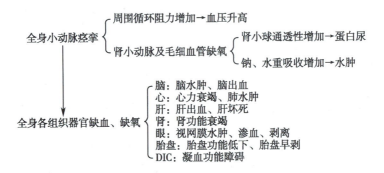

【分类与临床表现】

1. 妊娠高血压疾病分以下几种类型（表8-1）

表 8-1　妊娠期高血压疾病的分类及临床表现

分类	临床表现
妊娠期高血压	BP≥140/90mmHg，妊娠期首次出现，并于产后12周恢复正常；尿蛋白（－）少数患者可伴有上腹不适或血小板减少，产后方可确诊
子痫前期	
轻度	BP≥140/90mmHg，孕20周后出现；尿蛋白≥0.3g/24h或（+）。可伴有上腹不适、头痛等症状
重度	BP≥160/110mmHg，尿蛋白>5.0g/24h或（+++）；血肌酐>106μmol/L；血小板<100×10⁹/L；微血管病变性溶血（血 LDH 升高）；血清 ALT 或 AST 升高；持续性头痛或其他脑神经或视觉障碍；持续性上腹不适
子痫	子痫前期基础上孕妇发生抽搐不能用其他原因解释
慢性高血压并发子痫前期	高血压孕妇妊娠20周以前无尿蛋白，若出现尿蛋白≥0.3g/24h；或妊娠前有蛋白尿，妊娠后尿蛋白突然增加，血压进一步升高或血小板<100×10⁹/L
妊娠合并慢高血压	孕20周以前 BP≥140/90mmHg，妊娠期无明显加重或孕20周后首次诊断高血压并持续到产后12周后

2. 子痫　子痫多发生在妊娠晚期和临产前，称产前子痫；少数发生在分娩过程中，称产时子痫；偶有在产后24小时发生者，称产后子痫。典型子痫发作表现为眼球固定、瞳孔散大、面部充血、口吐白沫、牙关紧闭，继而口角及面部肌肉颤动，深昏迷，进而全身肌肉强直痉挛性收缩。抽搐时呼吸暂停，面色青紫。持续1～2分钟后抽搐停止，呼吸恢复，但仍昏迷，最后意识恢复，但困惑、易激惹、烦躁。在抽搐过程中可能发生的创伤：唇舌咬伤、摔伤甚至骨折，昏迷中呕吐物误吸可造成窒息或吸入性肺

炎。抽搐发作次数与时间的长短与病情的严重程度及预后相关,抽搐越频、时间越长,病情越重,预后越差。

【辅助检查】

1. 眼底检查　正常的眼底动静脉比例为 2∶3,妊娠高血压疾病时动静脉比变为 1∶2,甚至 1∶4。严重者出现视网膜水肿、渗出、出血,甚至视网膜剥离,一时性失明。

2. 尿液检查　尿蛋白定量、定性检查,尿比重检查,判断肾功能受损情况。

3. 血液检查　血红蛋白含量、血细胞比容、全血黏度可帮助了解有无血液浓缩;血电解质、二氧化碳结合力的测定,可帮助及时了解有无电解质紊乱及酸中毒。

4. 肝肾功能测定　如谷丙转氨酶、血尿素氮、肌酐及尿酸等测定。

5. 其他检查　心电图、超声心动图、胎盘功能和胎儿成熟度检查等。

【治疗要点】

1. 妊娠期高血压　可门诊或住院治疗。

2. 子痫前期　应住院治疗,治疗原则为休息、解痉、镇静、降压,合理扩容和必要时利尿,适时终止妊娠。防止子痫及并发症的发生。

(1)解痉:首选药物硫酸镁。硫酸镁有预防和控制子痫发作的作用,适用于子痫前期和子痫期的患者。

(2)镇静:主要有地西泮和冬眠合剂,具有镇静、催眠和松弛肌肉的作用。但临近分娩时应慎用,以免药物通过胎盘抑制胎儿的呼吸。

(3)降压:收缩压≥160mmHg 和(或)舒张压≥110mmHg 的高血压孕妇必须降压治疗,收缩压≥140mmHg 和(或)舒张压≥90mmHg 者可用降压治疗。选用药物的原则为:对胎儿无毒副作用,不影响心搏出量、肾血流量及子宫胎盘灌注量,不引起血压急剧下降或下降过低。常用药物有拉贝洛尔、尼卡地平、酚妥拉明、肼屈嗪等。

(4)扩容:一般不主张扩容治疗,仅用于严重的低蛋白血症、贫血患者。常用扩容剂有人血白蛋白、血浆、全血等。

(5)利尿:仅用于全身水肿、急性心力衰竭、肺水肿、脑水肿的孕妇。常用的药物有呋塞米、甘露醇等。

(6)适时终止妊娠:子痫前期孕妇经积极治疗 24～48 小时无明显好转;子痫前期孕妇孕周已超过 34 周,或胎龄未满 34 周,但胎盘功能减退而胎儿成熟度检查提示胎儿成熟者;子痫控制后 2 小时均应终止妊娠。可采用引产或剖宫产结束分娩。

3. 子痫的紧急处理　处理原则为控制抽搐,纠正缺氧和酸中毒,控制血压,密切观察病情变化,控制抽搐后终止妊娠。

知识链接

妊娠水肿

妊娠水肿最初可表现为体重的异常增加(即隐性水肿),每周超过 0.5kg,或出现凹陷性水肿,即体内积液过多而导致的临床可见水肿,多由踝部开始,渐延到小腿、大腿、外阴部、腹部,按之凹陷。水肿分为四级,用"+"表示。"+"水肿局限于踝部和小腿;"++"水肿延及大腿;"+++"水肿延及外阴和腹部;"++++"全身水肿或伴腹水。妊娠期高血压疾病的水肿无特异性,不能作为妊娠高血压疾病的诊断标准及分类依据。

【护理诊断及合作性问题】

1．组织灌注量改变　与全身小动脉痉挛有关。

2．有受伤的危险　与子痫抽搐、昏迷时发生摔伤、舌头咬伤有关。

3．有窒息的危险　与发生子痫抽搐、昏迷时舌根后坠，异物或痰液阻塞呼吸道有关。

4．焦虑　与担心妊娠高血压疾病对母儿影响有关。

5．潜在并发症　心力衰竭、肝功能衰竭、肾衰竭、脑出血、视网膜剥离、胎盘早剥。

【护理措施】

1．一般护理　①注意休息，适当减轻工作，每天保证8～10小时的睡眠，取左侧卧位。必要时可给予镇静剂；②调整饮食，需摄入足够的蛋白质（100g/d以上），多吃蔬菜，补充维生素、铁、钙及含锌等微量元素的食品。全身水肿者应限制食盐摄入量；③加强产前检查。

2．病情观察　观察血压、自觉症状、胎心音情况。了解各器官受损程度，注意有无并发症的发生。每日或隔日测体重。定时检查眼底，了解小动脉的痉挛程度。

3．对症护理及特殊专科护理

（1）子痫前期孕产妇护理：①住院后保持病室安静，避免刺激；②护士应准备好下列物品：呼叫器、床档、急救车、吸引器、氧气、开口器、产包，以及急救药物如硫酸镁、葡萄糖酸钙等；③严格执行医嘱，各种检查单及时送检；④分娩期防止疲劳，选择最佳分娩方式，如经阴道分娩时，在第一产程中，应密切监测患者的血压、脉搏、尿量、胎心及子宫收缩情况以及孕妇自觉症状；在第二产程中避免产妇用力，尽量缩短第二产程，宫口开全后行阴道手术助产；第三产程应预防产后出血和产后感染，胎儿娩出前肩后立即静脉推注催产素（禁用麦角新碱），及时娩出胎盘并按摩子宫底，观察血压，重视患者的主诉，病情较重者于分娩开始就建立静脉通道；⑤分娩后24～48小时仍应注意防止发生产后子痫，尽可能安排安静的休息环境，每4小时测量血压，取得产妇、家属的理解和合作，限制探视和陪护人员，注意观察宫缩和阴道流血情况，加强会阴护理，防止感染发生。

（2）子痫患者的护理：①避免刺激：子痫孕妇应安排单间暗室，避免声、光刺激，所有诊治和护理应相对集中，以减少对孕妇的刺激；②保持呼吸道通畅：患者昏迷或未完全清醒时应禁食、禁水，将头偏向一侧，预防呕吐物吸入呼吸道导致窒息或吸入性肺炎，备好气管插管、吸引器、氧气及舌钳，以便及时吸出呕吐物及呼吸道分泌物、给氧和防止舌根后坠；③防止受伤：备好开口器，以便及时置于上下磨牙之间，防止抽搐时咬伤舌头。在床边加用床栏，以防坠地摔伤。取出义齿，防止脱落、吞入；④专人守护：密切观察病情，每2小时测量血压、脉搏和呼吸并记录；⑤留置导尿管：记录24小时出入量；⑥遵医嘱用药：抽搐发生时，首选硫酸镁静脉注射或滴注，必要时加用镇静剂；⑦注意临产的先兆，做好终止妊娠准备，子痫患者往往在发作后自然临产，经治疗抽搐控制后2小时可考虑引产。

4．用药护理

（1）硫酸镁

1）用药方法：硫酸镁可采用肌内注射或静脉给药。通常静脉给药，首次负荷剂量为2.5～5g溶于10%葡萄糖液20ml内，静脉缓慢推注（15～20分钟）或加在5%葡萄糖液100ml中，快速静脉滴注，继而1～2g/h静滴维持。或夜间睡前停用静脉给药，改为肌内注射：25% 硫酸镁 20ml 加于 2% 利多卡因 2ml，臀大肌深部注射。24 小时硫酸镁总量为 25～30g，疗程 24～48 小时。

2）毒性反应：血清镁离子有效治疗浓度为 1.8～3.0mmol/L，超过 3.5mmol/L 即可出现中毒症状。硫酸镁过量会使呼吸及心肌收缩力受到抑制，危及生命。中毒现象首先表现为膝反射减弱或消失，还可出现全身肌张力减退及呼吸抑制，严重者心跳可突然停止。

3）注意事项：在使用硫酸镁时应注意：①膝反射存在；②呼吸≥16 次 / 每分钟；③尿量≥600ml/24h 或≥25ml/h；④备有 10% 葡萄糖酸钙，镁离子中毒时停用硫酸镁并缓慢静脉推注 10% 葡萄糖酸钙 10ml；⑤如患者同时合并肾功能不全、心肌病、重症肌无力等，则硫酸镁慎用或减量使用；⑥条件许可用药期间可监测血清镁离子的浓度。

（2）镇静剂：应用冬眠药物时，嘱孕妇绝对卧床休息，以防体位性低血压而突然跌倒致意外发生。

（3）降压药：应用降压药时须严密监测血压，以免引起脑出血或胎盘早剥。

（4）利尿药：大量利尿可导致电解质丢失和血液更加浓缩，因此，必要时做血电解质检查和心电图检查。

5．心理护理　向孕妇及家属讲解妊娠期高血压疾病的相关知识，说明本病是可逆的，在产后多能恢复正常。鼓励患者说出心里的感受，并对其表示理解。向患者解释治疗方法及护理措施，增强信心，使其积极配合治疗和护理。

【健康指导】

（一）生活指导

妊娠期间应保持心情愉快，保证充分的休息和足够的睡眠；指导孕妇合理饮食，增加高蛋白、维生素及富含铁、钙、锌的食物，减少过量脂肪及钠盐的摄入，孕 20 周起，每日补钙 1～2g。

（二）疾病知识指导

加强孕期监护，定期产前检查，早期发现异常并及时治疗妊娠期高血压疾病。产后注意个人卫生，防止感染；定期随访，坚持用药，防止病情发展。

第四节　前置胎盘

案例分析

初产妇，36 岁，妊娠 34 周，无诱因阴道出血 3 小时来诊。出血量少于月经量，不伴有腹痛。检查：一般情况良好，T 36.8℃，P 82 次 / 分，BP 110/75mmHg，子宫大小与孕周相符，胎心 142 次 / 分，枕左前位，胎头高浮。B 超显示胎盘附着于子宫下段。

问题：

1. 该患者的临床诊断是什么？

2. 应采取哪些护理措施？

正常妊娠时胎盘附着在子宫体的前壁、后壁或侧壁。妊娠 28 周后，胎盘附着于子宫下段，甚至胎盘下缘达到或覆盖宫颈内口，其位置低于胎先露部，称为前置胎盘

（placenta previa）。前置胎盘是妊娠晚期的严重并发症之一，也是妊娠晚期出血的主要原因之一。其发病率国外报道 0.5%，国内报道 0.24%～1.57%。

【病因与发病机制】

（一）病因

病因尚不清楚，可能与以下因素有关。

1. 子宫内膜病变与损伤　多次刮宫、分娩、子宫手术史等是前置胎盘的高危因素。可损伤子宫内膜，引起子宫内膜炎或子宫内膜萎缩性病变，再次受孕时子宫蜕膜血管形成不良，胎盘血供不足，为摄取足够营养而增大胎盘面积，延伸到子宫下段。

2. 胎盘异常　胎盘面积较大而延伸到子宫下段，双胎妊娠前置胎盘的发生率较单胎妊娠高 1 倍；副胎盘也可到达子宫下段接近宫颈内口；膜状胎盘大而薄扩展到子宫下段。

3. 受精卵滋养层发育迟缓　受精卵到达宫腔后，若滋养层尚未发育到可以着床的阶段，受精卵继续向下游走，到达子宫下段着床而发育成前置胎盘。

（二）发病机制

妊娠晚期或临产后，子宫下段逐渐延长，附着在子宫下段及宫颈内口的胎盘前置部分不能相应伸展，导致前置部分的胎盘从附着处剥离而出血。

【临床表现及类型】

前置胎盘的典型症状是：妊娠晚期或临产时，无诱因、无痛性、反复阴道流血。阴道流血发生的迟早、反复发生的次数、出血量多少与前置胎盘的类型有关。依据胎盘下缘与宫颈内口的关系，前置胎盘可分为 3 类（图 8-4）：

1. 完全性前置胎盘　又称中央性前置胎盘，宫颈内口被胎盘组织完全覆盖。初次出血时间早，多在妊娠 28 周左右，反复出血频繁，量较大，甚至一次出血就能导致休克。

2. 部分性前置胎盘　宫颈内口部分被胎盘组织覆盖。初次出血时间、出血量及反复出血次数介于完全性和边缘性前置胎盘之间。

3. 边缘性前置胎盘　胎盘附着于子宫下段，边缘到达宫颈内口，但未超越宫颈内口。初次出血多发生在妊娠 37～40 周或临产后，出血量较少。

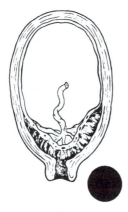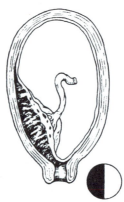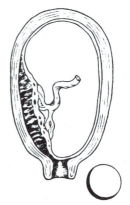

（1）完全性前置胎盘　　　　（2）部分性前置胎盘　　　　（3）边缘性前置胎盘

图 8-4　前置胎盘类型

反复多次或大量阴道流血,患者可出现面色苍白、脉搏细速、血压下降,甚至休克,其程度与阴道流血量成正比。腹部检查:子宫软,无压痛,大小与妊娠周数相符。由于子宫下段被胎盘占据,影响胎先露部入盆,故先露部高浮,常并发胎位异常,以臀位多见。反复出血或一次大量出血可使胎儿宫内缺氧,严重者胎死宫内。若前置胎盘附着于子宫前壁,可在耻骨联合上方听到胎盘杂音。

【辅助检查】

1. 经腹 B 型超声检查　可清楚显示子宫壁、胎盘、胎先露和宫颈的位置,并确定前置胎盘类型,可反复检查,是目前最安全、有效的首选方法。

2. 阴道 B 超检查　能更准确地确定胎盘边缘和宫颈内口的关系,已有阴道流血时应慎用。

3. 磁共振(MRI)检查　对软组织分辨率高,可全方位显示解剖结构,有利于综合评价并对病变定性。

4. 产后检查胎盘及胎膜　产后应检查胎盘有无形态异常,有无副胎盘。胎盘边缘附着陈旧性黑紫色血块处为胎盘前置部分,胎膜破口距胎盘边缘小于 7cm 为边缘性或部分性前置胎盘。

【治疗要点】

原则是抑制宫缩、止血、纠正贫血和预防感染。根据阴道流血量、有无休克、妊娠周数、产次、胎位、胎儿是否存活、是否临产及前置胎盘类型等,综合做出决定。

1. 期待疗法　应在保证孕妇安全的前提下尽可能延长孕周,以提高围生儿存活率。适用于妊娠 <34 周、胎儿体重 <2000g、胎儿存活、阴道流血量不多、一般情况良好的孕妇。

2. 终止妊娠　终止妊娠指征:孕妇反复发生大量出血甚至休克者,无论胎儿成熟与否,为了孕妇安全应终止妊娠;胎龄达 36 周以上;胎儿成熟度检查提示胎儿肺成熟者;胎龄未达 36 周,出现胎儿窘迫征象或胎儿电子监护发现胎心异常者。

(1)剖宫产:剖宫产可迅速结束分娩,对母儿相对安全,是处理前置胎盘的主要手段。剖宫产指征应包括:完全性前置胎盘,持续大量阴道流血;部分性和边缘性前置胎盘出血量较多,先露高浮,短时间内不能结束分娩;胎心异常。

(2)阴道分娩:适用于边缘性前置胎盘、枕先露、阴道流血不多、无头盆不称和胎位异常,估计短时间内能结束分娩者。可在备血、输液条件下人工破膜,破膜后,胎头下降压迫胎盘前置部位而止血,并可促进子宫收缩加快产程。若破膜后胎先露部下降不理想,仍有出血或分娩进展不顺利,应立即改行剖宫产术。

【护理诊断及合作性问题】

1. 组织灌注量改变　与前置胎盘所致的出血有关。

2. 有感染的危险　与孕产妇失血导致贫血,机体抵抗力下降有关。

3. 恐惧　与出血、担心胎儿安危有关。

【护理措施】

1. 一般护理　出血期间住院观察,绝对卧床休息,采取左侧卧位;应禁止性生活和肛门检查;加强营养,纠正贫血;保持会阴清洁、干燥。

2. 病情观察　监测生命体征;观察阴道流血的量、色、时间;监测有无感染;监测胎儿宫内安危,发现异常及时通知医生给予处理。

3．对症护理及特殊专科护理

（1）期待疗法期间的护理：①绝对卧床休息，采取左侧卧位，应提供一切生活护理；②定时间断吸氧，每日3次，每次半小时；③加强营养，进食高蛋白、含铁丰富的食物；④严密观察生命体征、阴道出血情况，配血备用；⑤遵医嘱用药，如止血药、宫缩抑制剂（硫酸镁、沙丁胺醇等）、镇静剂等；⑥减少刺激，禁止性生活、肛门检查、阴道检查、灌肠，腹部检查要轻；⑦加强胎儿宫内情况的监测，以数胎动代替听胎心音；⑧预防感染，保持外阴部清洁，用消毒会阴垫，勤换会阴垫；⑨协助运送孕妇做必要的辅助检查，如B超监测胎儿成熟度；⑩若有大量出血，尽快使孕妇取平卧位或中凹卧位，保持静脉通畅，在短期内补足血容量，同时遵医嘱做好手术前准备及抢救新生儿准备。

（2）终止妊娠的护理：若为阴道分娩，应在输血、输液的情况下，协助人工破膜，腹带包扎腹部，同时静脉滴注缩宫素以加强宫缩。阴道分娩后，仔细检查宫颈有无裂伤。观察子宫收缩情况，防止产后出血，指导产妇加强营养，补充铁剂，纠正贫血，必要时遵医嘱输血，加强会阴护理，观察恶露性状、气味，必要时遵医嘱使用抗生素，预防感染。若需剖宫产，应作好术前准备。

4．心理护理　建立良好的护患关系，护理人员应解释本病的基本情况，提供心理安慰，给予情绪支持。鼓励患者表达焦虑与恐惧，并允许家属陪伴。

【健康指导】

（一）生活指导

护士应加强对孕妇的宣教，指导围孕期妇女避免吸烟、酗酒等不良行为，保持情绪稳定。

（二）疾病知识指导

1．加强孕妇管理及宣教，对妊娠期出血，做到及时诊断，正确处理。

2．嘱期待疗法的孕妇，避免剧烈活动，禁止性生活，注意监测胎动。

3．指导孕产妇出院后注意休息，加强营养，纠正贫血，增强抵抗力，继续防止产后出血和感染。

4．做好计划生育的指导工作，产后42天来院复查。指导采取合适的避孕措施，避免多产、多次刮宫导致子宫内膜的损伤或子宫内膜炎发生。

第五节　胎盘早期剥离

案例分析

陈女士，30岁，妊娠32周，腹部受到撞击后出现少量阴道流血伴持续性腹痛，急诊入院。检查：T 36.2℃，P 110次/分，BP 80/50mmHg，子宫大于孕周，硬如板状，压痛明显，胎位触不清，胎心听不清。患者面色苍白，四肢湿冷，极度恐惧。

问题：

1．该患者可能的临床诊断是什么？

2．该患者的护理诊断和护理措施有哪些？

妊娠20周以后或分娩期，正常位置的胎盘在胎儿娩出前，部分或全部从子宫壁剥离称胎盘早期剥离（placental abruption），简称胎盘早剥。胎盘早剥是妊娠晚期严重并发症，具有起病急、发展快的特点，若处理不及时，可危及母儿生命。发病率在国外为1%～2%，国内为0.46%～2.1%。

【病因及发病机制】

（一）病因

可能与以下因素有关：①血管病变：是最常见的原因，如妊高征、慢性高血压、慢性肾脏疾病等；②机械性因素：如腹部受到撞击或挤压，外倒转术纠正胎位等；③脐带过短或脐带缠绕；④宫腔内压力骤减：如双胎妊娠第一个胎儿娩出过速、羊水过多时人工破膜后羊水流出过快等；⑤子宫静脉压突然升高。

（二）发病机制及类型

胎盘早剥主要病理变化是底蜕膜出血，形成血肿，使胎盘从子宫附着处分离。按出血的方式，胎盘早剥可分为显性、隐性及混合性出血3种类型（图8-5）。

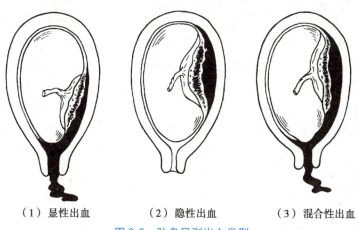

（1）显性出血　　　　（2）隐性出血　　　　（3）混合性出血

图8-5　胎盘早剥出血类型

内出血严重时，随着胎盘后血肿压力的增加，积聚于胎盘与子宫壁之间的血液浸入子宫肌层，引起肌纤维分离、断裂甚至变性，当血液浸润至子宫浆膜层时，子宫表面呈现紫蓝色淤斑，以胎盘附着处明显，称为子宫胎盘卒中。同时，剥离处的胎盘和蜕膜释放大量的组织凝血活酶，能激活母体凝血系统，导致弥散性血管内凝血（DIC）。子宫胎盘卒中使宫缩减弱，容易造成产后出血，合并DIC时，可出现难以纠正的产后出血和急性肾衰竭。当胎盘剥离面积超过胎盘面积的1/2时，胎儿缺氧严重，易胎死宫内。上述并发症凶险，对母儿生命构成威胁。

【临床表现】

根据病情严重程度将胎盘早剥分为3度：

Ⅰ度：以外出血为主，多见于分娩期，胎盘剥离面积小，常无腹痛或腹痛轻微，贫血体征不明显。腹部检查：子宫软，大小与妊娠周数相符，胎位清楚，胎心率正常，产后检查见胎盘母体面有凝血块及压迹即可诊断。

Ⅱ度：胎盘剥离面1/3左右，以内出血和混合性出血为主。主要症状为突发持续性腹痛和腰酸、腰背痛。无明显的阴道流血或流血量不多，贫血程度与阴道流血量不相符合。腹部检查：子宫大于妊娠周数，宫底随胎盘后血肿增大而升高。胎盘附着处压痛明显,宫缩有间歇,胎位可扪及,胎儿存活。

Ⅲ度:胎盘剥离面超过胎盘面积 1/2,临床表现较Ⅱ度加重。可出现恶心、呕吐和面色苍白、出汗、四肢湿冷、脉搏细数、血压下降等休克症状。腹部检查:子宫硬如板状,子宫收缩间歇时不能放松,胎位扪不清,胎心音消失。如无凝血功能障碍属Ⅲa,有凝血功能障碍属Ⅲb。

【辅助检查】

1. B 型超声检查　显示胎盘与子宫壁之间有无液性暗区及胎儿宫内情况。

2. 血液检查　全血细胞计数、血常规、血细胞比容及血型等,了解贫血状况。重型胎盘早剥患者应检测肝肾功能及二氧化碳结合力。

3. 凝血功能检查　做血小板计数、凝血酶原时间、纤维蛋白原测定等。

【治疗要点】

纠正休克,防治并发症,确诊后及时终止妊娠。根据病情的严重程度,胎儿宫内状况及宫口开大情况等决定分娩方式。

终止妊娠的方式:①阴道分娩:Ⅰ度胎盘剥离患者,一般情况良好,出血少,宫口已扩张,估计短时间内能结束分娩者,可行人工破膜后经阴道分娩。②剖宫产:适用于Ⅱ度胎盘早剥,估计短时间内不能从阴道分娩;Ⅰ度胎盘早剥,出现胎儿窘迫者;Ⅲ度胎盘早剥,产妇情况恶化,胎儿已死,不能立即分娩者;破膜后产程无进展者。

【护理诊断及合作性问题】

1. 组织灌注量改变　与胎盘早剥所致的出血有关。

2. 恐惧　与胎盘早剥起病急、进展快,危及母儿生命有关。

3. 潜在并发症　产后出血、凝血功能障碍。

【护理措施】

1. 一般护理　绝对卧床休息,建议左侧卧位,护士提供一切生活护理;加强营养,纠正贫血;定时间断吸氧,以改善胎儿宫内供氧;加强会阴护理,保持会阴部清洁卫生。

2. 病情观察　严密监测孕妇血压、脉搏、体温、心率、尿量并记录;观察阴道流血量、颜色、性状、有无凝血块、出血与失血程度是否相符;注意腹痛的部位、性质、程度有无伴随症状;注意子宫底的高度与妊娠月份是否相符、有无压痛、子宫壁的紧张度及在宫缩间歇期能否松弛;监测胎心、胎动情况,观察产程进展。

3. 对症护理及特殊专科护理

(1)急救护理:中凹卧位、给氧、保暖,迅速建立静脉通道,遵医嘱输血、输液、补充血容量,尽快维持生命体征的平稳。

(2)阴道分娩的护理:做好人工破膜准备,配合医生行人工破膜,破膜后立即听胎心音,观察羊水量、性状,并用腹带包裹腹部,压迫胎盘使其不再继续剥离,必要时遵医嘱用静脉滴注缩宫素,做好接生和抢救新生儿准备。分娩过程中,吸氧,注意产程的进展,胎儿宫内安危、宫底高度、阴道流血及生命体征等情况,发现异常,随时报告医生,改为剖宫产。

(3)剖宫产术的护理:迅速做好术前准备及抢救新生儿准备,术中当胎盘娩出后,遵医嘱立即肌注宫缩剂,按摩子宫,用热盐水纱布敷子宫,加强宫缩,防止产后出血。若发生难以控制的大出血,应积极配合抢救。

（4）并发症护理：DIC 发生时，遵医嘱及时输入足量新鲜血，补充血容量和凝血因子。尽早应用肝素，在肝素化和补充凝血因子的基础上应行抗纤溶治疗；当出现少尿或无尿症状时，应考虑肾衰竭的可能。遵医嘱用 20% 甘露醇 250ml 静脉点滴或呋塞米 40mg 静脉推注，必要时重复使用。

4. 心理护理　建立良好的护患关系，允许孕产妇及家属表达心理感受，并给予心理方面支持。尤其是产妇因病情严重失去孩子，或产妇因产后出血各种处理无效而行子宫切除者，护士要多安慰，使其接受现实。

【健康指导】
（一）生活指导（活动、饮食、情绪）

指导出院后继续注意休息；加强营养，纠正贫血，增强抵抗力；鼓励家属多陪伴、关心体贴产妇，以缓解焦虑和悲伤的情绪。

（二）疾病知识指导

根据产妇身体情况给予母乳喂养指导；死产者及时给予退乳措施。

第六节　早　　产

早产（preterm labor，PTL）是指妊娠满 28 周至不满 37 足周之间分娩者。此时娩出的新生儿称早产儿。体重多小于 2500g。早产娩出的新生儿各器官发育尚不成熟，生活能力差，抵抗力低，是围生儿死亡的主要原因。

【病因与发病机制】

发生早产的常见原因有自发性早产、未足月胎膜早破早产和治疗性早产。

1. 自发性早产　是最常见的类型，约占 45%。高危因素包括：早产史、早孕期有先兆流产、宫内感染、不良生活习惯（吸烟、酗酒）、子宫过度膨胀（羊水过多、多胎妊娠）和胎盘因素（前置胎盘、胎盘早剥等）。

2. 未足月胎膜早破早产　高危因素有：体重指数（BMI）< 19.8kg/m²、子宫畸形、宫内感染、有吸烟、辅助生殖技术受孕等。

3. 治疗性早产　由于母体或胎儿健康原因在未足 37 周时终止妊娠。常见指征有：子痫前期、胎儿窘迫、前置胎盘出血、胎盘早剥、妊娠合并症等。

【临产表现】

早产的临床表现主要是子宫收缩。最初为不规则子宫收缩，伴少量阴道流血或血性分泌物称先兆早产。继之发展为规律性子宫收缩，宫颈管消失和宫口开大，如宫颈管消失 80%，宫口开大 1cm 以上，胎膜破裂应考虑为早产临产。

【辅助检查】

B 型超声检查确定胎儿大小，了解胎盘成熟度、羊水量；胎心监护仪可监测宫缩、胎心、胎盘功能及胎儿宫内情况。

【治疗要点】

如果胎儿存活，无胎儿窘迫、胎膜未破，应注意卧床休息，取左侧卧位，选用硫酸镁等药物治疗，抑制宫缩，尽可能延长妊娠周数；如果胎膜已破，早产已不可避免，则给予地塞米松，促进胎肺成熟，避免早产儿发生呼吸窘迫综合征，提高早产儿的存活率。

【护理诊断及合作性问题】

1. 有受伤的危险（新生儿）　与早产儿发育不成熟有关。

2. 焦虑　与担心早产儿预后有关。

【护理措施】

1. 一般护理　嘱孕妇取左侧卧位休息，以增加子宫胎盘的血液灌流量；给氧；加强营养，补充高蛋白、高维生素、富含铁和钙的食物。

2. 病情观察　严密观察并记录宫缩、宫口扩张、阴道流血、胎膜破裂等情况，发现先兆早产及时报告医生处理。

3. 配合治疗及特殊专科护理

（1）先兆早产保胎治疗的护理：①绝对卧床休息，尽量左侧卧位；②避免刺激，禁止性生活，勿刺激乳头及腹部，慎做肛查和阴道检查，以免诱发宫缩；③遵医嘱给予宫缩抑制剂，常用的有羟苄羟麻黄碱、沙丁胺醇、硫酸镁等，注意观察药物的效果和副作用；④精神高度紧张者遵医嘱给予苯巴比妥、地西泮等镇静药物；⑤严密观察和记录宫缩、阴道流血、胎膜破裂、胎心音等情况，发现异常及时报告医生并配合处理；⑥遵医嘱给予地塞米松，以促进胎肺成熟，避免早产儿发生呼吸窘迫综合征。

（2）早产临产的护理：早产不可避免时，应根据孕妇和胎儿状况决定分娩方式，若胎位有异常、短时间不能结束分娩者，可剖宫产；经阴道分娩者需注意：①常规给孕妇吸氧，慎用镇静剂；②协助做好会阴切开及助产的准备，以缩短第二产程，预防新生儿颅内出血；③做好早产儿保暖和复苏的准备；④加强早产儿护理。

4. 用药护理　应用羟苄羟麻黄碱、沙丁胺醇时应观察有无副作用，如心跳加快、血压下降、血糖增高、血钾降低、头痛、恶心等。硫酸镁使用时需控制给药速度和量，并观察有无中毒症状。首次量为 5g，加入 25% 葡萄糖液 20ml 中，5～10 分钟内缓慢静脉滴注，以后以每小时 2g 静脉滴注，宫缩抑制后继续维持 4～6 小时后改为每小时 1g，直到宫缩停止后 12 小时。

5. 心理护理　多陪伴孕妇，与孕妇多交流，介绍早产的相关知识，减轻焦虑、恐惧心理。了解早产并非孕妇的过错，减轻孕妇的负疚感。由于早产往往出乎意料，孕妇多无精神和物质准备，产程中容易产生孤独感、无助感，家人和护士应提供支持。

【健康指导】

（一）生活指导

妊娠期间注意休息，避免疲劳，加强营养；妊娠晚期禁止性生活及重体力劳动，预防生殖系统炎症。

（二）疾病知识指导

1. 加强孕期保健和监护，预防早产；积极治疗妊娠合并症和并发症。

2. 对宫颈内口松弛者，应指导于妊娠 14～18 周行宫颈内口环扎术，防止早产发生。

3. 指导产妇及家属掌握护理早产儿的技能。

第七节　过期妊娠

凡平时月经周期规则，妊娠达到或超过 42 周尚未分娩者，称过期妊娠（postterm pregnancy）。发病率为 3%～15%。过期妊娠可导致胎儿窘迫、胎粪吸入综合征、过熟综合征、难产、巨大儿及新生儿窒息等不良结局发生率增高，是围生儿死亡的重要原因之一。应加强临床护理，以保证围生儿的安全分娩。

【病因与发病机制】

（一）病因

过期妊娠的病因目前尚不清楚，可能与内分泌异常、家族遗传、头盆不称及胎儿畸形等因素有关。

（二）病理

1. 胎盘　过期妊娠的胎盘有两种类型。一种是胎盘功能正常，胎盘外观与正常胎盘相似，但重量略有增加。另一种是胎盘功能减退。

2. 羊水　过期妊娠的羊水量明显减少，妊娠42周后可减少至300ml以下。羊水粪染率是正常妊娠的2～3倍。

3. 胎儿　过期妊娠胎儿的生长模式与胎盘功能有关，可分为3种：正常生长及巨大胎儿、胎儿过熟综合征、胎儿生长受限。

4. 对孕妇和胎儿的影响

（1）对孕妇的影响：因巨大胎儿或胎儿过熟致剖宫产、阴道手术助产率升高。

（2）对胎儿的影响：巨大儿增多，低体重儿、胎儿窘迫、胎粪吸入综合征及新生儿窒息的发生率增高。

【临床表现】

妊娠达到或已超过42周仍未临产，子宫符合足月妊娠大小，体重不再增加或稍减轻，胎先露已衔接，羊水量逐渐减少，应视为过期妊娠。

【辅助检查】

1. 孕妇尿雌三醇及雌三醇/肌酐（E/C）比值检查　有助于判断胎盘功能。

2. B超检查　了解胎儿发育及胎盘成熟度、胎动、胎心、胎儿肌张力、胎儿呼吸运动及羊水量。

3. 胎儿电子监护　了解胎儿宫内安危。

4. 羊膜镜检查　观察羊水的颜色。

【治疗要点】

对确诊过期妊娠者，根据胎儿安危状况、胎儿大小、胎盘功能及宫颈成熟度综合分析，选择引产或剖宫产等分娩方式终止妊娠。

知识链接

胎儿过熟综合征

胎儿过熟综合征与胎盘功能减退、胎盘血流灌注不足、胎儿缺氧及营养缺乏等有关。典型的表现为：皮肤干燥、松弛起皱、脱皮，脱皮以手心、脚心明显；身体瘦长、胎脂消失、皮下脂肪减少，表现为消耗状；头发浓密，指（趾）甲长；新生儿睁眼、异常警觉和焦虑，容貌似"小老人"。因为羊水减少和胎粪排出，胎儿皮肤黄染，羊水和脐带呈黄绿色。

【护理诊断及合作性问题】

1. 有胎儿受伤的危险　与胎盘功能减退或产伤有关。

2. 组织完整性受损　与胎儿巨大需手术而致创伤有关。

3. 知识缺乏　与缺乏正常分娩知识有关。

【护理措施】

1. 一般护理　嘱孕妇左侧卧位休息，吸氧；调节饮食，合理搭配食物，以免营养过剩，造成巨大胎儿；注意外阴清洁卫生，防止感染。

2. 病情观察　准确核实预产期，指导孕妇自我胎动计数，12 小时内胎动累计少于 10 次者，提示胎儿缺氧，应立即给孕妇吸氧并及时通知医生。临产后密切监测胎心音变化，可用胎心监护仪监测胎心率。胎膜破裂应立即听胎心音并观察羊水的颜色和性状。

3. 对症护理及特殊专科护理

（1）阴道分娩的护理：①左侧卧位，常规吸氧；②协助医生人工破膜，静脉滴注缩宫素引产；③避免使用对胎儿呼吸中枢有抑制的药物，如哌替啶、吗啡等，遵医嘱静脉点滴葡萄糖加维生素 C，提高胎儿对缺氧的耐受力；④临产后严密观察产程进展和胎心率变化，发现胎心异常或羊水浑浊及时报告并配合处理；⑤指导产妇正确使用腹压，第二产程如胎头双顶径已达坐骨棘水平或坐骨棘水平以下，可行阴道手术助产结束分娩；⑥做好抢救新生儿窒息的准备。

（2）剖宫产的护理：应做好剖宫产手术准备，并做好抢救新生儿的准备工作。

（3）过期产儿的护理：易发生新生儿窒息、脱水、低血容量和代谢性酸中毒等，应按高危儿加强护理，并遵医嘱给药。

4. 心理护理　向孕妇及家属介绍过期妊娠知识，纠正其"瓜熟蒂落"的传统观念，说明适时终止妊娠的必要性及方法，减轻他们焦虑、顾虑、矛盾的心理，取得孕妇的合作。

【健康指导】

加强产前检查，准确核实预产期，避免过期妊娠。教会孕妇自己数胎动，介绍过期妊娠的不良影响及适时终止妊娠的必要性。

第八节　羊水量的异常

一、羊水过多

羊水过多（polyhydramnios）是指妊娠期羊水量超过 2000ml 者。发生率为 0.5%～1%，妊娠合并糖尿病者发生率可达 20%。

【病因】

羊水过多病因尚不清楚，临床常见于以下几种情况：

1. 孕妇患病　孕妇患糖尿病、ABO 或 Rh 血型不合、妊娠期高血压疾病、急性肝炎、严重贫血等，易发生羊水过多。

2. 胎儿畸形　羊水过多孕妇中约 18%～40% 合并胎儿畸形，以中枢神经系统和消化系统畸形最为常见。其中以神经管缺陷（无脑儿与脊柱裂）多见。

3. 多胎妊娠　多胎妊娠羊水过多的发生率为单胎妊娠的 10 倍，以单卵双胎居多。

4. 胎盘、脐带病变　胎盘绒毛血管瘤、脐带帆状附着及巨大胎盘也可导致羊水过多。

5. 特发性羊水过多　至今原因不明，约占 30%。

【临床表现】

1. 急性羊水过多　多发生于妊娠 20～24 周，羊水量急剧增多，子宫于数日内迅速增大，孕妇出现明显压迫症状：呼吸困难、心悸气短、腹壁胀痛、下肢水肿等。产科检查见腹壁紧张发亮，宫底高度及腹围明显大于孕周，宫壁张力大，液体震荡感明显，胎位触不清，胎心遥远或听不到。

2. 慢性羊水过多　常发生于妊娠晚期，较多见。羊水在数周内逐渐增多，孕妇多能适应，压迫症状亦较轻。产科检查情况同急性羊水过多。

【辅助检查】

1. B 型超声检查　测量最大羊水暗区垂直深度≥8cm 可考虑为羊水过多。羊水指数≥25cm 为羊水过多。

2. 甲胎蛋白（AFP）检测　羊水 AFP 值超过同期正常妊娠平均值 3 个标准差以上。母亲血清 AFP 值超过同期正常妊娠平均值 2 个标准差以上，有助于诊断胎儿神经管畸形。

【治疗要点】

确诊为羊水过多合并胎儿畸形者，应及时终止妊娠；无明显胎儿畸形者，可考虑经腹壁羊膜腔穿刺放羊水缓解症状，继续妊娠，严密观察，待胎儿成熟后，行人工破膜，终止妊娠。

【护理诊断及合作性问题】

1. 有胎儿受伤的危险　与羊水过多易致胎膜早破、脐带脱垂有关。

2. 恐惧　与胎膜早破致早产、新生儿可能畸形有关。

【护理措施】

1. 一般护理　注意休息，左侧卧位，如压迫症状明显者可取半卧位，改善呼吸状态，如破膜后嘱孕妇采取平卧，抬高臀部，防止脐带脱垂；低盐饮食，食蔬菜、水果，保持大便通畅，减少增加腹压的活动以防胎膜破裂；间断吸氧，以改善胎儿缺氧症状；勿刺激乳头及腹部，禁止性生活，以免诱发宫缩导致早产。

2. 病情观察　观察孕妇的生命体征，定期测量宫高、腹围和体重，判断病情进展。密切观察并及时发现并发症。观察胎心、胎动及宫缩，及早发现胎儿窘迫及早产的征象。产后应密切观察子宫收缩及阴道流血情况，防止产后出血。胎儿娩出后仔细观察一般情况，有无畸形，有异常及时报告医生予以处理。

3. 对症护理及特殊专科护理

（1）羊膜腔穿刺术：急性羊水过多，症状明显，胎儿无畸形者，可以配合医生穿刺放羊水以缓解压迫症状。其护理的配合要点：①向孕妇和家属介绍穿刺的目的、过程，取得同意；②术前测生命体征、做好输液、输血准备及腹部准备；③孕妇排空膀胱，取平卧位或半卧位；④协助做 B 超检查，确定穿刺部位；⑤配合医生完成羊膜腔穿刺，放羊水时应防止速度过快、量过多，一次放羊水量不超过 1500ml，羊水流出速度不超过 500ml/h，整个过程严格无菌操作；⑥放羊水过程中注意询问孕妇自觉症状，观察孕妇生命体征、宫缩、胎心音等，及时发现胎盘早剥、早产等异常情况，及时报告医生；⑦放羊水后腹部放置沙袋或加腹带包扎以防血压骤降发生休克；⑧遵医嘱使用镇静剂、宫缩抑制剂防早产，给予抗生素预防感染。

（2）人工破膜引产术：胎儿畸形者或妊娠已足月，协助医生进行经阴道高位破膜引产：①做好输液、输血准备；②严格无菌操作；③使羊水缓慢流出，羊水流出速度不超过 500ml/h，边放羊水边在腹部放置沙袋或加腹带包扎，并注意从腹部固定胎儿为纵产式；④破膜放羊水的过程应注意观察生命体征的改变，有无临产的征象；⑤破膜后 12 小时仍无宫缩，应用抗生素预防感染，破膜 12～24 小时分娩尚未启动者，可用普拉睾酮促宫颈成熟，或用缩宫素、前列腺素等引产；⑥胎儿娩出后立即按摩子宫并用宫缩剂，以预防产后出血，畸形胎儿送病理检查以明确诊断。

4. 心理护理 允许产妇发泄内心的痛苦，帮助产妇分析羊水过多致畸的原因。

【健康指导】

1. 生活指导 指导家属多陪伴产妇，生活上多给予关心、照料。不要当面议论孩子，使其感到家庭的温暖。

2. 下次妊娠的注意事项 如有遗传性疾病，劝告患者接受遗传咨询，估测再次妊娠获得正常胎儿的机会，鼓励其树立生活的勇气，使其达到心理平衡。

二、羊水过少

妊娠晚期羊水量少于 300ml，称羊水过少。发生率为 0.4%～4%。羊水过少者约 1/3 有胎儿畸形，羊水量少于 50ml，围生儿的死亡率高达 88%。

【病因】

羊水过少主要与羊水产生减少或羊水外漏增加有关，病因尚不明确，临床常见以下几种情况。

1. 胎儿畸形 以泌尿系统畸形为主，染色体异常、囊性淋巴瘤、小头畸形、甲状腺功能减低等也可引起羊水过少。

2. 胎盘功能减退 过期妊娠、胎儿生长受限和胎盘退行性变均可导致胎盘功能减退。胎儿慢性缺氧引起胎儿血液重新分配，为保障胎儿脑和心脏血供，肾血流量降低，胎儿尿液生成减少，导致羊水过少。

3. 胎膜病变 一些原因不明的羊水过少与羊膜通透性改变，以及炎症、宫内感染有关。胎膜破裂导致羊水外漏速度超过羊水生成速度，出现羊水过少。

4. 母体因素 孕妇脱水、血容量不足时，孕妇血浆渗透压增高，使胎儿血浆渗透压相应增高，尿液形成减少。孕妇服用某些药物，如前列腺素合成酶抑制剂吲哚美辛、血管紧张素转换酶抑制剂等有抗利尿作用，使用时间过长，可出现羊水过少。

【临床表现】

孕妇于胎动时感觉腹痛，胎盘功能减退时常有胎动减少。检查发现宫高腹围较同孕周小，子宫敏感性较高，轻微刺激易引发宫缩。临产后阵痛明显，且宫缩多不协调，宫口扩张缓慢，产程延长。

【辅助检查】

1. B 型超声检查 是最重要的辅助检查方法，不仅能测量羊水量，还可了解胎儿状况，如生长发育受限，肾缺如、肾发育不全等畸形。妊娠晚期最大羊水暗区垂直深度≤2cm 为羊水过少。羊水指数≤5cm 诊断为羊水过少。

2. 羊水直接测量 破膜时羊水量少于 300ml 即可诊断，缺点是不能早期诊断。

【治疗要点】

确诊胎儿畸形或胎儿已成熟、胎盘功能严重不良者，应立即终止妊娠；若胎儿正常,应寻找去除病因,若胎肺不成熟,可行羊膜腔灌注液体法,尽量延长孕周。

【护理诊断/医护合作性问题】

1. 有胎儿受伤的危险　与羊水过少导致胎儿粘连或宫内发育迟缓有关。

2. 恐惧　与担心胎儿畸形有关。

【护理措施】

1. 一般护理　指导孕妇休息时采取左侧卧位,以改善胎盘血供。教会孕妇自我监测胎儿情况的方法和技巧。

2. 病情观察　观察孕妇生命体征,定期测量宫高、腹围和体重,判断病情进展。及时发现并发症。发现羊水过少者,严格B超监测羊水量,并注意有无胎儿畸形。

3. 对症护理及特殊专科护理　若妊娠已近足月,应指导孕妇在短期内重复测定羊水量并监测胎心和胎动变化。若合并过期妊娠,胎儿宫内发育迟缓等需及时终止妊娠,应做好阴道助产或剖宫产的准备。若合并胎膜早破或者产程中发现羊水过少,需遵医嘱采用预防性羊膜腔灌注液体治疗,应严格无菌操作,防止感染发生,同时遵医嘱给予抗感染药物。

4. 心理护理　向孕妇及家属介绍羊水过少的可能原因,鼓励其表达内心的想法,多给予安慰。

(牛桂芳)

复习思考题

扫一扫
测一测

1. 简述常见流产类型的鉴别。

2. 简述硫酸镁的用药注意事项。

3. 如何鉴别前置胎盘与胎盘早剥?

4. 子痫的处理原则及措施有哪些?

课件

扫一扫
知重点

第九章

妊娠合并症患者的护理

 学习要点

1. 妊娠合并心脏病、妊娠合并糖尿病、妊娠合并贫血的临床表现。
2. 妊娠合并心脏病、妊娠合并糖尿病、妊娠合并贫血的护理措施。

第一节　妊娠合并心脏病

案例分析

李女士，30岁，孕1产0，现妊娠33周。因活动后胸闷、气促2天入院。近1周轻微活动后感心悸、气急，休息时无不适。自觉胎动频繁，无腹痛。查体：血压100/60mmHg，脉搏130次/分，双肺底可及少量湿啰音。双下肢水肿(+)。胎头先露，胎心137次/分。孕妇有风湿性心脏病数年，因平素无不适未就诊。现孕妇心情焦急紧张，担心胎儿安危。

问题：

1. 患者发生什么情况？
2. 尚需做什么检查？
3. 如何护理？

妊娠合并心脏病是围生期严重的妊娠合并症，国内发生率为1.06%。心脏疾病患者在妊娠、分娩及产褥期均可加重的心脏负担而诱发心力衰竭，是我国孕产妇死因的第二位，为非直接产科死亡原因的首位。由于心血管外科的发展，妊娠合并心脏疾病的类型构成比发生改变，先天性心脏病位居首位，风湿性心脏病的发生率呈逐年下降趋势。

【心脏病与妊娠的相互影响】

（一）妊娠对心脏病的影响

1. **妊娠期**　孕妇总循环血量比非妊娠期平均增加约35%～45%，自妊娠第6周开始逐渐增加，32～34周达高峰，此后维持较高水平。妊娠晚期子宫增大，膈肌升高，心脏向上、向左前发生移位，心脏大血管轻度扭曲，加上总循环血量增加引起心

110

排出量增加和心率加快,休息时心率平均每分钟增加 10～15 次,使心脏负荷进一步加重。

2. 分娩期 是孕妇血流动力学变化最显著的阶段,是心脏负担最重的时期。在第一产程,每次子宫收缩回心血量增加,使心排血量及右心房压力增加,平均动脉压也增高,加重心脏的负担。在第二产程,除子宫收缩外,腹肌和骨骼肌的收缩,使外周循环阻力增加;分娩时产妇屏气用力,使肺循环压力增加;产妇使用腹压,使内脏血液向心脏回流增加,此期心脏前、后负荷显著加重。在第三产程,胎儿娩出后,腹腔内压力骤减,大量血液流向内脏,回心血量急剧减少;胎盘娩出,胎盘循环停止,子宫收缩使子宫血窦内约 500ml 血液突然进入体循环,血流动力学急剧变化,极易诱发心力衰竭。

3. 产褥期 产后 3 日内,子宫收缩和缩复使大量血液进入体循环;产妇体内组织间潴留的液体回吸收至体循环,体循环血量再度增加,也易引起心力衰竭。

综上所述,妊娠 32～34 周、分娩期及产褥期的最初 3 日内,是患有心脏病的孕妇最危险的时期,应严密监护,避免心力衰竭的发生。

(二)心脏病对妊娠、分娩的影响

美国纽约心脏病协会(NYHA)根据患者所能耐受的日常体力活动将心功能分为4 级:

心功能Ⅰ级:一般体力活动不受限。

心功能Ⅱ级:一般体力活动稍受限制,休息时无自觉症状。

心功能Ⅲ级:心脏病患者体力活动明显受限,休息时无不适,轻微日常活动即感不适、心悸,呼吸困难或既往有心力衰竭病史者。

心功能Ⅳ级:不能进行任何体力活动,休息状态下即出现心衰症状,体力活动后加重。

心脏病不影响患者的受孕。一般来说,心功能Ⅰ～Ⅱ级,无心力衰竭病史,且无其他并发症者,在密切监护下可以妊娠。母儿相对安全,多以剖宫产终止妊娠。心脏病变较重,心功能Ⅲ～Ⅳ级、既往有心力衰竭病史、肺动脉高压、严重心律失常、右向左分流型先天性心脏病(法洛四联症等)、围生期心肌病遗留有心脏扩大、并发细菌性心内膜炎、风湿热活动期者,因患者在孕期极易诱发心力衰竭,不宜妊娠。一旦受孕或妊娠后心功能状态不良者,则流产、早产、死胎、胎儿生长受限、胎儿宫内窘迫及新生儿窒息的发生率明显增加,围生儿死亡率增高,如已妊娠应在早期终止。

【临床表现】

(一)早期心力衰竭的临床表现

1. 轻微活动后即有胸闷、心悸、气短。

2. 休息时心率超过 110 次 / 分。

3. 夜间常因胸闷而需端坐呼吸,或需到窗口呼吸新鲜空气。

4. 肺底部出现少量持续性湿啰音,咳嗽后不消失。

(二)左心衰

以肺淤血及心排血量降低为主要表现。

(三)右心衰竭

以体静脉淤血的临床表现为主。

【辅助检查】

1．心电图检查　提示各种严重的心律失常。

2．X 线检查　显示有心脏扩大，尤其个别心腔的扩大。

3．超声心动图　反映各心腔大小的变化，心瓣膜结构及功能情况。

4．胎儿电子监护仪　预测宫内胎儿储备能力，评估胎儿健康。

【治疗要点】

心脏病孕妇的主要死亡原因是心力衰竭和严重的感染。其处理原则为：

（一）非孕期

根据孕妇所患有的心脏病类型、病情程度及心功能状态，确定患者是否可以妊娠。对不宜妊娠者，应指导其采用正确的避孕措施。

（二）妊娠期

1．终止妊娠　对不宜妊娠者，应在妊娠 12 周前行人工流产术。妊娠超过 12 周者应密切监护，积极预防心力衰竭至妊娠末期。顽固性心力衰竭的孕妇应与心内科医师联系，在严密监护下行剖宫产术终止妊娠。

2．严密监护　由内科医师及产科医师密切合作。定期产前检查，正确评估母体和胎儿情况，动态观察心脏功能，积极预防和治疗各种引起心力衰竭的诱因，适时终止妊娠。

（三）分娩期

1．心功能Ⅰ～Ⅱ级，胎儿不大，胎位正常，宫颈条件良好者，在严密监护下可经阴道分娩，第二产程时需给予阴道助产，注意防止心力衰竭和产后出血发生。

2．心功能Ⅲ～Ⅳ级，胎儿偏大，宫颈条件不佳，合并其他并发症者，可选择剖宫产术终止妊娠，从而减轻心脏负担。

（四）产褥期

产后 3 日内，尤其是产后 24 小时内，仍是心力衰竭发生的危险时期，产妇应充分休息并加强监护。给予广谱抗生素预防感染，产后 1 周左右无感染征象时停药。心功能Ⅲ级或以上者不宜哺乳。不宜再妊娠者，产后 1 周行绝育术。

【护理诊断及合作性问题】

1．潜在并发症　心力衰竭。

2．活动无耐力　与心排出量下降有关。

3．自理能力缺陷　与心功能不全需卧床休息有关。

4．焦虑　与担心自身及胎儿安全有关。

【护理措施】

（一）非孕期

根据心脏病的种类、病情、心功能及是否手术矫治等具体情况，决定是否适宜妊娠。对不宜妊娠者，指导患者采取有效措施严格避孕。

（二）妊娠期

1．加强孕期检查　增加产前检查或家庭访视的次数，尽早发现诱发心力衰竭的各种潜在危险因素。做到孕 20 周前每 2 周查 1 次，孕 20 周后每 1 周查 1 次，并根据病情需要再增加检查次数，了解心脏功能情况及胎儿宫内情况。心功能Ⅰ～Ⅱ级者，应在妊娠 36～38 周入院待产。对心功能在Ⅲ级或以上，有心力衰竭者，应立即入院治疗。

2. 预防心力衰竭

（1）充分休息：保证孕妇每晚至少 10 小时的睡眠且中午宜休息 2 小时，休息时应采取左侧卧位或半卧位。提供良好的支持系统，避免因过劳及精神压力诱发心力衰竭。

（2）营养科学：孕妇应摄入高蛋白、高维生素、低盐低脂饮食，且富含多种微量元素如铁、锌、钙等，少量多餐，多食蔬菜和水果，防止便秘加重心脏负担。整个孕期孕妇体重增加不超过 10kg。妊娠 16 周后，每日食盐量不超过 4～5g。

（3）防治诱发心力衰竭的各种因素：贫血、心律失常、妊娠期高血压疾病、各种感染，尤其是上呼吸道感染，是诱发心力衰竭的重要因素，应加强防治。

3. 急性心力衰竭的紧急处理

（1）体位：患者取坐位，双腿下垂，必要时应用四肢轮流结扎法，以减少静脉回心血量，减轻心脏负担。

（2）吸氧：立即高流量加压吸氧，为增加气体交换面积，一般可以用 50% 乙醇置于氧气的过滤瓶中，随氧气吸入。

（3）遵医嘱用药：吗啡 5～10mg 静脉缓注，可使患者镇静以减少躁动所带来的额外的心脏负担，同时舒张小血管以减轻心脏负荷。快速利尿剂呋塞米 20～40mg 静注，2 分钟内推完，可利尿缓解肺水肿。血管扩张剂硝酸甘油以 10μg/min 开始，每 10 分钟调整 1 次，每次增加 5～10μg，使收缩压维持在 100mmHg 左右。洋地黄类药物可增强心肌收缩力。氨茶碱用以解除支气管痉挛，缓解呼吸困难。用药后观察，注意观察药物疗效与不良反应。

4. 促进家庭适应 指导孕妇及家属掌握妊娠合并心脏病的相关知识，能够识别早期心力衰竭的常见症状及体征。明白遵医嘱服药的重要性。为孕妇及家人的提供疾病的信息以减轻其焦虑心理。

（三）分娩期

严密观察产程进展，防治心力衰竭的发生。提供安静、舒适无刺激性分娩环境。帮助孕妇及家属了解妊娠合并心脏病的相关知识，给予产妇生理及情感支持。

1. 第一产程 临产时持续监测胎心率及宫缩，每 15 分钟测量产妇的生命体征。产妇吸氧并取左侧卧位。宫缩时指导产妇深呼吸或为产妇腹部按摩，以减轻产妇不适。

2. 第二产程 避免产妇屏气用力。宫口开全后行产钳术或胎头吸引术缩短产程，减少产妇体力消耗。

3. 第三产程 胎儿娩出后，产妇的腹部应立即加压沙袋，持续放置 24 小时，以防腹压骤降诱发心力衰竭。为防止产后出血，可用缩宫素 10～20U 静脉或肌内注射，禁用麦角新碱，以防静脉压升高。遵医嘱输血、输液并注意调整其速度，随时评估心脏功能。

（四）产褥期

1. 体位与活动 72 小时严密监测生命体征，产后 24 小时内应绝对卧床休息，休息时产妇应取半卧位或左侧卧位。在心脏功能允许的情况下，鼓励产妇早期下床适度活动，以减少血栓的形成。

2. 母乳喂养 心功能 I～II 级的产妇可以母乳喂养，但应避免过劳；III 级或以上者，应及时回乳，指导家属人工喂养的方法。

3．产后用药　预防性使用抗生素及恢复心功能的药物。

4．避孕方式的选择　不宜妊娠者应在产后1周做绝育术,未做绝育术者应采取适宜的避孕措施。

5．促进亲子互动,避免产后抑郁　心脏病产妇常因担心婴儿是否有心脏缺陷、不能亲自照顾新生儿等原因产生担心、愧疚、抑郁的心理。护理人员应详细评估其心理状况及家庭功能,并与家人一起共同制订康复计划,对心功能状态尚可的,应鼓励产妇适度地参加照顾婴儿的活动中,以增加母子互动。如果新生儿有缺陷或死亡,应允许产妇表述其情感,并给予理解和安慰,减少产后抑郁症的发生。

【健康指导】

1．出院指导　详细制订出院计划,确保产妇和新生儿得到良好的照顾,根据病情及时复诊。

2．健康知识宣传教育　指导孕妇及家属掌握妊娠合并心脏病的相关知识,包括如何自我照顾,限制活动程度,诱发心力衰竭的因素及预防,识别早期心力衰竭的常见症状和体征,尤其是遵医嘱服药的重要性,告之其抢救和应对措施。完善家庭支持系统。

第二节　妊娠合并糖尿病

案例分析

李女士,孕1产0,孕26周。饭量明显增大、多饮、多尿1周就诊。门诊进行50g糖筛查,血糖升高,继而两次查空腹血糖为6.8mmol/L、6.9mmol/L。平素身体健康。

问题:

1．孕妇出现什么情况?

2．尚需进行什么检查?

3．孕期如何护理?

糖尿病(diabetes mellitus)是一组以慢性血糖水平增高为特征的代谢疾病群。是由于胰岛素分泌缺陷和(或)胰岛素作用缺陷而引起的糖、蛋白质、脂肪代谢异常。

妊娠合并糖尿病包括两种情况,即妊娠前已有糖尿病和妊娠后才发生或首次发现的糖尿病两种,后者又称妊娠期糖尿病(gestational diabetes mellitus,GDM),约占糖尿病孕妇的80%。妊娠合并糖尿病对母儿危害大,属高危妊娠,应予重视。

【糖尿病与妊娠的相互影响】

(一)妊娠、分娩对糖尿病的影响

1．妊娠期　妊娠可使原有糖尿病患者的病情加重,使隐形糖尿病显性化,使既往无糖尿病的孕妇发生妊娠期糖尿病。

孕早期,胎儿从母体不断摄取葡萄糖,加上早孕反应及孕妇体内激素水平的变化,孕妇的血糖尤其是空腹血糖偏低。随着妊娠的进展,血容量逐渐增加,血液稀释使胰岛素相对不足;雌、孕激素、胎盘催乳素抗胰岛素作用增强,胎盘胰岛素酶使胰岛素降解加快,使孕妇的胰岛素需要量增加和糖耐量降低。另妊娠期肾糖阈下降也易发生糖尿病。

2．分娩期　宫缩时消耗大量糖原，加上产妇进食减少，容易发生低血糖和酮症酸中毒。

3．产褥期　胎盘排出及全身内分泌激素逐渐恢复至非孕水平，胰岛素的需要量相应减少，若不及时调整胰岛素的用量，极易出现低血糖症。

（二）糖尿病对妊娠、分娩的影响

糖尿病对母儿的危害及其程度取决于糖尿病病情及血糖控制水平。

1．对孕妇的影响　糖尿病孕妇受孕率低于正常妇女。受孕后流产、妊娠期高血压疾病、羊水过多、手术产率、产伤、产后出血、感染等发生率高。

2．对胎儿、新生儿的影响　容易导致巨大儿、胎儿畸形、早产、胎儿生长受限、死胎、死产、新生儿呼吸窘迫综合征（RDS）和新生儿低血糖等。

【临床表现】

妊娠期，孕妇大多数体型肥胖，有不同程度的多饮、多食、多尿"三多"症状，常发生外阴瘙痒，阴道外阴反复的念珠菌感染，反复难治性肾盂肾炎或皮肤疖肿、毛囊炎等。

分娩期，由于子宫收缩消耗了大量糖原，孕妇易出现头晕、心慌、盗汗等低血糖症状。或出现恶心、呕吐、视力模糊、呼吸快且有烂苹果味等酮症酸中毒症状。

胎盘娩出后，内分泌激素恢复至非妊娠时水平，若不及时调整胰岛素用量，易发生低血糖。

【辅助检查】

糖尿病合并妊娠多在妊娠前已经确诊。由于妊娠期糖尿病（GDM）孕妇空腹血糖多为正常，尿糖不能反映机体的血糖水平，孕期不能仅仅依靠空腹血糖或尿糖来诊断 GDM。诊断 GDM 只能依靠孕期糖筛查，糖筛查异常者再进行口服葡萄糖耐量实验确诊。

1．妊娠合并糖尿病

（1）血糖测定：两次或两次以上空腹血糖≥7.0mmol/L 者，可诊断为糖尿病。

（2）糖化血红蛋白测定：≥6.5%。

2．妊娠期糖尿病（GDM）

（1）有条件者，在妊娠 24～28 周及以后，对所有尚未被诊断为糖尿病的孕妇进行 75g 糖耐量试验（OGTT）。方法：禁食至少 8 小时后，5 分钟内口服含 75g 葡萄糖的液体 300ml，分别测空腹、服糖后 1 小时、2 小时时间点的血糖值，正常值分别为 5.1mmol/L、10.0mmol/L、8.5mmol/L。任何一个点数值超过上述标准即可诊断为 GDM。

（2）医疗条件不允许者，建议妊娠 24～28 周检查空腹血糖，数值≥5.1mmol/L 可直接诊断为 GDM。4.4mmol/L≤空腹血糖≤5.1mmol/L 者，则进一步做 75g 糖耐量试验；空腹血糖＜4.4mmol/L 者，暂不做 75g 糖耐量试验。

（3）对于存在 GDM 高危因素者，首次 OGTT 正常者，必要时妊娠晚期重复 OGTT。

3．肝肾功能检查、24 小时尿蛋白定量、尿糖、尿酮体及眼底检查等。

4．B 超、胎儿电子监护仪等了解胎儿宫内情况。

【治疗原则】

1．糖尿病妇女于妊娠前应判断糖尿病的程度，确定妊娠的可能性。

2．允许妊娠者，需在内科、产科密切监护下，尽可能将孕妇血糖控制在正常或接近正常范围内，注意监测胎儿宫内情况，并选择正确的分娩方式，以防止并发症的发生。

【护理诊断及合作性问题】

1．知识缺乏　缺乏饮食控制的相关知识。

2．营养失调：低于或高于机体需要量　与血糖代谢异常有关。

3．有感染的危险　与糖尿病患者抵抗力下降有关。

4．有胎儿受伤的危险　糖尿病可能引起巨大儿、畸形儿、胎儿宫内窘迫等有关。

【护理措施】

（一）孕前期

为保护母亲健康与安全，减少胎儿畸形发生，糖尿病妇女应由内分泌及产科医师共同确定糖尿病病情程度，决定是否妊娠。

（二）妊娠期

1．孕期母儿监护　定期监测血糖及胎儿发育。孕早期应每周产前检查1次至第10周。妊娠中期每2周检查1次，一般妊娠20周时需及时增加胰岛素的用量，32周后每周检查1次。

（1）孕妇监护：①妊娠期控制血糖满意标准：孕妇无明显饥饿感，空腹血糖≥3.3mmol/L、餐前30分钟血糖≤5.3mmol/L；餐后2小时血糖≥4.4mmol/L、夜间血糖≤6.7mmol/L；②肾功能监测及眼底检查：每次产前检查应做尿常规，因15%孕妇餐后出现糖尿，尿糖也易出现假阳性，所以尿常规检查多用于监测尿酮体和尿蛋白，每月1次肾功能测定、糖化血红蛋白测定及眼底检查，预防并发症的发生。

（2）胎儿监测：定期常规B超检查，确定有无胎儿畸形，监测胎头双顶径、羊水量、胎盘成熟度等。胎儿超声心动图是产前诊断胎儿心脏结构异常的重要方法。妊娠28周以后，指导孕妇自我监护胎动，若12小时胎动数<10次，或胎动次数减少超过原胎动计数50%而不能恢复，则表示胎儿宫内缺氧。自妊娠32周开始，每周1次无激惹试验（NST）检查，36周后每周2次，了解胎儿宫内储备能力。连续动态地测定孕妇尿雌三醇及血中胎盘催乳素值，可及时判定胎盘功能。

2．饮食　饮食控制很重要。少食多餐，使孕妇血糖在正常范围且无饥饿感，保证妊娠期间热量和营养的供应。孕早期孕妇需要热量与孕前相同。孕中期后，每周热量增加3%～8%，其中碳水化合物占50%～60%、蛋白质20%～25%、脂肪25%～30%。一般建议将热量分配于三餐及三次点心中，早餐及早点摄取25%热量，午餐及午点占30%热量，晚餐占30%，睡前占15%，睡前点心需包含蛋白质及碳水化合物，预防夜间低血糖。控制餐后1小时血糖值<8mmol/L，同时每日给予钙剂1～1.2g，叶酸5mg，铁15mg及维生素。提倡多食绿叶蔬菜、豆类、粗谷物、低糖水果等，并坚持低盐饮食。

3．运动与休息　孕妇适度的运动可提高胰岛素的敏感性，改善血糖及脂代谢紊乱，避免体重增长过快，利于糖尿病病情的控制和正常分娩。运动方式以有氧运动最好，如散步、中速步行，每日至少1次，于餐后1小时进行，持续20～40分钟。通过饮食和适度运动，使孕期体重增加控制在10～12kg内较为理想。孕妇多以左侧卧位休息。

4. **合理用药** 多数 GDM 孕妇通过生活方式的干预可使血糖达标。不达标孕妇不宜口服降糖药,因磺脲类及双胍类降糖药均能通过胎盘,易对胎儿产生毒性反应。糖尿病患者经饮食治疗不能控制者应选用胰岛素。显性糖尿病患者在孕前期就应用胰岛素治疗。

5. **健康教育** 让患者及家属懂得糖尿病的一般知识,明白妊娠合并糖尿病的特点及危害,为糖尿病患者提供有效的家庭及社会支持。患者能主动参与和配合治疗,正确控制血糖。

6. **心理护理** 护理人员应提供各种交流的机会,鼓励其讨论面临的问题及心理感受。以积极的心态面对压力,并协助澄清错误的观念和行为,促进身心健康。讲解缓解心理压力的方法、发生高血糖及低血糖的症状及紧急处理步骤,鼓励孕妇外出携带糖尿病识别卡及糖果,避免发生不良后果。

(三)分娩期

1. **终止妊娠时间** 原则是在控制血糖,确保母儿安全的情况下,尽量推迟终止妊娠的时间,尽量接近预产期(38~39 周)。若血糖控制不良,伴有严重的合并症或并发症,如子痫、心血管病变、酮症酸中毒、胎儿窘迫等,则在告知患者并促进胎儿肺成熟后协助医生立即终止妊娠。

2. **分娩方式选择** 糖尿病不是剖宫产的指征。让患者知情选择分娩方式。妊娠合并糖尿病有胎位异常、巨大儿等使病情严重需终止妊娠时,常选择剖宫产。若胎儿发育正常,宫颈条件较好,则适宜经阴道分娩。

3. **分娩时的护理** 分娩时应严密监测血糖、尿糖和尿酮体情况,按医嘱及时调整胰岛素用量,提供热量,预防低血糖。阴道分娩者,鼓励产妇左侧卧位,改善胎盘血液供应,密切监护胎儿状况。产程时间不超过 12 小时,如产程大于 16 小时易发生酮症酸中毒。糖尿病孕妇在分娩过程中,仍需维持身心舒适,给予支持以减缓分娩压力。

4. **新生儿护理** 无论体重大小均按早产儿护理。新生儿出生时取脐血检测血糖,并在 30 分钟后定时滴服 25% 葡萄糖液防止低血糖,同时注意预防低血钙、高胆红素血症及 RDS 发生。多数新生儿在出生后 6 小时内血糖值可恢复正常。糖尿病产妇,可接受胰岛素治疗,哺乳不会对新生儿产生不良影响。

(四)产褥期

产后由于胎盘的娩出,抗胰岛素激素迅速下降,大部分 GDM 患者不需要使用胰岛素。因此,分娩后 24 小时内胰岛素用量应减至原用量的 1/2,48 小时应减少到原用量的 1/3,产后需重新评估胰岛素的需要量。预防产褥感染,鼓励母乳喂养,建立理想的亲子关系。

【健康指导】

1. 指导产妇出院后坚持饮食控制及运动治疗。定期接受产科和内科复查,尤其 GDM 患者应重新确诊,产后空腹血糖正常者也需每 3 年复查血糖 1 次。

2. 糖尿病患者产后应长期避孕,最好使用安全套或结扎术,不宜使用避孕药及宫内节育器。

3. 观察新生儿有无并发症,多鼓励母乳喂养。

第三节 妊娠合并贫血

案例分析

孕妇23岁,孕1产0,早孕反应重,食欲差、呕吐剧烈。现妊娠10周,皮肤黏膜苍白,头晕、气短。实验室检查:血红蛋白50g/L、红细胞计数3.0×10^{12}/L、血细胞比容0.20、血清铁6.0μmol/L。

问题:

1. 孕妇出现什么情况?

2. 该患者如何护理?

贫血(anemia)是妊娠期最常见的一种合并症。是指人体外周血红细胞容量减少,低于正常范围下限的一种常见的临床症状。常以血红蛋白(Hb)浓度作为诊断标准。由于妊娠期血容量增加,其中血浆的增加多于红细胞数目的增加,血液稀释(又称生理性贫血)。妊娠期贫血的诊断标准较非孕期妇女相对较低,当孕妇血红蛋白<110g/L、血细胞比容<0.33,即可诊断为妊娠期贫血。

WHO最近资料表明,50%以上孕妇合并贫血,缺铁性贫血(iron deficiency anemia)是妊娠期最常见的贫血,占妊娠贫血的95%。本节主要介绍缺铁性贫血。由于妊娠期胎儿生长及胎盘发育,使需铁量增加,孕妇每日需铁至少4mg,一般食物不能满足机体需要,致使孕妇易出现缺铁性贫血。

【贫血与妊娠的相互影响】

1. 对母体的影响 重度贫血时,可导致贫血性心脏病、妊娠期高血压疾病性心脏病、产后出血、失血性休克、产褥感染等并发症的发生,危及孕产妇生命。贫血使孕妇耐受性差,易疲倦,可影响妊娠期孕妇心理,将妊娠看成一种负担而影响母子感情。

2. 对胎儿影响 孕妇骨髓和胎儿在竞争摄取母体血清铁的过程中,以胎儿组织占优势,一般情况下胎儿缺铁程度不会太严重。母体缺铁严重时,骨髓造血功能降低,导致重度贫血,胎儿生长发育所需的营养物质及氧缺乏,引起胎儿生长受限、胎儿宫内窘迫、早产等不良后果,围产儿死亡率增高。

【临床表现】

1. 症状 轻者无明显症状。重者表现为头晕、乏力、耳鸣、心悸、气短、面色苍白、食欲不振、腹胀、腹泻等症状,甚至出现贫血性心脏病、妊娠期高血压疾病性心脏病,孕产妇各种感染性疾病。可出现胎儿生长受限、胎儿宫内窘迫、早产等。

2. 体征 皮肤黏膜苍白、毛发干燥无光泽、脱发、指(趾)甲干扁、脆薄易裂或反甲(指甲呈勺状),可伴发口腔炎、舌炎、脾脏轻度肿大等。

【辅助检查】

1. 血象 呈小细胞低色素性贫血。血红蛋白<110g/L,血细胞比容<0.33或红细胞计数<3.5×10^{12}/L,则可诊断为妊娠期贫血。

2. 血清铁测定 孕妇血清铁<6.5μmol/L(35μg/dl)。

3. 骨髓象 红系造血呈轻度或中度增生活跃,以中、晚幼红细胞增生为主,骨髓铁染色可见细胞内外铁均减少,细胞外铁减少明显。

【治疗要点】

1. 轻度贫血　血红蛋白<110g/L，解除病因，给予饮食指导、补充铁剂。

2. 重度贫血　血红蛋白<60g/L，接近预产期或短期内行剖宫产术者，宜少量多次输血，最好补充浓缩红细胞。

3. 积极预防产后出血和产褥感染。

【护理诊断及合作性问题】

1. 活动无耐力　与贫血引起的疲倦有关。

2. 知识缺乏　缺乏妊娠合并贫血的保健知识。

3. 有胎儿受伤的危险　与孕妇贫血、早产有关。

4. 便秘　与服用铁剂有关。

【护理措施】

1. 一般护理

（1）妊娠前应积极治疗慢性失血性疾病。

（2）加强营养：纠正长期偏食等不良饮食习惯，摄取高铁、高蛋白质及高维生素C食物，如动物肝脏、瘦肉、蛋类、葡萄干及菠菜、甘蓝等深色蔬菜。但蔬菜、谷类、茶叶中的磷酸盐、鞣酸等影响铁的吸收，应注意饮食的搭配。

2. 病情观察

（1）妊娠期加强母儿监护，注意胎儿宫内生长发育状况，常规行血常规检测。

（2）分娩期严密观察产程，第二产程酌情阴道助产。

（3）产褥期密切观察子宫收缩及阴道流血。

3. 对症护理及特殊专科护理

（1）避免疲劳：妊娠期、产褥期增加休息。第二产程酌情给予阴道助产，减少孕妇体力消耗，避免疲劳。

（2）预防感染：增强机体抵抗力，在妊娠、分娩、产褥各期预防感染。

4. 用药护理

（1）注意补充铁剂，妊娠4个月后，首选口服铁剂，如硫酸亚铁0.3g，每日3次，同时服维生素C 0.1～0.3g及10%稀盐酸0.5～2ml，促进铁的吸收；多铁复合物的不良反应小，每次150mg，每日1～2次。铁剂对胃黏膜有刺激作用，引起恶心、呕吐、胃部不适等症状，应饭后或餐中服用。服用铁剂后，由于铁与肠内硫化氢作用而形成黑色便，应予以解释。服用抗酸药时须与铁剂交错时间服用。对于妊娠末期重度缺铁性贫血或口服铁剂胃肠道反应较重者，可采用深部肌内注射法补充铁剂，常见制剂有右旋糖酐铁及山梨醇铁。

（2）产妇临产前遵医嘱给予维生素K_1、卡巴克络（安络血）、维生素C等药物，并配血备用。

（3）胎儿前肩娩出时，遵医嘱肌注或静脉注射宫缩剂，以加强宫缩，减少出血。

（4）产褥期补充铁剂，纠正贫血并继续应用抗生素预防和控制感染。

5. 心理护理　提供家庭支持，加强亲子互动，避免产后抑郁。

【健康指导】

重度贫血不宜哺乳，详细讲解原因，并指导产妇及家人掌握人工喂养的方法。指导采取正确的回奶方法，如口服生麦芽冲剂或芒硝外敷乳房。提供避孕指导。提供家庭支持,避免产后抑郁。

(陈霞云)

 复习思考题

1. 孕妇 26 岁,孕 1 产 0,孕 40 周,下腹阵发性疼痛 5 小时入院。感心悸、胸闷、气短,平卧时症状加剧。平素月经规律。孕 32 周因夜间呼吸困难行心脏彩超发现房间隔缺损。查体:血压 100/60mmHg,脉搏 130 次 / 分,口唇紫绀,双肺底可及少量湿啰音。双下肢水肿(+)。产科检查:宫体可及规律宫缩,30～40 秒 /2～3 分钟,胎心 130 次 / 分。宫口开大 6cm。请思考:

(1)发生什么情况?

(2)如何护理?

(3)4 小时后宫口开全,在护理中尤其要注意什么?

2. 胡女士,孕 1 产 0,妊娠 39 周,下腹阵发性疼痛 6 小时入院。查体:脉搏 110 次 / 分,口唇微紫,双肺底未及明显湿啰音。胎位 LOA,胎心音 133 次 / 分,宫体可及宫缩 40～50 秒 /3～4 分钟,宫颈口开大 6cm,胎头 S＋1,骨盆测量正常。有先天性心脏病史,平时一般活动无不适。请思考:

(1)孕妇出现什么情况?

(2)在这一产程里如何处理?

(3)5 小时后,宫口开全,在护理上要注意什么?

3. 孕妇 30 岁,妊娠第一胎,妊娠 33 周。妊娠 28 周行 OGTT 试验有两项高于正常。请思考:

(1)这一期孕妇如何做好饮食护理?

(2)孕 38 周时估计胎儿体重 3.5kg,骨盆正常大小,未发现头盆不称。在分娩期的护理上需注意什么?

第十章

异常分娩患者的护理

 学习要点

1. 产力异常的原因、产程特点、对母儿的影响和护理措施。
2. 常见的异常骨盆的类型、产程特点和护理措施。
3. 常见胎位异常的种类、对产程的影响、对母儿的影响和护理措施。
4. 综合分析各种异常分娩。

影响分娩的主要因素有产力、产道、胎儿和精神心理因素。其中任何一个或一个以上因素异常，或这些因素之间不能相互适应，而使分娩受阻，称为异常分娩（abnormal labor），俗称难产（dystocia）。分娩过程中，顺产与难产可以相互转化。

第一节 产力异常

 案例分析

张女士，28岁，孕2产0，妊娠30周，规律下腹疼痛伴阴道血性分泌物6小时。查体：胎位 LOA，胎心率146次/分，宫缩20秒/7～8分钟，宫缩力弱，肛查胎先露S-3，宫颈管缩短，宫口可容一指尖。骨盆无异常。

问题：

1. 目前最恰当的处理措施是什么？
2. 经处理5小时后，宫口开大4cm，但宫缩弱，30秒/7～8分钟，胎心好，未破水，如何处理？

产力是分娩的动力，包括子宫收缩力，腹肌、膈肌收缩力和肛提肌收缩力，子宫收缩力为贯穿整个分娩始终的主力。产力异常即子宫收缩力异常，在分娩过程中，子宫收缩力的节律性、对称性、极性不正常，或频率、强度发生改变，称子宫收缩力异常。产力异常主要分为子宫收缩乏力和子宫收缩过强两大类，每一类又分为协调性和不协调性两种。

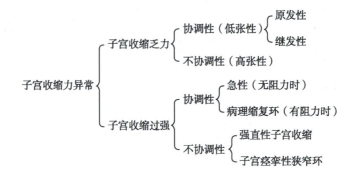

一、子宫收缩乏力

【病因】

1. 产道与胎儿因素 临产后，当头盆不称或胎位异常时，胎儿先露部下降受阻，不能紧贴子宫下段及宫颈内口，因而不能引起反射性子宫收缩，是导致继发性子宫收缩乏力的最常见原因。

2. 子宫因素 子宫壁过度膨胀（如双胎、巨大胎儿、羊水过多等）可使肌纤维过度伸展而失去正常收缩能力；子宫发育不良、子宫畸形（如双角子宫）；经产妇和子宫急慢性炎症、子宫肌纤维变性及结缔组织增生、子宫肌瘤等，均影响子宫收缩导致子宫收缩乏力。

3. 精神因素 初产妇多见（尤其是 35 岁以上高龄初产妇）。由于精神过度紧张，对分娩知识的不了解等，使大脑皮层功能紊乱，引起子宫收缩乏力。

4. 内分泌失调 临产后，产妇体内雌激素、缩宫素、前列腺素、乙酰胆碱等分泌不足，孕激素下降缓慢，子宫对乙酰胆碱的敏感性降低等，影响子宫肌兴奋阈，致使子宫收缩乏力。

5. 药物影响 临产后不恰当地使用大剂量镇静剂，如吗啡、氯丙嗪、哌替啶、巴比妥等，可引起继发性宫缩乏力。

6. 其他 营养不良、贫血和其他慢性疾病所致体质虚弱、膀胱直肠充盈、临产后进食与睡眠不足、体力过度消耗、前置胎盘影响先露下降等均可导致宫缩乏力。

【临床表现】

子宫收缩乏力分为协调性和不协调性两种，根据发生时期又分为原发性和继发性。原发性子宫收缩乏力是指产程开始即出现宫缩乏力；继发性子宫收缩乏力是指产程开始子宫收缩正常，只是在产程进展到某阶段而出现的子宫收缩乏力。

1. 协调性子宫收缩乏力 又称低张性子宫收缩乏力。子宫收缩具有正常的节律性、对称性和极性，但收缩力弱，宫腔内压力常低于 15mmHg，宫缩持续时间短，间歇时间长且不规律，宫缩 <2 次 /10 分。子宫收缩达高峰时，子宫体不隆起、不变硬，用手指压宫底部肌壁仍可出现凹陷，出现产程延长或停滞。

2. 不协调性子宫收缩乏力 又称高张性子宫收缩乏力。子宫收缩的极性倒置，宫缩兴奋点不是起自两侧子宫角，而是来自子宫下段的一处或多处，节律不协调；宫缩时，中段或下段强，而宫底部不强，宫缩间歇期子宫壁不能完全松弛。这种宫缩不能使宫颈口扩张和胎先露下降，属无效宫缩。产妇自觉下腹部持续性疼痛，拒按，精神紧张，烦躁不安。

3. 产程曲线异常 以上两种子宫收缩乏力,均可使产程图曲线异常。

(1) 潜伏期延长:从临产规律性宫缩开始至宫口扩张 3cm 称为潜伏期。初产妇潜伏期正常约需 8 小时,最大时限 16 小时,超过 16 小时称潜伏期延长[图 10-1(1)]。

(2) 活跃期延长:从宫口扩张 3cm 至宫口开全称活跃期。初产妇活跃期正常约需 4 小时,最大时限 8 小时,超过 8 小时称活跃期延长[图 10-1(2)]。

(3) 活跃期停滞:进入活跃期后,宫口不再扩张达 2 小时以上,称活跃期停滞[图 10-1(3)]。

(4) 第二产程延长:初产妇超过 2 小时,经产妇超过 1 小时尚未分娩,称第二产程延长[图 10-1(4)]。

(5) 第二产程停滞:第二产程达 1 小时胎头下降无进展称第二产程停滞。

(6) 胎头下降延缓:活跃期晚期及第二产程胎头下降速度每小时 <1cm,称胎头下降延缓。

(7) 胎头下降停滞:活跃期晚期胎头停留在原处不下降达 1 小时以上,称胎头下降停滞。

(8) 滞产:总产程超过 24 小时者。

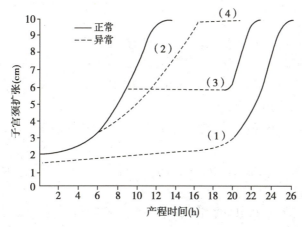

图 10-1 异常的宫颈扩张曲线
(1)潜伏期延长 (2)活跃期延长 (3)活跃期停滞 (4)第二产程延长

知识链接

新产程标准及处理的专家共识(2014)

目前,针对分娩人群的特点,如平均分娩年龄增高,孕妇和胎儿的平均体质量增加,硬脊膜外阻滞等产科干预越来越多,审视我们沿用多年的 Friedman 产程曲线,一些产程处理的观念值得质疑和更新。综合国内外相关领域文献资料的基础上,结合美国国家儿童保健和人类发育研究所、美国妇产科医师协会、美国母胎医学会等提出的相关指南及专家共识,中华医学会妇产科学分会产科学组专家对新产程的临床处理达成以下共识。

第一产程:

(1)潜伏期:潜伏期延长(初产妇>20 小时,经产妇>14 小时)不作为剖官产指征。破膜后且至少给予缩官素静脉滴注 12~18 小时,方可诊断引产失败。在除外头盆不称及可疑胎儿窘迫的前提下,缓慢但仍然有进展(包括宫口扩张及先露下降的评估)的第一产程不作为剖宫产指征。

(2)活跃期:以宫口扩张6cm作为活跃期的标志。活跃期停滞的诊断标准:当破膜且宫口扩张≥6cm后,如宫缩正常,而宫口停止扩张≥4小时可诊断活跃期停滞;如宫缩欠佳,宫口停止扩张≥6小时可诊断活跃期停滞。活跃期停滞可作为剖宫产的指征。

第二产程:第二产程延长的诊断标准:

(1)对于初产妇,如行硬脊膜外阻滞,第二产程超过4小时,产程无进展(包括胎头下降、旋转)可诊断第二产程延长;如无硬脊膜外阻滞,第二产程超过3小时,产程无进展可诊断。

(2)对于经产妇,如行硬脊膜外阻滞,第二产程超过3小时,产程无进展(包括胎头下降、旋转)可诊断第二产程延长;如无硬脊膜外阻滞,第二产程超过2小时,产程无进展则可以诊断。由经验丰富的医师和助产士进行的阴道助产是安全的,鼓励对阴道助产技术进行培训。当胎头下降异常时,在考虑阴道助产或剖宫产之前,应对胎方位进行评估,必要时进行手转胎头到合适的胎方位。

【对母儿影响】

1.对产妇的影响

(1)体力损耗:由于产程延长,产妇休息不好,进食少,精神疲惫及体力消耗,可出现产妇疲劳、肠胀气、尿潴留等,严重时可引起脱水、酸中毒、低钾血症。

(2)产道损伤:由于第二产程延长,膀胱被压迫于胎头和耻骨联合之间,可导致组织水肿、坏死,形成生殖道瘘。

(3)产后出血:产后宫缩乏力影响胎盘剥离、娩出和子宫壁血窦的关闭,容易引起产后出血。

(4)产后感染:产程长行多次肛查,或阴道检查、胎膜早破等增加感染机会。

2.对胎儿、新生儿的影响

(1)胎儿宫内窘迫或死亡:产程长,不协调性宫缩乏力使胎盘血循环受阻,胎儿在宫内缺氧。另外胎膜早破、脐带脱垂容易发生胎儿宫内窘迫或死亡。

(2)新生儿窒息:胎儿宫内窘迫未及时处理导致。

(3)新生儿产伤:产程延长,增加手术机会,胎儿产伤增多,引起新生儿颅内出血、头颅血肿、骨折及神经损伤等。

(4)新生儿感染:产程延长、胎膜早破及手术产引起。

【辅助检查】

1.实验室检查 血液生化检查可出现钾、钠、钙、氯等电解质的改变,尿液检查可出现尿酮体阳性。

2.胎心监测 超声多普勒胎心仪监测胎心变化。

【治疗要点】

1.协调性子宫收缩乏力 找出原因,排除头盆不称、产道狭窄、胎位异常后,针对原因加强宫缩。①一般处理:鼓励多进食,纠正酸中毒,给予镇静剂;②加强宫缩:人工破膜或静脉滴注缩宫素;③第二产程:无头盆不称,可加强宫缩,双顶径已通过坐骨棘平面,可产钳助产;④第三产程:肌注缩宫素,预防产后出血。

2. 不协调性子宫收缩乏力　恢复子宫收缩的生理极性和对称性,酌情给予镇静剂,禁用缩宫素。经处理,子宫收缩协调性未能恢复,或出现胎儿宫内窘迫,或伴有头盆不称,应行剖宫产。

【护理诊断及合作性问题】

1. 疼痛　与不协调性子宫收缩有关。

2. 有感染的危险　与产程延长、胎膜破裂时间较长及多次肛查有关。

3. 疲乏　与孕妇体力消耗、产程延长有关。

4. 有胎儿受伤的危险　与产程延长有关。

5. 焦虑　与担心自身及胎儿安全有关。

【护理措施】

(一)协调性子宫收缩乏力

了解有无头盆不称或胎位异常情况。有头盆不称,估计不能从阴道分娩者,应及时作好剖宫产的术前准备;无头盆不称和胎位异常,估计能从阴道分娩者,行以下护理。

1. 第一产程的护理

(1)一般护理:鼓励产妇多进易消化、高热量饮食,补充营养、水分、电解质,摄入量不足者应补充液体,伴酸中毒时应补充 5% 碳酸氢钠。

(2)加强子宫收缩

1)解除膀胱或直肠充盈:排尿困难者,给予诱尿或导尿。初产妇宫颈口开大不足3cm,胎膜未破者,可给予温肥皂水灌肠,促进肠蠕动,排除粪便和积气,可刺激子宫收缩。

2)人工破膜:宫口扩张 3cm 或以上、无头盆不称、胎头已衔接者,可行人工破膜。

3)针刺穴位:通常针刺合谷、三阴交、太冲等穴位。

4)缩宫素静脉滴注:适用于协调性子宫收缩乏力、宫口扩张≥3cm、胎心好、胎位正常、头盆相称者。有明显产道梗阻或伴瘢痕子宫亦不宜使用。先用缩宫素 2.5IU 加入 0.9% 生理盐水 500ml 静脉滴注,每滴含缩宫素 0.33mIU,调节为 4~5 滴 / 分,根据宫缩情况调节滴速,调整间隔时间是 15~30 分钟,一般不宜超过 60 滴 / 分,使子宫收缩持续 40~60 秒,间隔 2~3 分钟(宫腔压力 50~60mmHg)。

使用缩宫素应有医师或助产士守护床旁。监测宫缩、胎心、血压及产程进展情况。若出现 10 分钟内宫缩超过 5 次,宫缩持续 1 分钟以上,或胎心率有变化,应立即停止滴注。如有血压升高,应减慢滴速。缩宫素有抗利尿作用,需警惕水中毒发生。

5)地西泮静脉推注:按医嘱给予地西泮 10mg 缓慢静脉推注,软化宫颈、促进宫口扩张。

(3)剖宫产术的准备:经上述处理产程无进展,或出现胎儿宫内窘迫、产妇体力衰竭等,应作好剖宫产术的术前准备。

2. 第二产程的护理　如无头盆不称可加强子宫收缩,如胎头双顶径已通过坐骨棘水平,行阴道助产,作好抢救新生儿的准备。

3. 第三产程的护理　为预防产后出血及感染,当胎儿前肩娩出时,遵医嘱给予宫缩剂肌注或静脉滴注,产后使用抗生素防治感染。

(二)不协调性子宫收缩乏力

关心产妇,指导产妇宫缩时深呼吸、腹部按摩,放松腹部以缓解疼痛。按医嘱予适当的镇静剂如哌替啶 100mg 肌注或地西泮 10mg 静脉推注，使产妇充分休息。经处理后，一般能恢复为协调性子宫收缩。若未能纠正，或伴有胎儿宫内窘迫、头盆不称等，均应行剖宫产并作好抢救新生儿的准备。

（三）心理护理

产程中重视产妇的心理感受及情感诉说，对其顾虑给予解释及支持，用语言性或非语言性沟通技巧表达关心，使产妇树立分娩信心。鼓励家属提供持续性心理支持。

【健康指导】

1. 增加营养，增强产妇体力，预防子宫收缩乏力发生。

2. 注意卫生，清洗外阴，勤换衣。学会产后恶露的观察，及时发现异常。

3. 科学喂养新生儿，能初步辨别新生儿是否异常。

二、子宫收缩过强

【病因】

目前不明确，可能与下列因素有关。

1. 急产　经产妇软产道阻力小。

2. 缩宫素使用不当　剂量过大或产妇过于敏感。

3. 胎盘早剥　血液侵入子宫肌层致宫缩过强。

4. 待产妇精神紧张、极度疲劳。

5. 阴道内操作过多或不当。

【临床表现】

子宫收缩过强分为协调性子宫收缩过强与不协调性子宫收缩过强两种。

1. 协调性宫缩过强　表现为子宫收缩有节律性、对称性和极性，仅子宫收缩力过强、过频。宫腔内压力≥60mmHg，宫口扩张速度≥5cm/h（初产妇）或 10cm/h（经产妇），如产道无梗阻，宫口在短时间内开全，分娩在短时间内结束，总产程不足 3 小时称为急产。多见于经产妇，产妇往往有痛苦面容，不断喊叫。

2. 不协调性宫缩过强　有两种表现：

（1）强直性子宫收缩：是由于宫颈口以上子宫肌纤维出现强直性痉挛性收缩所致。表现为宫缩间歇极短或无明显间歇，产妇持续性腹痛、烦躁不安。胎方位触诊不清，胎心音听不清。有时可在脐下或平脐处见一环状凹陷，即病理性缩复环，为先兆子宫破裂的征象。

（2）子宫痉挛性狭窄环：指子宫局部肌肉呈痉挛性不协调性收缩所形成的环状狭窄，持续不放松。狭窄环可发生在宫颈、宫体的任何部位，多在子宫上下段交界处，也可在胎体的某一狭窄部如胎颈、胎腰处（图 10-2）。产妇持续性腹痛、烦躁，宫颈扩张缓慢，胎先露下降停滞，胎心率不规则。阴道检查时可在宫腔内触及较硬而无弹性的狭窄环，此环与病理缩复环不同，特点是不随宫缩上升。

【对母儿影响】

1. 对母体影响　协调性宫缩过强造成急产，可致初产妇宫颈、阴道、会阴撕裂；接产时来不及消毒可导致产褥感染；产后子宫肌纤维缩复不良可发生胎盘滞留或产后出血。

2. 对胎儿及新生儿影响　过强、过频的宫缩影响子宫胎盘血液循环，胎儿在宫

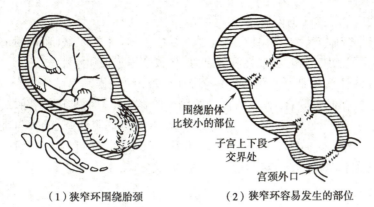

（1）狭窄环围绕胎颈　　　　　（2）狭窄环容易发生的部位

图 10-2　子宫痉挛性狭窄环

内缺氧，易发生胎儿窘迫、新生儿窒息或死亡。胎儿娩出过快，使胎头在产道内受到的压力突然解除，可致新生儿颅内出血。此外，分娩准备不充分，接生来不及消毒，易发生新生儿感染、坠地骨折及外伤。

【治疗要点】

判断发生急产的高危人群和急产征兆，正确处理急产，预防并发症。

【护理措施】

1. 预防宫缩过强对母儿的损伤　有急产史者，预产期前 1～2 周不宜外出，应提前 2 周入院待产。临产后不应灌肠，做好接产和抢救新生儿窒息的准备工作。

2. 临产期　已发生产程进展过速的产妇，可指导产妇于每次宫缩时张嘴哈气，不要向下屏气，减缓分娩速度，为消毒会阴、作好接生准备赢得时间。宫缩过强应及时给予宫缩抑制剂，如 25% 硫酸镁 20ml 加入 5% 葡萄糖液 20ml 缓慢静脉推注，不少于 5 分钟，或肾上腺素 1mg 加入 5% 葡萄糖 250ml 内静脉滴注。若胎儿无窘迫征象，可给予哌替啶 100mg 或吗啡 10mg 肌注，一般可消除异常宫缩。若子宫收缩恢复正常，可行阴道助产或等待自然分娩。若经上述处理，子宫痉挛性狭窄环不能缓解，宫口未开全，胎先露高，或伴有胎儿窘迫征象，或属梗阻性难产，应立即行剖宫产结束分娩。同时提供减轻疼痛的支持性措施。

3. 分娩期　分娩时尽可能作会阴侧切术，防止会阴撕裂。软产道有裂伤者应及时缝合。急产来不及消毒或新生儿坠地者，新生儿应肌注维生素 K_1 10mg 预防颅内出血，肌内注射精制破伤风抗毒素 1500U。

4. 产后护理　观察子宫复旧、会阴伤口、阴道出血、生命体征等。若产妇出现新生儿意外，需协助产妇及家属顺利度过心理悲痛期。

第二节　产　道　异　常

产道异常包括骨产道异常及软产道异常，临床上以骨产道异常最常见。

一、骨产道异常

【骨产道异常的特点及临床表现】

1. 骨盆入口平面狭窄　其骶耻外径 <18cm，入口前后径 <10cm，对角径 <11.5cm。

常见有单纯扁平骨盆和佝偻病性扁平骨盆。

妊娠末期或临产后出现胎位异常，胎头衔接受阻，不能入盆，临产后前羊水囊受力不均，易出现胎膜早破，继发性宫缩乏力，导致产程延长和停滞。

为充分估计头盆是否相称，常作跨耻征检查：孕妇排空膀胱，仰卧，两腿伸直。检查者将手放在耻骨联合上方，将浮动的胎头向骨盆腔方向推压。若胎头低于耻骨联合平面，表示胎头可以入盆，头盆相称，称胎头跨耻征阴性；若胎头与耻骨联合在同一平面，表示可疑头盆不称，称胎头跨耻征可疑阳性；若胎头高于耻骨联合平面，表示明显头盆不称，称胎头跨耻征阳性（图10-3）。

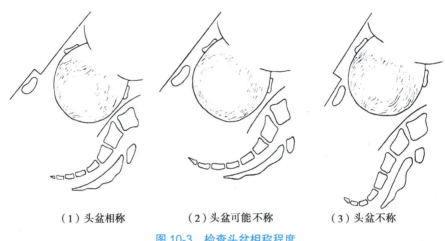

（1）头盆相称　　　　（2）头盆可能不称　　　　（3）头盆不称

图10-3　检查头盆相称程度

2. 中骨盆及骨盆出口平面狭窄　见于漏斗骨盆：即骨盆入口平面各径线正常，两侧骨盆壁向内倾斜，状似漏斗。特点是中骨盆及出口平面明显狭窄，坐骨棘间径＜10cm，坐骨结节间径＜8cm，耻骨弓角度＜90°。坐骨结节间径与出口后矢状径之和＜15cm。

胎头内旋转受阻，容易发生持续性枕横位或枕后位。胎头压迫产道易致生殖道瘘，胎膜早破及手术助产增加感染机会。严重梗阻性难产出现先兆子宫破裂甚至子宫破裂。

3. 骨盆三个平面狭窄　骨盆外形属女性骨盆，但骨盆入口、中骨盆及骨盆出口平面均狭窄，每个平面径线均小于正常值2cm或更多，称均小骨盆。多见于体形匀称、身材矮小的妇女，临产后出现宫缩乏力及产程延长，无法从阴道分娩而强行阴道助产，可导致产道严重损伤。

4. 畸形骨盆　骨盆失去正常形态称畸形骨盆，包括现已罕见的骨软化症骨盆与偏斜骨盆。

【对胎儿、新生儿影响】

1. 胎位异常。

2. 胎儿窘迫、胎死宫内、新生儿窒息、新生儿死亡。

3. 胎头下降受阻发生颅内出血。

4. 新生儿产伤和感染，围生儿死亡率高。

【治疗要点】

明确狭窄骨盆的类别和程度，了解胎位、胎儿大小、胎心、宫缩强弱、宫颈扩张程度、破膜与否，结合年龄、产次、孕产史，综合分析，选择分娩方式。

【护理措施】

（一）产程护理

1. 骨盆入口平面狭窄　估计不能经阴道分娩者，行剖宫产术的术前准备。轻度头盆不称可试产，试产护理要点：

（1）专人护理，保证理想的产力。

（2）少肛查，禁灌肠，试产中少用镇静、镇痛药。

（3）观察产程进展及胎儿情况，注意有无脐带脱垂、先兆子宫破裂征象。

（4）若试产2～4小时，胎头仍不入盆，或出现胎儿窘迫，应停止试产，及时剖宫产。

2. 中骨盆及出口平面狭窄　明显头盆不称者（绝对性骨盆狭窄）应剖宫产结束分娩。轻度头盆不称（相对性骨盆狭窄），在严密监护下试产，如宫口开全，胎头双顶径达坐骨棘水平或以下，可阴道助产，若胎头双顶径未达坐骨棘水平，或出现胎儿窘迫征象，应作好剖宫产准备。

3. 骨盆三个平面均狭窄（均小骨盆）　如估计胎儿不大，头盆相称，产力好者可以试产，反之应剖宫产。

（二）心理护理

为产妇及其家属讲明阴道分娩的可能性，及时反馈产程进展情况，增强产妇信心，解除产妇及家属顾虑，取得最好的配合。提供优质护理，建立医患信任感，缓解产妇恐惧心理，安全度过分娩期。

（三）预防产后出血和感染

胎儿娩出后，及时按医嘱使用缩宫剂、抗生素，预防产后出血和感染。胎先露长时间压迫阴道或出现血尿时，应及时留置导尿管8～12天，必须保持导尿管的通畅，以防发生生殖道瘘。

（四）新生儿护理

密切观察颅内出血或其他损伤的症状。

二、软产道异常

【临床表现及治疗要点】

1. 外阴异常　外阴瘢痕、坚韧，外阴水肿，由于组织缺乏弹性，伸展性差，导致阴道口狭窄，影响胎头娩出或造成严重的软组织撕裂伤。

2. 阴道异常

（1）阴道纵隔：如伴有双子宫、双宫颈，当位于一侧子宫内的胎儿下降，通过该侧阴道娩出时，纵隔被推向对侧，分娩多无阻碍。当阴道纵隔发生于单宫颈时，纵隔位于胎先露的前方，如分娩有阻碍，需在纵隔中间剪断，待分娩结束后，再剪去剩余部分，用肠线间断缝合残端。

（2）阴道横隔：如横隔位置较低，并影响胎先露下降，当横隔被撑薄，可在直视下自小孔处将隔作X形切开，待分娩结束再切除剩余的隔，用肠线间断或连续缝合残端。如横隔高且坚厚，阻碍胎先露部下降，则需行剖宫产结束分娩。

（3）阴道狭窄：可由产伤、药物腐蚀、手术感染所致，使阴道瘢痕挛缩形成。如位置低、狭窄轻，可作较大的会阴侧切后经阴道分娩。如位置高、狭窄重，范围广，应行剖宫产结束分娩。

（4）阴道尖锐湿疣：妊娠期湿疣生长迅速，早期可治疗。体积大、范围广的阴道尖锐湿疣可阻碍分娩，发生裂伤、血肿，造成新生儿感染，故宜行剖宫产术。

3. 宫颈异常

（1）宫颈外口黏合：多在分娩受阻时发现，表现为宫颈管已消失而宫口却不扩张，仍为一很小的孔，一般用手指稍加压力分离黏合的小孔，宫口即可在短时间内开全，但有时需行宫颈切开术。

（2）宫颈水肿：多见于持续性枕后位或滞产，宫口未开全即过早使用腹压，致使宫颈前唇长时间被压于胎头与耻骨联合之间，血液回流受阻，引起宫颈水肿，影响宫颈扩张。可用1%普鲁卡因5～10ml在宫颈两侧分别注射或静脉推注地西泮10mg，当宫口近开全时，用手将水肿的宫颈前唇上推，使其越过胎头，即可经阴道分娩。如经上述处理无效，可行剖宫产术结束分娩。

（3）宫颈坚韧：多见于高龄初产妇，宫颈组织缺乏弹性或精神过度紧张，使宫颈挛缩，宫颈不易扩张。此时可静脉注射地西泮10mg，也可在宫颈两侧各注入1%普鲁卡因10ml，如不见缓解，应行剖宫产术。

（4）宫颈瘢痕：宫颈陈旧性损伤，如宫颈锥形切除术后、宫颈裂伤修补术后、宫颈深部电烙术后等所致的宫颈瘢痕，通常于妊娠后可以软化。如宫缩很强，宫颈仍不扩张，不宜久等，应行剖宫产术。

（5）子宫颈癌：此时宫颈硬而脆，缺乏伸展性，临产后影响宫颈扩张，如经阴道分娩，有发生大出血、裂伤、感染及癌症扩散等危险，故应行剖宫产术，同时行子宫切除术。

（6）子宫肌瘤：生长在子宫下段及宫颈的较大肌瘤，如果占据盆腔或阻碍于骨盆入口时，影响胎先露部进入骨盆入口，应行剖宫产术。如肌瘤在骨盆入口以上不阻碍产道则可经阴道分娩，肌瘤等产后再行处理。

【护理措施】

1. 减少产妇分娩的危险性　了解异常部位，评估对分娩的影响，协助医生作好相应处理。

2. 减少围生儿受伤　及时发现胎儿窘迫征象，检查新生儿有无产伤。

3. 预防产后感染　保持外阴清洁干燥，加强营养，增强抵抗力。

第三节　胎位、胎儿发育异常

一、胎位异常

案例分析

王女士，25岁，孕2产1，妊娠40周，下腹阵发性腹痛3小时入院。产科检查：头位于孕妇的左上部，胎心140次/分，宫口开大4cm。

问题：

1. 第一产程应注意什么？

2. 入院后估计胎儿体重3kg，入院后6小时检查宫口开全，写出此期的护理要点。

分娩时除枕前位为正常胎位外,其余均为异常胎位。

(一) 臀先露

臀先露是最常见的异常胎位,约占妊娠足月分娩总数的 3%~4%。由于胎头较胎臀大,分娩时后出胎头又无明显颅骨变形,往往造成娩出困难,加之脐带脱垂较多见,使围生儿死亡率明显增高。

根据胎儿两下肢所取的姿势分为以下几种:

1. 单臀先露或腿直臀先露　胎儿双髋关节屈曲,双膝关节伸直,先露为臀部。最多见。

2. 完全臀先露或混合臀先露　胎儿双髋关节及膝关节均屈曲,先露为臀和双足。较多见。

3. 不完全臀先露　以一足或双足,一膝或双膝为先露。较少见。

【临床表现】

1. 孕妇常感肋下有圆而硬的胎头　由于胎臀不能紧贴子宫下段和宫颈口,容易导致宫缩乏力,宫口扩张缓慢,使产程延长。由于胎臀小于头,易出现后出胎头困难,并可伴有胎膜早破、脐带脱垂、胎儿窘迫、新生儿产伤等并发症。围生儿死亡率是枕先露的 3~8 倍。

2. 腹部检查　子宫呈纵椭圆形,宫底部可触及圆而硬、有浮球感的胎头;耻骨联合上方可触到不规则、软而宽的胎臀,胎心在脐左(或右)上方听得最清楚。

3. 肛门检查及阴道检查　肛门检查时,可触及软而宽且不规则的胎臀,或触到胎足、胎膝。若胎臀位置高,肛查不能明确,可行阴道检查。阴道检查时,若胎膜已破,则可直接触到胎臀、外生殖器及肛门。一般手指放入肛门有环状括约肌收缩感,取出手指可见有胎粪。

【辅助检查】

B 超检查能准确探清先露部位、胎儿大小及其在宫内的情况。

【对母儿的影响】

1. 对母体的影响　胎臀不规则,不能紧贴子宫下段及宫颈内口,容易发生胎膜早破、继发性子宫收缩乏力及产程延长,使产褥感染及产后出血的机会增多。若宫口未开全强行牵拉胎足,容易造成宫颈和子宫下段撕裂。

2. 对胎儿、新生儿的影响　臀先露对前羊膜囊压力不均匀,常致胎膜早破、脐带脱垂和脐带受压,导致胎儿窘迫甚至死亡。由于后出胎头困难,可发生脊柱损伤、脑幕撕裂、新生儿窒息、臂丛神经损伤、胸锁乳突肌损伤等,导致斜颈及颅内出血。

【治疗要点】

1. 妊娠期　于妊娠 30 周前,臀先露多能自行转为头先露。若妊娠 30 周后仍为臀先露应予矫正。常用方法为:①膝胸卧位(图 10-4):让孕妇排空膀胱,松解裤带,取膝胸卧位,每日 2 次,每次 15 分钟,连续作 1 周后复查;②艾灸或激光照射至阴穴:每日 1 次,每次 15~20 分钟,5 次为一个疗程;③外转胎位术:应用上述矫正方法无效者,于妊娠 32~34 周时,可行外转胎位术。

2. 分娩期　应根据产妇的年龄、胎次、骨盆类型、胎儿大小、胎儿是否存活、臀先露类型以及有无合并症等决定分娩方式。

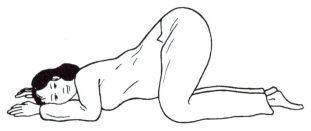

图 10-4　膝胸卧位

（1）剖宫产的指征：狭窄骨盆、软产道异常、胎儿体重 >3500g、胎儿窘迫、胎膜早破、脐带脱垂、高龄初产、有难产史、不完全臀先露等。作好剖宫产的术前准备。

（2）决定经阴道分娩时的处理：①第一产程：嘱产妇侧卧，避免站立走动。少作肛查，禁止灌肠，尽量避免胎膜早破。一旦破膜，应立即听取胎心音。若胎心音变慢或变快，应行肛查，必要时行阴道检查，了解有无脐带脱垂。当宫口开大至 4～5cm 时，若阴道口见胎足，应采取"堵"外阴的方法。当宫缩时用无菌巾垫以手掌堵住阴道口（图 10-5），让胎臀下降，待宫口开全后再让胎臀娩出。②第二产程：接产前，应导尿排空膀胱。初产妇一般应在会阴侧斜切开术后行臀位助产术。当胎臀自然娩出至脐部后，胎肩及胎头由接生者协助娩出。脐部娩出后，一般应在 2～3 分钟娩出胎头，最长不超过 8 分钟。③第三产程：产程延长易并发宫缩乏力性产后出血。胎盘娩出后，应肌注缩宫素，防止产后出血。产后仔细检查软产道，有裂伤及时缝合，并给予抗生素预防感染。

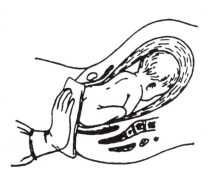

图 10-5　堵臀助宫颈扩张

【护理措施】

1. 及早发现异常胎位，作好胎位纠正指导。妊娠末期，产前检查发现孕妇胎产式、胎先露异常时，应耐心作好胎方位纠正的指导，如臀先露施行膝胸卧位的正确方法。

2. 临产过程中，密切观察母儿健康情况，注意观察宫缩、胎心率及产程进展，观察有无分娩异常及胎儿宫内窘迫。胎膜破裂时，注意是否出现胎心变化，防止脐带脱垂。

（二）持续性枕后位或枕横位

在分娩过程中，胎头以枕后位或枕横位衔接，在下降过程中，胎头枕部因强有力的宫缩绝大多数能向前旋转 135° 或 90°，转成枕前位分娩，若胎头枕骨持续不能转向前方，分娩后仍然位于母体骨盆后方或侧方，使分娩发生困难，称持续性枕后位或枕横位（图 10-6）。

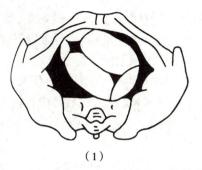 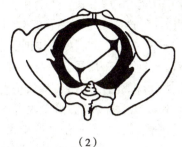

（1）　　　　　　　　　　　（2）

图 10-6　持续性枕后位

（1）枕左后位　（2）枕右后位

【临床表现】

1. 临产后胎头衔接较晚及俯屈不良　由于胎先露部不易紧贴子宫下段及宫颈内口，常导致子宫收缩乏力及宫颈扩张缓慢。枕后位时，因枕骨持续位于骨盆后方压迫直肠，使产妇过早出现排便感而向下屏气用力，容易导致产妇疲劳，宫颈前唇水肿，胎头水肿，影响产程进展。持续性枕后位、枕横位常致第二产程延长。

2. 腹部检查　在宫底部触及胎臀，胎背偏向母体的后方或侧方，在对侧可明显触及胎儿肢体。若胎头已衔接，可在耻骨联合上方触及胎儿颏部。胎心在脐下偏外侧最清楚，枕后位时因胎背伸直，胎胸贴近母体腹壁，胎心也可以在胎儿肢体侧的胎胸部位听到。

3. 肛查或阴道检查　当宫口部分扩张或开全时，若为枕后位，检查盆腔后部空虚，胎头矢状缝在骨盆斜径上，前囟在骨盆右前方，后囟在骨盆左后方则为枕左后位，反之为枕右后位。若胎头矢状缝位于骨盆横径上，后囟在骨盆左后方，则为枕左横位，反之为枕右横位。当出现胎头水肿、囟门触不清、颅骨重叠时，需行阴道检查，借助胎儿耳廓及耳屏位置及方向判定胎方位，若耳廓朝向骨盆侧方，为枕横位；耳廓朝向骨盆后方，为枕后位。

4. B超检查　可以准确探清胎头位置以明确诊断。

【对母儿影响】

1. 对母体的影响　胎位异常导致继发性宫缩乏力，使产程延长，需手术助产。手术助产使软产道损伤可能性加大，增加了产后出血及感染的机会。若胎头长时间压迫软产道，可发生软产道缺血、坏死、脱落，形成生殖道瘘。

2. 对胎儿的影响　由于第二产程延长和手术助产机会增多，常引起胎儿窘迫和新生儿窒息，使围生儿死亡率增高。

【治疗要点】

骨盆无异常、胎儿不大时可以试产。试产过程中，出现胎儿窘迫应剖宫产结束分娩。

1. 第一产程

（1）促进产程进展，减轻产妇疼痛：应保证产妇充分的休息和营养，鼓励产妇每 2 小时排尿 1 次，以减少膀胱充盈阻碍胎头下降。严密观察产程，注意胎头下降程度、子宫颈扩张程度、子宫收缩强弱及胎心有无改变，及早发现宫缩乏力。若产程无明显进展，胎头较高或出现胎儿宫内窘迫征象，应考虑剖宫产结束分娩。

（2）促进胎方位改变：①产妇体力充沛，大多数枕后位会转成枕前位；②指导产妇不可过早用力；③产妇可卧向胎背的对侧，以促进胎方位旋转，也可减轻背部的压痛。

2. 第二产程　第二产程如果进展缓慢，初产妇已近2小时，经产妇已近1小时，应行阴道检查。当胎头双顶径已达坐骨棘平面或更低时，可先徒手将胎头枕部转向前方，然后自然分娩或阴道助产。如转成枕前位有困难，也可向后转成正枕后位，再以产钳助产。如以枕后位娩出，需作较大的会阴侧切，以免造成会阴裂伤。如胎头位置较高，疑有头盆不称，则需行剖宫产结束分娩。

3. 第三产程　胎盘娩出后应立即肌注宫缩剂，以防产后出血。有软产道损伤者，应及时缝合。新生儿应重点监护，按手术产新生儿护理。凡行手术助产及有软产道损伤者，产后应给予抗生素预防感染。

【护理措施】

1. 促进产程进展　鼓励产妇每2小时排空膀胱一次，减少膀胱充盈阻碍胎头下降。注意观察宫缩与胎心情况，及早发现和纠正宫缩乏力。

2. 采取措施减轻产妇疼痛　背部按摩或侧卧位，可减轻骶部疼痛，以减少过早或过量使用止痛剂对胎儿或产程的不利影响。

3. 促进胎方位改变　第一产程时，最好用期待疗法观察一段时间，保持孕妇充沛的精力，大多数枕后位可转成枕前位。指导产妇睡向胎背的对侧，这种卧位可以促进胎方位旋转，也可减轻背部压痛。

二、胎儿发育异常

【临床表现】

1. 巨大胎儿　胎儿出生体重达到或超过4000g者称巨大儿。常见于父母身材高大、经产妇、孕妇患轻型糖尿病、过期妊娠等。临床表现为孕妇妊娠期子宫增大较快，常大于妊娠月份。妊娠后期可出现呼吸困难，孕妇自觉腹部沉重及两肋部胀痛。腹部触诊胎体大，先露部高浮。B超检查：胎体大，测胎头双顶径及腹围有助于判定巨大胎儿。常引起头盆不称、软产道裂伤、肩难产、新生儿产伤等。

2. 胎儿畸形　胎头颅腔内、脑室内外有大量脑脊液（500～3000ml）潴留，使头颅体积增大，颅缝明显增宽，囟门增大，称为脑积水。还有连体儿，胎儿颈、胸、腹等异常，使局部增大导致难产。

【辅助检查】

检查孕妇血糖情况。

B超了解胎儿生长情况，观察有无胎儿体表畸形等。

【治疗要点】

择期引产或行剖宫产。

【护理措施】

1. 密切监测产程的进展　巨大儿常使产程延长，增加胎儿窘迫的机会。临产过程中，护理人员宜密切监测胎心率、子宫收缩及产程进展，以便早发现产程异常及胎儿宫内窘迫。如发现异常，及早作好剖宫产术准备。

2. 检查新生儿的健康情况　分娩后检查经阴道分娩的巨大儿有无分娩时的产伤，如脑部和神经受损、锁骨骨折等。糖尿病母亲所生的新生儿需注意有无低血糖的表现。

3. 产后母亲的监测　产后持续监测母亲的生命体征、子宫底高度、恶露量，及早发现产后出血。

4. 提供情绪上的支持　对于发育异常的胎儿，父母会经历否认、愤怒、罪恶感等情绪后才能接受新生儿。护理人员应向产妇及家属解释与新生儿健康相关的问题及照顾方法，并提供抒发情绪的机会，以帮助父母成功地扮演称职的父母亲角色。

（陈霞云）

 复习思考题

扫一扫
测一测

1. 王女士，30 岁，妊娠 40 周，规律宫缩 8 小时，破膜 1 小时。现宫缩 20～30 秒 /6～7 分钟，头位，胎心音 130 次 / 分。骨盆测量：髂棘间径 23cm，髂嵴间径 25cm，骶耻外径 19cm，坐骨结节间径 9cm，宫高 35cm，腹围 87cm。宫口开大 4cm。请思考：

（1）发生什么情况？

（2）如何护理？

2. 孕妇 25 岁，妊娠 40 周，规律宫缩 2 小时。LOA，未入盆，胎心音 130 次 / 分。骨盆测量：髂棘间径 20cm，髂嵴间径 22cm，骶耻外径 16cm，坐骨结节间径 7cm，宫高 35cm，腹围 87cm。请思考：

（1）发生什么情况？

（2）如何护理？

3. 初产妇，妊娠四十周，产程进展 24 小时，宫口开大 4cm，给予静脉点滴缩宫素后，宫缩持续不缓解，胎心 100 次 / 分，耻骨联合处有压痛。请思考：

（1）出现什么情况？

（2）首要的护理措施是什么？

第十一章

分娩期并发症患者的护理

学习要点

1. 胎膜早破的概念、护理措施及健康宣教内容。
2. 产后出血概念、原因、防治方法及护理措施。
3. 子宫破裂概念、临床表现及护理措施。
4. 羊水栓塞的概念及治疗要点。

第一节 胎 膜 早 破

案例分析

刘女士，G_1P_0，停经 35 周，入院前 2 小时突然发生大量阴道流液，1 小时后出现腹部坠痛。产科检查：宫高 37cm，腹围 105cm，胎位 ROA，胎心率 140 次 / 分，宫缩 20 秒 /4～5 分钟，骨盆测量正常。胎膜已破，增加腹压可见液体自阴道流出，色清，pH 试纸变蓝色。宫口未开，S-1。患者担心胎儿安危，心情无法平静。

问题：

试根据病例特点，制订合理的护理方案。

胎膜早破（premature rupture of membranes，PROM）是指胎膜在临产前自然破裂。发生在妊娠满 37 周后者，称足月胎膜早破，占分娩总数的 10%，发生在妊娠 20 周后、不满 37 周者，称未足月胎膜早破，占分娩总数的 2.0%～3.5%。胎膜早破是常见的分娩期并发症，可导致早产及围生儿死亡率增加，可使孕产妇宫内感染率和产褥感染率增加。

【病因与发病机制】

导致胎膜早破的确切病因尚不清楚，一般认为是多种因素共同作用的结果。

1. 胎先露衔接不良　如头盆不称、胎位异常等，使胎膜受压不均导致胎膜破裂。

2. 胎膜炎或胎膜营养缺乏　生殖道某些病原体如细菌、病毒等上行感染引起胎膜炎，或胎膜营养因素缺乏，如缺乏维生素 C、锌、铜等元素使胎膜张力下降而破裂。

3. **羊膜腔内压力增高** 如多胎妊娠、羊水过多等使羊膜腔压力升高,加上胎膜局部缺陷,容易引起胎膜早破。

4. **宫颈内口松弛** 由于手术、产伤或先天性因素等使宫颈内口松弛,前羊水囊楔入使胎膜受压不均致胎膜早破。

5. **创伤及刺激** 腹部受到撞击或者妊娠后期频繁性交均可导致胎膜早破。

【临床表现】

1. **症状** 孕妇自觉有较多液体突然从阴道流出,多无腹痛等其他临产先兆。当腹压增加时如咳嗽、打喷嚏、负重等,阴道流液量更多。

2. **体征** 阴道口可见液体流出,可混有胎脂、胎粪。肛诊时,触不到前羊膜囊,上推胎儿先露部可见到液体从阴道流出,有时可见流出液中混有胎脂,或被胎粪污染,呈黄绿色。

【辅助检查】

1. **阴道液酸碱度检查** 正常阴道 pH 为 4.5～5.5;羊水 pH 为 7.0～7.5;尿液 pH 为 5.5～6.5。用 pH 试纸检查,若流出液 pH≥6.5 时为阳性,提示胎膜早破可能性大,该方法诊断准确率达 90%。血液、尿液、宫颈黏液、精液及肥皂水等为碱性,可使测试呈假阳性。

2. **阴道液涂片检查** 阴道液涂片干燥后镜检见羊齿植物叶状结晶,可确定为羊水。

3. **羊膜镜检查** 可以直视胎先露部,看不到前羊膜囊,可确诊。

4. **胎儿纤维连接蛋白（fFN）测定** fFN 是胎膜分泌的细胞外基质蛋白,当宫颈及阴道分泌物内 fFN 含量＞0.05mg/L 时,胎膜抗张能力下降,易发生胎膜早破。

【治疗要点】

孕妇应住院待产,卧床休息,特别是胎先露未衔接者应绝对卧床,可采取左侧卧位,抬高臀部,注意避免不必要的阴道及肛门检查。治疗原则为预防发生感染和脐带脱垂。

1. 妊娠 28～32 周,胎儿宫内状态良好,羊水池深度≥3cm 者,可以期待疗法,应用宫缩抑制剂,给予倍他米松 12mg 静脉滴注,促胎肺成熟。

2. 妊娠 33～35 周,无产兆不伴感染,可在严密观察下待其自然分娩。

3. 妊娠 28 周以下,围生儿存活率低,须及时终止妊娠;有脐带先露或脐带脱垂者应在数分钟内结束分娩;孕龄＜37 周已临产,或孕龄达 37 周,破膜 12～18 小时仍未临产者,应尽快引产结束分娩。如胎头高浮、胎位异常、宫颈不成熟者应行剖宫产。

【护理诊断及合作性问题】

1. **有感染的危险** 与胎膜破裂后病原体上行感染有关。

2. **有胎儿受伤的危险** 与胎膜早破脐带容易脱垂,胎儿吸入感染羊水,早产儿肺部不成熟有关。

3. **恐惧** 与担心胎儿和自身健康状况有关。

【护理措施】

1. **一般护理** 应加强生活护理,协助进食、大小便等,勤巡视以便及时发现生活需要,将产妇日常用品放置在便于拿取处,呼叫器要保证伸手便可触及以利于当有需要时及时呼叫。帮助做好会阴部卫生,每天消毒外阴 2 次,勤换内衣裤和会阴垫,防止上行感染。

2. 病情观察

（1）破膜后应立即听胎心，注意观察宫缩、胎心，羊水的性状、气味、颜色及量，注意有无脐带脱垂和胎儿宫内窘迫。

（2）住院期间监测体温，按医嘱定期查血常规，观察孕妇的体温、心率等，了解有无感染征象。

3. 对症护理

（1）破膜患者取左侧卧位，抬高臀部，防止脐带脱垂造成胎儿宫内窘迫。

（2）一旦脐带脱垂，若宫口开全，先露已达坐骨棘下，应立即协助接产；若宫口未开全，应立即让产妇取头低臀高位，做好剖宫产及抢救新生儿的准备。

4. 用药护理　破膜时间超过 12 小时，应使用抗生素预防感染；阴道检查应严格无菌操作；胎膜已破而胎肺未成熟者可遵医嘱给予地塞米松促进胎儿肺成熟。若已临产或需要终止妊娠时，采取分娩期或剖宫产手术相应的护理措施。

5. 心理护理　鼓励患者说出担忧的问题和内心的感受，并给予心理安慰。发生脐带脱垂时，护理人员应保持镇静，紧急处理同时向患者说明发生的情况和采取的措施，以减轻患者紧张、恐惧心理，鼓励其面对现实，积极配合。

【健康指导】

为患者讲解相关疾病知识，了解胎膜早破的后果，使孕妇重视妊娠期卫生保健；避免能引起胎膜早破的诱发因素。宫颈内口松弛者应于 14～16 周行宫颈环扎术。注意妊娠期营养的补充，预防维生素 C 及钙、锌、铜等微量元素缺乏；胎先露部高浮、双胎、羊水过多等子宫过于膨大者，应多休息，避免腹压突然增加。若妊娠期突感较多液体从阴道流出时应立即平卧，并抬高臀部，尽快送医院。

第二节　产后出血

案例分析

某产妇，28 岁，G_1P_1，足月分娩，分娩中第二产程延长，行会阴侧切助产一男婴，体重 3900g，胎盘于胎儿娩出后 40 分钟自然娩出；产后观察：产妇阴道流出暗红色血，伴有血块；触摸子宫大而软，宫底升高；产妇出现眩晕、打哈欠、口渴、烦躁不安；继之出现四肢湿冷、面色苍白，脉搏 110 次 / 分，血压 80/50mmHg，呼吸急促等表现。

问题：

请说出该产妇产后出血的原因及相应的护理措施。

产后出血（postpartum hemorrhage）是指胎儿娩出后 24 小时内产妇出血量超过 500ml，剖宫产时超过 1000ml。产后出血是分娩期的严重并发症，居目前我国产妇死亡原因的首位，其发病率占分娩总数 2%～3%，但由于临床测量和收集分娩血量主观因素较大，在准确测量上存在一定的误差，实际发病率更高。多发生在产后 2 小时内。短时间内大量失血可发生失血性休克，休克时间过长可引起脑垂体缺血坏死，继发严重的腺垂体功能减退——希恩综合征（Sheehan syndrome）。

【病因与发病机制】

临床上引起产后出血的原因有子宫收缩乏力、胎盘因素、软产道损伤及凝血功能障碍。可由单一因素引起，也可相互影响。

1. 子宫收缩乏力 是产后出血的最主要原因，占产后出血总数的 70%～80%。妊娠足月时，血液以 600ml/min 的速度通过胎盘，胎儿娩出后子宫肌的收缩和缩复能有效的压迫血管从而止血。若由于各种因素影响子宫肌纤维的收缩和缩复，均能引起子宫收缩乏力性出血。这些因素包括产妇对分娩过度紧张；产程延长；临产后过多使用镇静剂、麻醉剂或宫缩抑制剂；产妇本身合并急慢性全身性疾病；子宫过度膨胀、子宫肌纤维病理改变等，使子宫不能正常收缩和缩复。

2. 胎盘因素

（1）胎盘滞留：胎盘剥离后由于宫缩乏力、膀胱充盈等使胎盘滞留在宫腔内，或因过早牵拉脐带或按摩子宫等操作不当、子宫异常收缩等引起胎盘剥离不全或嵌顿。影响胎盘剥离面血窦关闭，导致产后出血。

（2）胎盘粘连和植入：胎盘粘连于子宫壁或胎盘绒毛植入子宫肌层，胎盘不能自行完全剥离，则部分血窦开放，引起产后出血。

（3）胎盘胎膜残留：副胎盘或部分胎盘和（或）胎膜残留于宫腔内可影响子宫收缩致产后出血。

3. 软产道裂伤 往往因为急产、分娩时保护会阴或使用阴道助产手术方法不当等，致会阴、阴道、宫颈甚至子宫下段裂伤，若裂伤严重可致大出血的发生。

4. 凝血功能障碍 临床上较少见，包括妊娠合并凝血功能障碍性疾病，如血小板减少症、白血病等和妊娠并发症导致凝血功能障碍，如子痫、重度胎盘早剥、羊水栓塞等两种情况。这些原因引起的产后出血常难以控制。

【临床表现】

1. 子宫收缩乏力性出血 出血量与宫缩有密切关系，出血常呈间歇性，暗红色，有血凝块，宫缩加强后出血量减少。腹部检查时子宫轮廓不清，松软如袋状，触不到宫底。

2. 胎盘因素出血 常表现为胎盘娩出前阴道多量流血，伴宫缩乏力。检查时发现子宫内口附近呈痉挛性收缩，形成狭窄环，已剥离的胎盘嵌顿于子宫腔内，妨碍子宫收缩而出血。

3. 软产道裂伤出血 胎儿娩出后立即涌出大量鲜红色血液，持续不断，血液能自凝。检查可发现子宫下段、宫颈、阴道及会阴等有破裂伤口或血肿，子宫收缩良好。

4. 凝血功能障碍出血 表现为子宫大量出血或少量持续不断出血，血液不能自凝，不易止血，常伴有不同部位的出血。

【辅助检查】

1. 实验室检查 血小板计数、纤维蛋白原、凝血酶原时间等异常。

2. 产科检查 了解子宫收缩情况、娩出的胎盘胎膜缺损情况及软产道是否有损伤。

【治疗要点】

处理原则是针对原因迅速止血，补充血容量，纠正休克，预防感染。

1. 子宫收缩乏力者 加强宫缩是最迅速有效的止血方法。排空膀胱后采用以下方法：

（1）按摩子宫促其收缩：①单手按摩子宫法：将拇指在子宫前壁，其余4指在子宫后壁，均匀而有节律地按摩子宫，是最常用的方法（图11-1）；②双手按摩子宫法：一手置于产妇耻骨联合上缘，按压下腹中部，将子宫向上推，另一手握住宫体，在子宫底部有节律地按摩，同时间断地用力挤压子宫，使积存在子宫腔内的血块及时排出（图11-2）；③腹部-阴道双手按摩子宫法：一手握拳置于阴道前穹窿，顶住子宫前壁，另一手于腹壁按压子宫后壁，使子宫体前屈，两手相对紧压子宫并作按摩，不仅可刺激子宫收缩，还可使子宫内血窦关闭，减少出血（图11-3）。

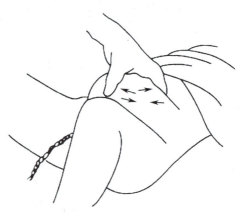

图 11-1　单手按摩子宫法

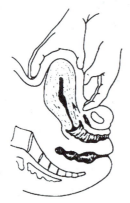

图 11-2　双手按摩子宫法

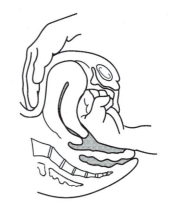

图 11-3　腹部-阴道双手按摩子宫法

（2）应用宫缩剂：遵医嘱给予缩宫素10U加于0.9%氯化钠注射液500ml静脉滴注，必要时缩宫素10U直接行宫体注射，使子宫处于良好收缩状态。麦角新碱0.2～0.4mg肌内注射或宫体直接注射，能使子宫下段、宫体及宫颈强烈收缩，对前置胎盘产妇产后出血效果较好，但心脏病、高血压患者慎用。

（3）填塞宫腔：用无菌纱布条填塞宫腔压迫止血，用于子宫全部松弛无力，虽经按摩和宫缩剂等治疗仍无效者。助手在腹部固定宫底，术者手持卵圆钳将无菌不脱脂纱布条送入宫腔内，自宫底由内向外逐层填塞。填塞后一般不再出血，应密切观察生命体征及宫底高度和大小，警惕因填塞不紧，宫腔内继续出血而阴道不出血的止血假象。24小时后取出纱布条，取出前先肌注宫缩剂。

（4）手术止血：结扎子宫动脉或髂内动脉。经抢救无效，危及产妇生命时，行子宫切除。

2．胎盘因素者　一是取出宫腔内的胎盘；二是从腹部挤压宫底，使胎盘排出；三是刮出残留在宫内的胎盘组织；四是对植入性胎盘行子宫次全切除术。

3．软产道损伤者　仔细检查，找到出血部位，及时准确修补裂口。

4．凝血功能障碍者　检查凝血功能，针对病因治疗，同时输新鲜全血，补充血小板、纤维蛋白原或凝血因子，控制出血。

【护理诊断及合作性问题】

1．潜在并发症　失血性休克。

2．有感染的危险　与失血过多抵抗力降低及手术操作有关。

3．活动无耐力　与大量失血和产后体质虚弱有关。

【护理措施】

1．一般护理

（1）增加营养：饮食以营养丰富易消化为原则，多进富含铁、蛋白质、维生素的食物，如瘦肉、鸡蛋、牛奶、绿叶蔬菜、新鲜水果等，注意少量多餐。

（2）注意卫生：保持病房通风、清洁，保持会阴清洁，每日用 0.5% 碘伏棉球擦洗外阴两次，并垫上消毒巾，操作中严格无菌，防止感染。

（3）协助产妇及时排空膀胱，早期哺乳，以利于子宫收缩，恶露排出。

2．病情观察　产后 2 小时严密观察产妇一般情况、宫缩、阴道流血、恶露的颜色、量、性状及会阴伤口情况，鼓励及早排空膀胱。胎儿娩出后，仔细测量和评估产后出血量，若产后 2 小时出血量≥100ml，产后 2～4 小时≥200ml 时，及时查明原因以便及时处理。严密观察产妇的生命体征，每日测 4 次体温。定时和产妇交谈，了解其神志是否清楚，观察尿量及颜色变化。

临床评估出血量的常用的方法有：①容积法：将阴道出血收集至产后专用接血器皿，用量杯准确测量出血量；②面积法：按事先测算的被血液浸湿的会阴垫面积每 $1cm^2$ 为 1ml 来估计出血量；③根据失血性休克程度估计失血量（粗略估计）：休克指数 = 脉率 / 收缩压。休克指数 =0.5，表示血容量正常；休克指数 =1.0，表示丢失血容量 10%～30%（500～1500ml）；休克指数 =1.5，表示丢失血容量 30%～50%（1500～2500ml）；休克指数 =2.0，表示丢失血容量 50%～70%（2500～3500ml）。

3．对症护理

（1）为患者提供安静的环境，作好抢救准备，产妇平卧，下肢略抬高，保暖、吸氧。

（2）协助医生针对原因迅速止血，纠正失血性休克及控制感染。

（3）失血性休克者：除以上护理外，应加强病情观察，同时及时建立良好的静脉输液通路，加快输液、输血速度，维持足够的血容量。

4．治疗护理

（1）预防产后出血

1）对患有可能影响凝血功能疾病者，宜治疗后再妊娠，若已妊娠应在早孕时终止妊娠。对妊娠合并肝脏疾病、血液系统疾病，或患有妊娠期高血压疾病、前置胎盘、多胎妊娠、羊水过多等有产前出血高危因素的孕妇要加强妊娠期管理，并提前入院待产。

2）第一产程应严密观察产程进展，及时解除可能影响产程进展的因素，鼓励和支持产妇，使其增加对分娩的信心，满足产妇需要，注意饮食，协助产妇保持足够体力，遵医嘱合理使用镇静剂和宫缩药。第二产程应指导产妇采取合适的分娩姿势，正确使用腹压，注意胎儿娩出不宜过快，掌握好会阴切开的时机，保护好会阴。第三产程正确处理胎盘剥离和娩出，并仔细检查胎盘胎膜完整性，避免残留。仔细检查软产道，认真缝合会阴切开伤口及软产道裂伤。

3）大多数产后出血发生于产后2小时，故产后2小时内护士应密切观察阴道流血量、子宫收缩情况、生命体征、膀胱充盈情况，督促产妇及时排尿，并注意其有无头晕，心慌，会阴部疼痛等主诉。鼓励母婴早期开始皮肤接触，帮助婴儿吸吮，有利于促进子宫收缩，预防产后出血。

（2）协助医师针对原因迅速止血。

5. 心理护理　进行产后出血的知识宣传教育，耐心听取产妇内心的感受，适时进行开导和劝慰，教会产妇放松的方法，消除患者恐惧心理，积极配合治疗；抢救过程中护理人员应保持镇静，工作紧张有序，以免导致产妇惊慌、恐惧。

【健康指导】

1. 饮食与休息　指导产妇进食营养丰富，如富含蛋白质、铁、维生素等的食物，如瘦肉、鸡蛋、奶类、绿叶蔬菜、新鲜水果等。出院后注意劳逸结合，循序渐进地增加活动量，以促进身体恢复。

2. 重视避孕　指导产妇采取适宜的避孕方法。

3. 做好出院指导　教会产妇自我保健技巧，继续观察子宫复旧及恶露情况，若出现阴道流血量多，恶露异味，腹痛等异常情况应及时就诊。明确产后复查时间，以便及时发现问题，调整指导计划。部分产妇分娩24小时后，于产褥期内发生子宫大量出血，成为晚期产后出血，多于产后1~2周内发生，也可推迟至6~8周发生，应密切注意。产后合理安排休息和活动时间，帮助身体恢复。

第三节　子宫破裂

案例分析

某孕妇，38岁，G₂P₁，现妊娠40周。10小时前出现规律腹痛，入院待产，4小时前宫口开全，1小时后胎儿仍未娩出。接产人员给予宫缩剂静脉点滴，30分钟后产妇感下腹部疼痛难忍，查体下腹部出现一凹陷，胎心率108次/分。接产人员用力按压产妇腹部，试图协助胎儿娩出，但产妇突然感到剧烈疼痛，大呼一声，随即腹痛感减轻，继之出现持续性腹痛，全身冷汗。急测血压80/50mmHg，脉搏120次/分。产妇面色苍白，表情淡漠，全腹压痛明显，腹壁下可触及胎儿肢体，未闻胎心。阴道少量鲜血流出。

问题：

请考虑目前应该采取的护理措施。

子宫破裂（rupture of uterus）是指子宫体部或子宫下段于妊娠晚期或分娩期发生的破裂，是产科最严重的并发症之一，若未及时诊治严重威胁母儿生命。多发生于经产妇，尤其是多产妇。近年来，由于加强妇女保健工作，子宫破裂的病例在我国发生率显著下降。

子宫破裂根据发生的时间分为妊娠期破裂和分娩期破裂；根据发生的原因不同可分为自发性破裂和损伤性破裂；根据发生的部位分为子宫体部破裂和子宫下段破裂；根据发生的程度分为完全性破裂和不完全性破裂（完全性破裂指宫壁全层破裂，使宫腔与腹腔相通；不完全性破裂指子宫肌层全部或部分破裂，浆膜层尚未穿破，宫腔与腹腔未相通）。

【病因与发病机制】

自发性破裂可发生在梗阻性难产致子宫下段过度延伸而破裂，也可发生在子宫手术后的切口瘢痕处；损伤性破裂是指难产手术操作不规范所致。

1. 梗阻性难产　是引起子宫破裂最常见的原因。由于骨盆狭窄、头盆不称、胎位异常、胎儿异常、软产道阻塞（宫颈瘢痕、肿瘤或阴道横膈）等因素，均可使胎头下降受阻，为克服阻力子宫强烈收缩，使子宫下段过度拉长变薄超过最大限度，引起子宫破裂。

2. 瘢痕子宫　较常见的原因。剖宫产或子宫肌瘤剔除术后的子宫肌壁留有瘢痕，妊娠晚期或分娩期子宫收缩牵拉及宫腔内压力升高而导致瘢痕破裂。宫体部瘢痕常在妊娠晚期自发破裂，多为完全性破裂；子宫下段瘢痕破裂多发生于临产后，多为不完全性破裂。近年由于剖宫产率增高，瘢痕子宫破裂发生率有上升的趋势。

3. 宫缩剂使用不当　在分娩前肌注缩宫素或过量静脉滴注缩宫素、前列腺素栓剂及其他子宫收缩药物使用不当或子宫对宫缩剂过于敏感，均可引起子宫收缩过强，加之先露下降受阻时可发生子宫破裂。

4. 手术创伤　多发生于不适当或粗暴的阴道助产手术，如宫口未开全行产钳或臀牵引术常可发生宫颈撕裂，严重时可波及子宫下段，发生子宫下段破裂。穿颅术、内倒转术操作不慎，或植入胎盘强行剥离，均可造成子宫破裂。

【临床表现】

子宫破裂大多数发生在分娩过程中，也可发生在妊娠晚期尚未临产时，通常是渐进发展的过程，多数可分为先兆子宫破裂和子宫破裂两个阶段。临床表现与破裂的时间、部位、范围、内出血的量、胎儿及胎盘娩出的情况以及子宫肌肉收缩的程度等有关。

1. 先兆子宫破裂　先兆子宫破裂的四大主要临床表现是子宫病理性缩复环形成、下腹部压痛、胎心率改变及血尿出现。

（1）症状：常见于发生梗阻性难产的产妇。在临产过程中，当子宫收缩加强、胎儿下降受阻时，产妇烦躁不安、疼痛难忍、下腹部拒按、表情极其痛苦、呼吸急促、脉搏加快。由于胎先露部紧压膀胱黏膜使之充血，出现排尿困难，甚至形成血尿。

（2）体征：先兆子宫破裂阶段子宫呈强直性收缩，胎心表现为先加快后减慢或听不清，胎动频繁。由于子宫收缩过频，胎儿供血受阻，表现为胎儿宫内窘迫。强有力的宫缩使子宫下段拉长变薄，而宫体更加增厚变短，两者间形成明显的环状凹陷，称为病理性缩复环，此环会随着产程进展逐渐上升达脐部以上。子宫下段压痛明显，甚至出现血尿、这种情况若不及时排除，子宫将很快在病理性缩复环处或其下方发生破裂。

2. 子宫破裂

（1）症状：继先兆子宫破裂症状后，产妇突感下腹部撕裂样剧痛，子宫收缩骤然停止，腹痛稍缓解后不久又出现全腹持续性疼痛，伴有面色苍白、出冷汗、脉搏细数、呼吸急促、血压下降等休克征象。

（2）体征：患者出现全腹压痛、反跳痛等腹膜刺激征；腹壁下可清楚扪及胎体，子宫缩小位于侧方，胎心、胎动消失。阴道检查可见鲜血流出，肛查发现曾扩张的宫口回缩，下降中的胎先露升高甚至消失（胎儿进入腹腔内）。

【辅助检查】

1．腹部检查 可以发现子宫破裂不同阶段相应的临床症状和体征。

2．血常规检查 可见血红蛋白值下降，白细胞计数增加。

3．尿常规检查 可见有红细胞或肉眼血尿。

4．其他腹腔穿刺 可证实腹腔内出血；行超声波检查可协助发现子宫破裂的部位及胎儿与子宫关系，仅适用于可疑子宫破裂病例。

【治疗要点】

1．先兆子宫破裂 立即采取有效措施抑制子宫收缩，肌注哌替啶100mg，给予乙醚麻醉或全身静脉麻醉，备血同时尽快行剖宫产术结束分娩。

2．子宫破裂 一旦确诊应在积极抢救休克的同时，无论胎儿是否存活均应尽快做好剖宫产术前准备。手术方式应根据产妇的全身情况、破裂的部位及程度以及有无严重感染而决定，术中、术后应给大剂量抗生素控制感染。

【护理诊断及合作性问题】

1．疼痛 与强直性子宫收缩、病理性缩复环或子宫破裂血液刺激腹膜有关。

2．有感染的危险 与失血较多抵抗力下降，宫腔内容物进入腹腔有关。

3．潜在并发症 失血性休克，与子宫破裂后大量出血有关。

4．预感性悲哀 与切除子宫及胎儿死亡有关。

【护理措施】

1．一般护理 为产妇提供清洁舒适的环境，鼓励其进食，加强营养，满足机体的需要，以促进其恢复。

2．病情观察

（1）分娩中应密切监测宫缩、下腹疼痛的程度及子宫破裂的征象，如发现异常宫缩强度或腹部出现病理性缩复环，应立即报告医生并停用缩宫素，做好剖宫产术前准备。

（2）密切监测生命体征的变化，评估出血量并记录。

（3）注意产妇神志、面色、皮肤温度等变化，观察有无休克症状及休克的程度。

（4）留置尿管，观察尿色、尿量并记录。

（5）观察胎心、胎动，了解胎儿在宫内的安危。

3．子宫破裂的预防

（1）建立健全孕产期保健三级管理体系，向广大孕产妇及家属宣传围产期保健的重要性。

（2）瘢痕子宫者，应慎重选择终止妊娠的方式，提前2周入院待产。

（3）助产士应严密观察产程，注意产妇主诉、生命体征、宫缩情况、腹部体征、胎心、胎动状况，有无血尿等，及时发现异常。

（4）严格掌握缩宫素使用指征，遵医嘱正确使用，避免滥用或误用造成宫缩过强；严格掌握产科手术助产指征及操作规程；正确掌握剖宫产指征。

4. 先兆子宫破裂患者的护理

（1）密切观察产程进展，及时发现导致难产的诱因，注意胎儿心率的变化。

（2）待产时出现宫缩过强及下腹部压痛或腹部出现病理性缩复环时，应立即报告医师并停止缩宫素引产及一切操作，同时监测产妇的生命体征，按医嘱给予抑制宫缩、吸氧并做好剖宫产的术前准备。

（3）协助医师向家属交待病情，并获得家属同意签署手术协议书。

5. 子宫破裂患者的护理

（1）迅速给予输液、输血，短时间内补足血容量；同时补充电解质及碱性药物，纠正酸中毒；积极进行抗休克处理。

（2）术中、术后按医嘱应用大剂量抗生素以防感染。

（3）严密观察并记录生命体征、出入量；急查血红蛋白，评估失血量以指导治疗护理方案。

6. 提供心理支持　子宫破裂病情危重，产妇及家属会表现出恐惧、无助，护理应对其表示理解，向产妇及家属解释子宫破裂的治疗计划及再次妊娠的影响。对胎儿已死亡的产妇，要帮助其度过悲伤阶段，允许其表现悲伤情绪，倾听产妇诉说内心感受。

【健康指导】

1. 做好计划生育指导工作，避免多次人工流产；对有剖宫产史或有子宫手术史等子宫破裂高危因素者，应在预产期前 2 周住院待产。

2. 向产妇及家属讲解疾病知识，包括病因、治疗方案及对以后妊娠分娩的影响。

3. 剖宫产者注意产后保健，鼓励进食，加强营养，逐渐增加活动量，促进身体恢复，术后禁止性生活 3 个月。

4. 对子宫破裂进行修补术的患者，若无子女应指导避孕 2 年后再孕，避孕方法可选用药物或避孕套。

第四节　羊　水　栓　塞

案例分析

李女士，36 岁，G₁P₀，妊娠 39 周，1 小时前出现规律腹痛入院待产。2 小时后胎儿娩出。胎儿娩出后产妇突然发生呼吸困难、紧张，继而迅速出现呼吸衰竭、休克及昏迷。

问题：

请写出目前主要的处理方法和相应的护理措施。

羊水栓塞（amniotic fluid embolism）是指在分娩过程中羊水突然进入母体血液循环引起的急性肺栓塞、过敏性休克、弥散性血管内凝血（DIC）、肾衰竭或猝死等一系列病理生理变化的综合征，是极其严重的分娩期并发症。其发病急、病情凶险，是造成孕产妇死亡的重要原因之一。发生在足月分娩者，产妇死亡率可高达 80% 以上。也可发生在妊娠早、中期的流产、引产或钳刮术中，但情况较缓和，极少造成产妇死亡。近年研究认为，羊水栓塞主要是过敏反应，有学者建议命名为"妊娠过敏反应综合征"。

【病因与发病机制】

一般认为羊水栓塞是由羊水中的有形物质（胎儿毳毛、角化上皮、胎脂、胎粪）进入母体血液循环引起。目前认为与下列因素有关：

1. 羊膜腔内压力过高　临产后，尤其是第二产程子宫收缩时，羊膜腔压力升高可达 100～175mmHg，羊水被挤入破损的微血管而进入母体血液循环。

2. 血窦开放　分娩过程中，胎膜与宫颈壁分离或宫颈口扩张引起宫颈黏膜损伤时静脉血窦开放，羊水进入母体血液循环；宫颈撕伤、子宫破裂、前置胎盘、胎盘早剥或剖宫产术中羊水通过病理性开放的子宫血窦进入母体血液循环。

3. 胎膜破裂　大部分羊水栓塞发生于胎膜破裂之后，羊水可从子宫蜕膜或宫颈管破损的小血管进入母体血液循环；羊膜腔穿刺或钳刮术时子宫壁损伤处静脉窦亦可成为羊水进入母体的通道。

综上所述，高龄初产、经产妇、子宫收缩过强、急产、胎膜早破、前置胎盘、子宫破裂、剖宫产等是羊水栓塞的诱发因素。

【病理生理变化】

1. 肺动脉高压　羊水含有许多有形物质如毳毛、胎脂、上皮细胞、胎粪等，这些物质随羊水进入母体血循环后，在肺内形成小栓子，造成肺小血管机械性阻塞，导致肺动脉高压。同时这些有形物质可刺激肺释放前列腺素 F2a、5- 羟色胺等使肺血管反射性痉挛。肺动脉高压使右心负荷加重，引发充血性右心衰竭，同时肺动脉高压引发左心回心血量减少，因此左心室射血减少，从而导致周围循环衰竭。

2. 过敏性休克　研究认为，过敏反应是羊水栓塞一系列病理生理变化的核心问题。羊水成分作为抗原可引起变态反应，导致过敏性休克。此外，支气管痉挛，分泌物增多，肺通气和换气功能受损，还会反射性引起肺小动脉痉挛，加重肺动脉高压。

3. 弥散性血管内凝血（DIC）　羊水中含有大量促凝物质，可激活凝血系统，使得血管内广泛形成微血栓，消耗大量凝血物质。羊水中的纤溶激活酶还可激活纤溶系统，这一切使得血液由凝血亢进转为纤溶亢进，产妇表现为全身出血倾向和血液不凝固。

4. 急性肾衰竭　周围循环衰竭，弥散性血管内凝血等可导致肾脏急性严重缺血、损伤肾实质时，导致少尿甚至无尿等一系列肾衰竭表现。

【临床表现】

羊水栓塞起病急骤，来势凶险，多发生于分娩过程中，尤其是胎儿娩出前后的短时间内。典型的临床经过可分为休克期、出血期和肾衰竭期三个阶段：

1. 休克期　主要发生于产程中或分娩前后一段时间内，尤其是刚破膜不久，产妇突然寒战，出现呛咳、气急、烦躁不安、恶心、呕吐，继而出现呼吸困难、发绀、昏迷、脉搏细数、血压急剧下降，短时间内进入休克状态，约 1/3 患者可在数分钟内死亡，少数出现右心衰竭症状。

2. 出血期　经历休克期幸存者便进入凝血功能障碍阶段，表现为难以控制的大量阴道流血、切口渗血、全身皮肤黏膜出血、血尿及消化道大出血。产妇可死于出血性休克。

3. 肾衰竭期　患者出现少尿（或无尿）和尿毒症表现，主要由休克时间长、肾脏微血管栓塞缺血而引起肾组织损害所致。部分患者在休克出血控制后亦可因肾衰竭死亡。

上述三个阶段的临床经过可按顺序出现，也可不完全出现，或出现的症状不典型。

分娩期常以肺动脉高压、心功能衰竭和中枢神经系统严重受损为主要表现，而产后常以出血和凝血功能障碍为主要特征。

【辅助检查】

1．身体检查可以发现全身皮肤黏膜有出血点及淤斑，切口渗血，心率增快，肺部可闻及啰音等体征。

2．实验室检查痰液涂片可查到羊水内容物，腔静脉取血可查出羊水中的有形物质，DIC各项血液检查指标呈阳性。

3．心电图提示右侧房室扩大。

4．X线摄片约90%的患者可见肺部双侧弥漫性点状、片状浸润影，沿肺门周围分布，伴轻度肺不张及心脏扩大。

【治疗要点】

羊水栓塞病情凶险，一经确诊，应立即组织抢救。治疗原则为抗过敏、纠正呼吸循环功能衰竭和改善低氧血症；抗休克，纠正凝血障碍，防治肾衰竭及感染。

1．改善低氧血症 出现呼吸困难、发绀等表现时，应保持呼吸道通畅，立即面罩给氧，必要时进行气管插管、气管切开，加压给氧，应用解痉药物，缓解肺动脉高压，改善肺部血流灌注。

2．抗过敏和抗休克 使用肾上腺皮质激素对抗过敏反应，同时输注新鲜血和血浆以扩充血容量，升高血压，纠正心力衰竭。若产妇出现酸中毒和电解质紊乱及时给予纠正。

3．防治DIC 羊水栓塞早期血液处于高凝状态时应行抗凝治疗，当血液由高凝转化为纤溶亢进时，应进行抗纤溶治疗。出血期应快速输入新鲜血，积极补充凝血因子，或输入血小板，促进血液凝固。

4．防治肾衰竭 若血容量补足后仍然少尿，应及时给予利尿剂。

5．预防感染 使用广谱抗生素预防感染，选用抗生素时要考虑其肾毒性。

6．积极进行产科处理 羊水栓塞发生后，原则上应立即抢救产妇生命，待产妇病情稳定后剖宫产终止妊娠。若羊水栓塞发生于第二产程，可适时行阴道助娩。产后出血者，在纠正产妇凝血功能同时，视病情发展及严重程度，为挽救产妇生命，必要时可实施子宫切除手术。

【护理诊断及合作性问题】

1．潜在并发症 心力衰竭、休克、DIC、肾衰竭。

2．有胎儿窘迫的危险 与羊水栓塞、母体呼吸循环功能衰竭有关。

3．恐惧 与死亡逼近感及担心胎儿安危有关。

【护理措施】

1．一般护理 产妇取半卧位或抬高头肩部卧位，面罩加压给氧，纠正呼吸困难，必要时行气管切开插管，使用呼吸机维持有效的呼吸功能，改善缺氧状态。

2．病情观察

（1）严密观察血压、脉搏、呼吸、面色、尿量及动脉血气分析值的变化。

（2）严密观察全身出血倾向，有无阴道出血不止、注射部位出血不凝或皮肤黏膜出血症状。

（3）观察产程进展情况及胎心率变化。

3. 治疗护理

（1）羊水栓塞的预防

1）及时处理前置胎盘、胎盘早剥、子宫破裂等妊娠期及分娩期并发症。

2）分娩过程中需人工破膜时，避免在宫缩期实施，人工破膜需在宫缩间歇期进行，且破口不宜太大，使羊水缓慢流出。

3）遵医嘱正确使用缩宫素，密切监护产程，有宫缩过强、急产等情况时，要正确处理，严密观察。

4）剖宫产时要快速吸尽羊水；钳刮术时应先刺破胎膜，羊水流尽后在钳夹胎儿及胎盘胎膜组织。

（2）羊水栓塞患者的抢救与配合：一旦出现羊水栓塞的临床表现，应及时识别并立即给予紧急处理。最初阶段首先是纠正缺氧，解除肺动脉高压，防止心衰，抗过敏，抗休克。

1）吸氧：取半卧位，正压给氧，必要时行气管插管或气管切开，保证供氧，减轻肺水肿，改善脑缺氧。

2）抗过敏：按医嘱立即静脉推注地塞米松或氢化可的松静脉推注或滴注。

3）解痉挛：按医嘱使用阿托品、罂粟碱、氨茶碱等药，并观察治疗反应。

4）纠正心衰消除肺水肿：常用毛花苷丙（西地兰）静脉推注，必要时 1~2 小时后可重复使用，一般于 6 小时后再重复 1 次以达到饱和量。

5）抗休克纠正酸中毒：①右旋糖酐（低分子右旋糖酐）补足血容量后血压仍不回升，可用多巴胺加于葡萄糖液静脉滴注；② 5% 碳酸氢钠 250ml 静脉滴注，并及时纠正电解质紊乱。

6）DIC 阶段应加强早期抗凝，补充凝血因子，应用肝素；晚期抗纤溶同时也补充凝血因子，防止大出血。

7）少尿或无尿阶段要及时应用利尿剂，预防与治疗肾衰竭。

8）预防感染：遵医嘱选用肾毒性小的广谱抗生素预防感染。

（3）产科处理：原则上应在产妇呼吸循环功能得到明显改善，并已纠正凝血功能障碍后再处理分娩。

1）临产者监测产程进展、宫缩强度与胎儿情况。在第一产程发病者应立即考虑行剖宫产结束分娩以去除病因；在第二产程发病者可根据情况经阴道助产结束分娩；并密切观察出血量、血凝情况，如子宫出血不止，应及时报告医师做好子宫切除术的术前准备。

2）中期妊娠钳刮术中或于羊膜腔穿刺时发生者应立即终止手术，及时进行抢救。

3）发生羊水栓塞时如正在滴注缩宫素者应立即停止，同时严密监测患者的生命体征变化，定时测量并记录，同时做好出入量记录。

4. 提供心理支持　对于神志清醒的患者，应给予鼓励，使其增强信心并相信自己的病情会得到控制。对于家属的恐惧情绪表示理解和安慰，适当的时候允许家属陪伴患者，向家属介绍患者病情的严重性，以取得配合。待病情稳定后与其共同制订康复计划，针对患者具体情况提供健康教育与出院指导。

【健康指导】

讲解产前检查的重要性，加强产前检查，注意诱发因素，及时发现前置胎盘、胎盘早剥等并发症并及时处理。指导患者及其家属按医嘱用药治疗。注意加强营养和适当的休息与活动，以助恢复体力。指导再次怀孕需间隔的时间及避孕方法等注意事项。

（王丙娟）

复习思考题

扫一扫
测一测

1. 胎膜早破应采取哪些护理措施防止感染和脐带脱垂？

2. 子宫收缩乏力所致的产后出血如何护理？

3. 先兆子宫破裂的主要临床表现有哪些？

4. 简述羊水栓塞的治疗原则。

第十二章

产褥期并发症患者的护理

 学习要点

1. 产褥感染的概念、临床表现及护理措施。
2. 晚期产后出血、产后抑郁症的概念、临床表现、护理措施及健康指导。

第一节 产 褥 感 染

案例分析

产妇王某,28 岁,自然分娩,产后 3 天突然畏寒,高热达 40℃,呼吸 26 次 / 分,血压 110/85mmHg。恶心、呕吐,下腹疼痛,有压痛及反跳痛、腹肌紧张感。妇科检查:宫体压痛,复旧差,恶露浑浊有臭味。

问题:

请列出护理诊断及护理措施。

产褥感染(puerperal infection)是指分娩时及产褥期生殖道受病原体侵袭,引起局部或全身的感染,发病率约为 6%,是导致产妇死亡的四大原因之一。产褥病率(puerperal morbidity)是指分娩 24 小时以后的 10 日内,用口表每日测量体温 4 次,间隔时间 4 小时,有 2 次≥38℃。两者的不同在于产褥病率包括产后生殖道以外的身体其他部位感染与发热,如泌尿系感染、急性乳腺炎、上呼吸道感染等。

【病因与发病机制】

（一）诱因

1. 分娩降低或破坏了女性生殖系统的自然防御能力,机体抵抗力下降,易受病原体感染而致病。

2. 产妇若伴有贫血、胎膜早破、产程延长、产道损伤、胎盘残留、产后出血、产科手术操作等情况,使机体抵抗力下降或为细菌入侵繁殖创造条件。

（二）病原体

产褥感染可为单一的病原体感染,也可为多种病原体的混合感染,以混合感染多见。病原体有需氧菌、厌氧菌、真菌、衣原体及支原体等,以厌氧菌为主。常见的病原体有链球菌、大肠杆菌、葡萄球菌等。许多非致病菌在特定的环境下可以致病。

(三)感染途径

1. **外源性感染** 由被污染的衣物、用具、各种手术器械、物品等接触患者,病原体被带入生殖器官引起感染。临近预产期性交、阴道异物等将病原体带入阴道并繁殖;产褥期不注意卫生,如不洁的会阴垫、内裤、床单、便盆等都可能是感染的来源。

2. **内源性感染** 正常孕妇生殖道或其他部位寄生的病原体,在有感染诱因存在的情况下可致病。

【临床表现】

1. **急性外阴炎、阴道炎、宫颈炎** 由于分娩时会阴部损伤或手术产导致感染。外阴炎患者表现为局部灼热、疼痛、下坠感,切口边缘硬,红肿并有脓性分泌物。若切口感染,则见缝线陷入肿胀的组织内,针孔流脓。阴道、宫颈感染表现为黏膜充血、溃疡、分泌物增多并呈脓性,宫颈分泌物细菌培养阳性。严重者可致阴道粘连甚至闭锁。阴道炎、宫颈炎可向深部蔓延引起盆腔结缔组织炎。

2. **急性子宫内膜炎、子宫肌炎** 病原体经胎盘剥离面侵入,扩散到子宫蜕膜时称子宫内膜炎,表现为子宫内膜充血、水肿、坏死、有脓性渗出物。侵及子宫肌层则称子宫肌炎,表现为肌层肥厚、白细胞浸润,轻者可有下腹疼痛及压痛,低热、恶露增多伴臭味及子宫复旧不良,重者有头痛、高热、寒战、心率加快、白细胞增多,下腹部压痛轻重不一,恶露多少不一,宫腔分泌物细菌培养阳性。

3. **急性盆腔结缔组织炎、急性输卵管炎** 局部的感染可通过淋巴或血液扩散到子宫周围组织,如直肠、膀胱及子宫骶骨韧带周围,引起急性盆腔结缔组织炎症,可波及输卵管,形成输卵管炎症。患者有高热、寒战、厌食,下腹疼痛、下坠感,阴道检查或肛查发现子宫复旧不良,压痛明显。子宫旁结缔组织充血水肿、增厚或形成肿块。严重者侵及整个盆腔形成"冰冻骨盆"。

4. **急性盆腔腹膜炎及弥漫性腹膜炎** 炎症继续发展,扩散至子宫浆膜,形成盆腔腹膜炎。继而发展成弥漫性腹膜炎,出现全身中毒症状,如高热、恶心、呕吐、腹胀,检查下腹部可有明显的压痛、反跳痛。因为产妇腹壁松弛,故腹肌紧张多不明显。直肠子宫陷凹形成局限性脓肿。若脓肿波及肛管及膀胱可有腹泻、里急后重及排尿困难。急性期治疗不彻底可发展成慢性盆腔炎而致不孕。

5. **血栓性静脉炎** 胎盘剥离面的感染病原体在多种因素的作用下形成感染血栓,引起盆腔血栓性静脉炎,可累及卵巢静脉、子宫静脉等。病变常为单侧性,多发生于产后1~2周,患者继子宫内膜炎之后出现寒战、弛张热并反复发作。如为下肢血栓性静脉炎,病变多在股静脉、腘静脉及大隐静脉,表现为弛张热、下肢持续性疼痛,局部静脉压痛或触及硬条索状,血液回流受阻引起下肢水肿,皮肤发白,称"股白肿"。阳性体征不明显时可用彩色超声多普勒检查可协助诊断。

6. **脓毒血症及败血症** 当感染血栓脱落进入血液循环可引起脓毒血症,出现肺、脑、肾脓肿或肺梗死。若病原体大量进入血液循环并繁殖形成败血症时可危及生命。

7. **焦虑、恐惧** 因为起病急、重,产妇没有心理准备过程,故易产生焦虑、恐惧,严重感染时,产妇可因为母子的分离及不能亲自照顾自己的孩子而产生失落感、内疚感。

【辅助检查】

1．血常规检查　严重感染或全身感染时,白细胞计数增高。

2．宫颈、宫腔分泌物培养　阳性可帮助诊断子宫内膜炎。

3．后穹窿穿刺　急性盆腔腹膜炎时,直肠子宫陷凹脓肿形成,后穹窿穿刺有脓液,脓液培养可帮助诊断盆腔炎、腹膜炎。

【治疗要点】

1．支持疗法　增加蛋白质摄入,增强机体抵抗力,纠正贫血及电解质紊乱。

2．清除宫腔残留物,脓肿局限化并引流　若会阴切口或腹部切口感染,行切开引流。取半卧位以利于引流。

3．抗生素应用　按医嘱正确使用抗生素,感染严重者,首选广谱高效抗生素并进行综合治疗,使用前作药物敏感试验。

4．有血栓性静脉炎时,在应用大量抗生素的同时加用肝素,并口服双香豆素、双嘧达莫等。同时可用活血化瘀中药治疗。

5．若为中毒性休克、肾衰竭等,应积极抢救。

【护理诊断及合作性问题】

1．体温过高　与产褥感染有关。

2．疼痛　与感染有关。

3．焦虑　与疾病及母子分离或护理孩子的能力受影响有关。

4．知识缺乏　缺乏有关产褥感染的自我护理知识。

【护理措施】

1．一般护理　保证充足睡眠,严重感染如腹膜炎时,要卧床休息,以半卧位为宜,有利于炎症局限及恶露排出。给予高蛋白、高热量、高维生素饮食,并保证足够的液体摄入。

2．病情观察　严密观察体温、恶露及疼痛等,作好观察记录。

3．对症护理及特殊专科护理

（1）正确处理各产程:严格操作规程,坚持无菌操作,减少肛门检查次数,掌握阴道检查适应证。

（2）特殊操作的配合:如后穹窿穿刺、脓肿引流、清宫等。

（3）保持外阴部清洁:保持床单及衣物清洁,帮助产妇作好会阴的护理,及时更换会阴垫,促进身体舒适。外阴伤口可用红外线灯照射。

（4）高热患者护理:及时行物理降温,并注意保持水、电解质平衡。

（5）疼痛及呕吐患者:对症护理。

4．用药护理　正确执行医嘱,有效使用抗生素,维持血液有效浓度并观察药物的副作用。

5．心理护理　让患者倾诉不安、恐惧及母子分离的痛苦。告之疾病的症状、体征及可能的处理方法,指导自我护理,帮助患者及其家人护理好孩子,提供亲子机会,以减轻焦虑。

【健康指导】

提供有关产后休息、饮食、活动、服药及产后复查的指导。嘱产妇养成良好的卫生习惯,大小便后及时清洗会阴,注意内衣及床单的清洁。教会产妇如何识别产褥感染征象,如腹痛、发热等,嘱产妇及家属有异常情况及时就诊。

第二节 晚期产后出血

某产妇分娩后阴道持续流血,于产后第 7 天突然大量出血。面色苍白,体温 38.5℃,脉搏 110 次 / 分,呼吸 24 次 / 分,血压 80/56mmHg。妇科检查:子宫较大而质软,宫颈口松弛,并有血块和组织堵塞,血常规检查:血红蛋白 80g/L,红细胞 2.8×10^{12}/L。尿常规正常。B 超提示:宫腔内有残留物。

问题:

请列出具体护理措施。

分娩 24 小时以后,在产褥期内发生的子宫大量出血,称晚期产后出血(late puerperal hemorrhage)。以产后 1～2 周发病最为常见,亦有迟至产后 6 周发病者。阴道流血可为少量或中量,持续或间断;亦有表现为急剧大量出血,同时有血凝块排出。产妇多伴有寒战、低热,且常因失血过多导致严重贫血或休克。

【病因与临床表现】

1. 胎盘、胎膜残留 多发生于产后 10 日左右,残留的胎盘组织发生变性、坏死、机化,形成胎盘息肉,当坏死组织脱落时,暴露基底部血管,引起大量出血。临床表现为血性恶露持续时间长,以后反复出血或突然大量流血。检查见子宫复旧不全、宫颈口松弛,有时可触及残留组织。

2. 蜕膜残留 正常蜕膜多在产后 1 周内脱落,并随恶露排出。若蜕膜剥离不全而长时间残留,可影响子宫复旧,继发子宫内膜炎症,引起晚期产后出血。临床表现与胎盘残留不易鉴别,宫腔刮出物病理检查可见坏死蜕膜,混以纤维素、玻璃样变的蜕膜细胞和红细胞,但不见绒毛。

3. 子宫胎盘附着部位感染或复旧不全 子宫胎盘附着部位血管在分娩后即有血栓形成,继而血栓机化,出现玻璃样变,血管上皮增厚,管腔变窄、堵塞。胎盘附着面边缘有内膜向内生长,底蜕膜深层的残留腺体和内膜亦重新生长,使子宫内膜得以修复,此过程需 6～8 周。若胎盘附着面感染、复旧不全引起的出血,多发生在产后 2 周左右,表现为突然大量阴道流血,检查发现子宫大而软,宫口松弛,阴道及宫口有血块堵塞。

4. 剖宫产术后子宫切口裂开 多见于子宫下段剖宫产横切口两侧端。近年子宫下段横切口剖宫产广泛展开,有关横切口裂开引起大出血的报道时有发生,应引起重视。引起切口愈合不良造成出血的原因主要有:

(1)子宫切口感染:子宫下段切口与阴道口较近,易发生切口感染;产程延长、过于频繁的阴道检查、无菌操作不严、术中出血过多等,均增加感染机会。

(2)横切口选择过低或过高:位置过低,宫颈结缔组织血液供应不良,组织愈合能力较差,且靠近阴道,感染机会增加;位置过高,切口上缘宫体肌组织与子宫下段肌组织厚薄不一,缝合时不易对齐,愈合不良。

（3）缝合技术不当：组织对合不齐、手术操作粗暴、血管结扎不紧、切口两侧角部未将回缩血管缝扎而形成血肿、缝扎组织过多过密、切口供血不良等，均可影响切口愈合。

以上各种因素均可因缝线溶解脱落后，血窦重新开放，出现大量阴道流血，甚至引起休克。多发生在术后2～3周。

5．其他　产后子宫滋养细胞肿瘤、子宫黏膜下肌瘤等均可引起晚期产后出血。

【辅助检查】

1．血、尿常规检查　了解感染与贫血情况。

2．分泌物培养和药敏试验　以选择有效抗生素。

3．B型超声检查　了解宫腔内有无残留物、子宫切口愈合情况等。若有宫腔刮出物或切除子宫标本，应送病理检查以明确诊断。

【治疗要点】

1．药物治疗　少量或中等阴道流血，应给予足量广谱抗生素、子宫收缩剂，支持疗法及中药治疗。

2．手术治疗　疑有胎盘、胎膜、蜕膜组织残留或胎盘附着部位复旧不全者，刮宫多能奏效，操作力求轻柔，备血并作好开腹手术的术前准备。刮出物送病理检查，以明确诊断。术后给予抗生素及子宫收缩剂。

3．有效预防　剖宫产时合理选择切口，避免子宫下段横切口两侧角部撕裂，合理缝合。晚期产后出血的产妇往往可以追溯到第三产程和产后2小时阴道流血较多或怀疑胎盘胎膜残留的病史。因此，产后应仔细检查胎盘、胎膜，如有残缺，应及时取出；在不能排除胎盘残留时，应进行宫腔探查。术后应用抗生素预防感染。

【护理诊断及合作性问题】

1．焦虑　与出血持续不净担心身体健康有关。

2．有感染的危险　与失血致抵抗力下降有关。

3．潜在并发症　失血性休克。

【护理措施】

1．一般护理　应保持外阴清洁，使用消毒会阴垫，产褥期内禁止性生活，以防感染。加强营养，给予高蛋白、高维生素及富含铁的食物，注意休息，以增强机体的抵抗力。

2．病情观察　观察产后恶露的量及性状、子宫复旧的情况，出血量多者应注意血压、脉搏及呼吸的变化。

3．对症护理及特殊专科护理　出血少量者，遵医嘱给予抗生素和子宫收缩剂。出血量多者，应迅速建立静脉通路，作好术前准备，协助医生行刮宫术或剖腹探查术，将刮出物或切除的标本送病理检查。失血性休克者，遵医嘱输血。

4．心理护理　向患者及家属讲解出血的原因与治疗方案，并说明刮宫术或剖腹手术的重要性，使其配合治疗。关心、安慰患者，生活上给予照顾，以消除其焦虑及恐慌的心理。

【健康指导】

产褥期禁止盆浴及性生活，鼓励早期活动，指导产后健身操，避免长期仰卧位。作好围生期保健，尤其是第三产程的处理与产褥期保健。对有高危妊娠史、异常分娩史及产褥病史的产褥期妇女应增加产后访视次数。

第三节　产后抑郁症

案例分析

　　某产妇，足月分娩一男婴，4周后一直情绪低落，有时叹气，有时暗暗哭泣，全天睡眠达20小时，生活不能自理，也无法照看孩子，很少给婴儿喂奶，查体温36.3℃，脉搏80次/分，呼吸16次/分，血压105/80mmHg，子宫复旧良好，阴道恶露无异常，各系统检查正常，家中未发生纠纷。

　　问题：

　　发生了什么情况？请列出主要护理措施。

　　产后抑郁症多发生于产褥期，主要表现为心理抑郁、易激惹、恐怖、焦虑、沮丧以及对自身、婴儿过度担忧，常失去照料婴儿及生活自理的能力。其发病率国内资料较少。

【病因与发病机制】

　　病因尚不清楚，与神经内分泌和精神因素有关。分娩后产妇体内的绒毛膜促性腺激素（HCG）、胎盘生乳素（HPL）、孕激素、雌激素含量急剧下降，致脑内和内分泌组织的儿茶酚胺减少，影响脑活动。异常妊娠、分娩史，包括产时、产后的并发症、难产、滞产、手术产等均可给产妇带来紧张和恐惧的心理，引起内分泌功能不稳定。

　　产后抑郁的高危因素包括：家族精神病史、孕产期不良生活事件、社会支持缺乏、婴儿健康状况不佳、个性情绪不稳定等。

【临床表现】

　　1. 产后沮丧　产后短暂的抑郁，其发病率约为50%～80%。产妇主要表现为情绪不稳定、感觉孤独等。可发生在产后任何时间，通常在产后3～4日出现，产后5～14日为高峰期。可持续数小时、数天甚至2～3周。

　　2. 产后抑郁　产后抑郁是一组非精神病性的抑郁综合征。一般发生在分娩后的2周，其症状比产后沮丧持续时间长，可持续数周甚至一年。患者表现为易疲劳、乏力，对周围事物缺乏兴趣，失去照料婴儿及生活自理的能力，担心婴儿或自己受到伤害，自责、自罪等，严重者可有伤害婴儿或自我伤害的行为。

【治疗要点】

评估病情，识别诱因，给予心理支持，缓解其压力并对症治疗。

【护理诊断】

　　1. 知识缺乏　产妇缺乏产褥期抑郁症相关知识。

　　2. 家庭应对无效　与产妇的抑郁行为有关。

　　3. 有暴力行为的危险　与产后严重的心理障碍有关。

【护理措施】

　　1. 心理护理　倾听产妇诉说心理问题，做好产妇心理疏通工作。解除不良的社会、心理因素，减轻其心理负担。对于有不良个性的产妇，应给予相应的心理指导，减少或避免精神刺激，减轻生活中的应激性压力。

2．发挥社会支持系统作用　手术产及存在抑郁症高危因素的产妇应给予足够的重视，注意发挥社会支持系统积极的作用，改善家庭关系及家庭生活环境等。

3．促进产妇角色认同　协助并促进产妇适应母亲角色，指导产妇与婴儿进行交流、接触，为婴儿提供照顾，培养产妇的自信心。

4．警惕产妇的伤害行为　警惕产妇伤害性行为，注意做好安全保护。

【健康指导】

嘱出院后产妇的丈夫和家人应继续发挥良好的支持系统作用，耐心倾听产妇的诉说并及时给予安慰和指导。教会产妇出院后护理婴儿的技巧，定期随访。病情严重者家人应及时与医生联系并给予心理咨询和治疗。

（张　丽）

扫一扫
测一测

复习思考题

1．叙述产褥感染的临床表现和类型。

2．叙述晚期产后出血的临床表现。

3．预防和处理产后抑郁的关键是什么？

第十三章

课件
13章PPT

女性生殖系统炎症患者的护理

学习要点

1. 女性生殖系统的自然防御功能；常见妇科炎症的病因、传播途径、典型临床表现、治疗要点、护理措施。

2. 非特异性外阴炎和前庭大腺炎的临床表现及护理措施。

3. 盆腔炎性疾病的高危因素、临床表现、治疗要点及护理措施。

扫一扫
知重点

第一节 概 述

女性生殖系统炎症是妇科常见病、多发病，可发生于内、外生殖器官的任何部位。包括外阴炎、阴道炎、宫颈炎以及盆腔炎性疾病。炎症可局限于某个部位，也可同时遍及多个部位。轻者可无症状或表现为局部症状，重者可引起败血症甚至感染性休克，危及生命。

【女性生殖系统自然防御功能】

健康女性的生殖系统具有较完善的自然防御功能及预防感染的能力，使其不发生炎症，具体表现如下：

1. 两侧大阴唇自然合拢，遮掩阴道口、尿道口，防止外界微生物感染。

2. 盆底肌的作用使阴道口闭合，阴道前后壁紧贴，可以防止外界异物和微生物侵入。

3. 阴道具有自净作用，阴道上皮在雌激素的影响下增生变厚，同时阴道上皮富含糖原，在阴道乳酸杆菌作用下分解为乳酸，使阴道保持酸性环境（pH≤4.5，多在3.8～4.4之间），使病原体繁殖受到抑制。

4. 子宫颈内口紧闭，宫颈管黏膜上皮分泌大量黏液形成"黏液栓"，堵塞子宫颈管，形成机械性屏障。

5. 子宫内膜的周期性脱落，有利于消除宫腔感染。子宫内膜分泌物中的溶菌酶、乳铁蛋白可抑制病原体生长繁殖。

6. 输卵管蠕动及黏膜上皮细胞纤毛向子宫腔方向摆动可阻止病原体的逆行侵入。

7. 生殖道黏膜中有不同数量的淋巴组织及散在淋巴细胞、中性粒细胞、巨噬细胞及一些细胞因子在局部有重要的免疫功能，可发挥抗感染作用。

女性生殖系统虽然具有较强的自然防御功能,但是当机体免疫功能下降,自然防御功能遭到破坏,外源性病原体侵入或内源性菌群失调时,可造成生殖系统炎症的发生。

【病原体】

1. 细菌　大多为化脓菌,如葡萄球菌、大肠埃希菌、链球菌、肠球菌、厌氧菌等。

2. 原虫　多见阴道毛滴虫,其次为阿米巴原虫。

3. 真菌　以假丝酵母菌多见。

4. 病毒　多见疱疹病毒、人乳头瘤病毒。

5. 螺旋体　以苍白密螺旋体(梅毒)多见。

6. 衣原体　以沙眼衣原体多见。

7. 支原体　是阴道正常菌群的一种,为条件致病菌。

知识链接

阴道正常微生物群及生态平衡

正常妇女阴道内有微生物群寄居,大约可分离出20余种,平均每个妇女可分离出6~8种微生物,包括乳酸杆菌、棒状杆菌、非溶血性链球菌、肠球菌、加德纳菌、消化球菌、类杆菌、支原体、假丝酵母菌等,其中作为优势菌的乳酸杆菌具有重要作用。乳酸杆菌有利于乳酸形成,可产生 H_2O_2 及抗微生物因子,并形成占位性保护和营养竞争,从而抑制其他微生物。正常情况下,阴道微生物处于平衡状态,一旦平衡被打破即有可能导致炎症发生。

【感染途径】

1. 沿生殖道黏膜逆行蔓延　病原体由外阴入侵后沿阴道黏膜逆行,经子宫颈、子宫内膜、输卵管黏膜到达卵巢及腹腔。

2. 经淋巴系统蔓延　当生殖道有创伤时,病原体经外阴、阴道、宫颈及宫体等创伤处淋巴管侵入,再扩散至子宫附件、腹膜及盆腔结缔组织。为产褥感染的主要传播途径。

3. 经血液循环蔓延　病原体先侵入人体的其他组织器官,再经血液循环感染生殖器官。多见于结核分枝杆菌感染。

4. 直接蔓延　见于邻近脏器感染后直接蔓延到内生殖器。如女性阑尾炎可引起右侧附件炎。

第二节　外阴部炎症

一、非特异性外阴炎

案例分析

患者,女性,22岁,因外阴瘙痒伴灼痛感3天就诊。患者阴道分泌物无异常。妇科检查见外阴充血、肿胀。该患者平时喜好穿紧身化纤内裤,喜欢用护垫。

问题:

结合病例讨论非特异性外阴炎的临床表现和护理措施。

非特异性外阴炎是由物理、化学因素所致的外阴部皮肤或黏膜的炎症。

【病因与发病机制】

外阴与阴道、肛门相邻，常受到尿液、粪便、阴道分泌物及经血的刺激，若不注意外阴皮肤清洁，易引起外阴炎症。其次糖尿病患者的糖尿刺激，粪瘘患者的粪便刺激以及尿瘘患者尿液长期浸渍等。此外，常穿紧身化纤内裤、经期使用卫生巾、护垫等致局部透气性差、潮湿，均可引起非特异性外阴炎。

【临床表现】

外阴皮肤黏膜瘙痒、疼痛、灼热，性交、活动、排尿、排便时加重。妇科检查见外阴充血、肿胀、糜烂，常有抓痕，严重者可形成溃疡、湿疹等。慢性炎症患者，可见外阴局部皮肤增厚、粗糙、皲裂、甚至苔藓样改变。

【辅助检查】

白带常规检查，了解有无阴道炎；疑似有糖尿病者需留尿标本查尿糖；幼儿查肠道寄生虫。

【治疗要点】

消除病因，保持外阴清洁、干燥。

1. 积极寻找病因，若发现糖尿病应积极治疗糖尿病，尿瘘、粪瘘及时行修补术。

2. 局部可用 1∶5000 高锰酸钾溶液或 0.1% 聚维酮碘液坐浴，每日 2 次，每次 10～15 分钟，擦干后涂抗生素软膏或紫草油。也可选用中药水煎熏洗外阴，每日 1～2 次。急性期可用微波、红外线等局部物理治疗。

【护理诊断及合作性问题】

1. 皮肤完整性受损　与炎症分泌物刺激及局部瘙痒抓挠有关。

2. 舒适度改变　与炎症引起外阴瘙痒、疼痛、分泌物增多等有关。

3. 焦虑　与疾病影响正常性生活及治疗效果不佳有关。

4. 知识缺乏　缺乏外阴清洁及炎症预防的相关知识。

【护理措施】

1. 一般护理　注意个人卫生，保持外阴清洁干燥，经期勤更换卫生巾及护垫，穿纯棉透气内衣等，消除刺激来源。急性期应卧床休息，减少活动，禁止性生活，避免辛辣食物。

2. 病情观察　观察外阴皮肤的颜色、肿胀、疼痛程度。注意患者体温变化。

3. 对症护理及特殊专科护理

（1）教会患者坐浴方法，包括液体的配制、温度、坐浴时间及注意事项。可使用 0.1% 聚维酮碘液或 1∶5000 的高锰酸钾溶液坐浴，水温在 40℃左右，每日 2 次，每次 10～15 分钟，擦干后涂抗生素软膏或紫草油。

（2）嘱患者坐浴时应将会阴部浸没于溶液中；月经期间禁止坐浴。

4. 用药护理　按医嘱给予抗生素。需局部用药时教会患者用药方法及注意事项等。

5. 心理护理　耐心倾听患者的诉说，并解释炎症发生的诱因及预防，增加对疾病的了解，减轻心理负担，并积极主动地配合医护工作。

【健康指导】

加强卫生宣教，指导患者注意个人卫生，每日清洗外阴，保持局部清洁干燥，勤更换内裤；注意月经期、妊娠期、分娩期及产褥期的外阴卫生。

二、前庭大腺炎

前庭大腺炎是指病原体侵入前庭大腺引起的炎症。前庭大腺位于大阴唇两侧后1/3深部，腺管开口处位于处女膜与小阴唇之间，在性交、分娩等污染外阴时，病原体易侵入引起前庭大腺炎。以育龄期妇女多见。

【病因与发病机制】

主要病原体为葡萄球菌、链球菌、肠球菌、大肠埃希菌、淋病奈瑟菌、沙眼衣原体。急性炎症发作时，病原体首先侵入前庭大腺腺管，引起腺管充血、肿胀，炎性渗出物堵塞腺管口，脓液积聚不能外流则形成前庭大腺脓肿。

【临床表现】

炎症多发于一侧，初起时会阴局部肿胀、疼痛、灼烧感，行走不便，可伴大小便困难等，有时可出现发热等全身症状。局部皮肤红肿、压痛明显，患侧前庭大腺开口处偶见白色小点。脓肿形成时，疼痛加剧，如鸡蛋大小，直径可达3～6cm，局部可触及波动感。部分患者出现发热等全身症状，腹股沟淋巴结可呈不同程度增大。当脓肿内压力不断增加时，脓肿自行破溃，若破口大可自行引流，炎症消退后痊愈；若破口小，引流不畅，则炎症持续不能消退，并反复急性发作。

【辅助检查】

取前庭大腺开口处分泌物进行涂片检查或细菌培养以及药敏试验，确定病原体及敏感抗生素。

【治疗要点】

急性炎症发作时，需卧床休息，保持局部清洁、干燥。根据细菌培养结果选用合适的抗生素。也可用清热解毒的中药局部热敷或坐浴。脓肿形成后可切开引流或行造口术，放置引流条，尽量避免切口闭合后反复感染或形成囊肿。

【护理诊断及合作性问题】

1. 疼痛　与急性前庭大腺炎形成脓肿有关。
2. 焦虑　与疾病影响正常性生活有关。
3. 知识缺乏　缺乏前庭大腺炎症预防的相关知识。

【护理措施】

1. 一般护理　急性期需卧床休息，局部热敷或坐浴，保持局部清洁、干燥。
2. 病情观察　观察患者体温、疼痛程度及局部肿块的变化。
3. 对症护理及特殊专科护理　患者疼痛严重时可给予止痛药。脓肿切开术后，局部置引流条引流，引流条应每日更换。外阴可用红外线灯照射治疗；用消毒液擦洗外阴，每日2次；也可用清热解毒中药，如蒲公英、紫花地丁、金银花、连翘等局部热敷或坐浴。
4. 用药护理　根据细菌培养及药敏试验结果，遵医嘱给予抗生素。
5. 心理护理　护士应尊重患者，鼓励患者，帮助其建立治愈疾病的信心。

【健康指导】

向患者讲解前庭大腺炎的病因、治疗原则和预防措施。指导患者月经期勤更换卫生巾，月经期、产褥期禁止性交，注意保持外阴清洁、干燥。

第三节　阴道炎症

案例分析

患者女性，48 岁，确诊糖尿病 2 年。近日患者出现外阴瘙痒、剧烈难忍、坐卧不安，伴阴道分泌物增多、稠厚似豆渣。妇科检查：外阴充血、发红，有白色块状分泌物附着；阴道黏膜充血，有白色膜状物附着，擦除后露出红肿黏膜面。

问题：

结合病例讨论患者最可能感染了哪种类型的阴道炎？应如何治疗和护理？

一、滴虫阴道炎

滴虫阴道炎是由阴道毛滴虫（图 13-1）引起的阴道炎症，也是常见的性传播疾病。

【病因与发病机制】

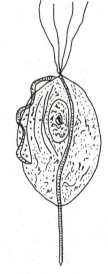

图 13-1　阴道毛滴虫

月经前后，阴道 pH 发生变化，接近中性，隐藏在腺体及阴道皱襞中的滴虫常得以繁殖，炎症发作。滴虫能吞噬阴道上皮细胞内糖原，阻碍乳酸生成，使引导 pH 升高而有利于自身繁殖。滴虫阴道炎患者的阴道 pH 为 5.0～6.5。滴虫不仅寄生于阴道，还常寄生于尿道或尿道旁腺，甚至肾盂、膀胱、男性包皮皱褶以及前列腺等处。

【传播方式】

1. 经性交直接传播　该方式为主要传播途径。男性感染滴虫后常无症状，易成为传染源。

2. 间接传播　经游泳池、公共浴池、浴具、坐便器、衣物、污染的器械及敷料等传播。

【临床表现】

潜伏期为 4～28 日。25%～50% 的患者在感染初期无症状。主要症状为阴道分泌物增多及外阴瘙痒，常伴有灼热、疼痛、性交痛。分泌物典型特点为黄绿色、稀薄泡沫状或脓性、有腥臭味。合并尿道感染时，可有尿频、尿痛，有时可见血尿。阴道毛滴虫能吞噬精子，阻碍乳酸生成，影响精子在阴道内存活，可致不孕。妇科检查时可见阴道黏膜充血，严重时有散在的出血点，甚至宫颈有出血斑点，形成"草莓样"宫颈。阴道后穹窿处有灰黄色稀薄泡沫状分泌物或黄绿色脓性分泌物。

【辅助检查】

在阴道后穹窿或侧壁处取少许典型分泌物检查，用低倍镜寻找滴虫。取分泌物前 24～48 小时避免性交、阴道灌洗或局部用药，取分泌物时阴道窥器不涂润滑剂。分泌物取出后应及时送检并注意保暖，否则滴虫活动力减弱，造成辨认困难。

【治疗要点】

治疗原则为阻断传播途径，恢复阴道正常酸碱度，维持阴道自净功能，杀灭阴道毛滴虫。

1．全身治疗　初次治疗可选择甲硝唑 2g 或替硝唑 2g，单次口服；或甲硝唑 400mg，每日 2 次，连服 7 日。口服药物治愈率为 90%～95%。服药后偶见胃肠道反应如食欲减退、恶心、呕吐；若出现白细胞减少、皮疹、头痛等，应立即停药。妊娠期、哺乳期妇女应慎用，该药能通过胎盘进入胎儿体内，也可由乳汁排泄。

2．性伴侣同时治疗　性伴侣应同时治疗，并告知患者及性伴侣治愈前避免无保护性行为。

【护理诊断及合作性问题】

1．皮肤完整性受损　与阴道分泌物刺激、搔抓有关。

2．舒适度改变　与瘙痒、疼痛、分泌物增多有关。

3．有泌尿系统感染的危险　与外阴不洁，局部抵抗力低下有关。

4．知识缺乏　缺乏对疾病治疗的相关知识。

【护理措施】

1．一般护理　注意个人卫生，保持外阴清洁、干燥，勤换内裤。避免搔抓外阴，以免皮肤破损。内裤及洗涤用物应煮沸 5～10 分钟以消灭病原体，避免交叉和重复感染。

2．病情观察　观察患者外阴瘙痒程度，阴道分泌物量、色、味、性等。

3．对症护理及特殊专科护理　教会患者阴道冲洗的方法。每晚睡前甲硝唑阴道泡腾片 200mg 塞入阴道，每日 1 次，7～10 日为一个疗程。用药前，可指导患者用 0.5%醋酸或 1% 乳酸溶液冲洗阴道。经期禁止坐浴、阴道冲洗及阴道上药。

4．用药护理　告知患者药物治疗的作用、方法。指导患者阴道用药时，一般应洗手后戴手套，将药物推进达阴道深部，为保证药物作用时间，宜在晚上睡前放置。甲硝唑口服后偶见胃肠道反应，如食欲不振、恶心、呕吐等，此外、偶见头痛、皮疹、白细胞减少等，应立即停药并报告医师。甲硝唑用药期间及停药 24 小时内，替硝唑用药期间及停药 72 小时内，禁止饮酒，因其抑制乙醇在体内氧化而产生有毒的中间代谢物。哺乳期妇女在用甲硝唑期间及用药后 24 小时内不宜哺乳，服用替硝唑 3 日内不宜哺乳。

5．心理护理　加强与患者的沟通，告知患者夫妇滴虫性阴道炎的传播途径、发病诱因、治疗方法和注意事项，减轻他们的焦虑心理，增强治疗疾病的信心。

【健康指导】

1．加强卫生宣传教育　消灭传染源，切断传播途径。滴虫阴道炎主要由性行为传播，指导患者治疗期间应禁止性生活，性伴侣应同时治疗，以助于提高疗效。患者衣物应与家人分开洗涤，以免交叉感染；改善公共卫生设备；在月经期、妊娠期、产褥期预防感染等。

2．指导患者配合检查　告知患者取分泌物检查前 24～48 小时，应避免性交、阴道冲洗、局部用药。滴虫性阴道炎易复发，嘱咐患者在每次月经后复查白带，连续 3 次检查均为阴性，方为治愈。

二、外阴、阴道假丝酵母菌病

外阴、阴道假丝酵母菌病是由假丝酵母菌引起的常见外阴阴道炎症，曾称为外阴阴道念珠菌病。国外资料显示，约 75% 女性一生中至少患 1 次此病，45% 女性发病 2 次或 2 次以上。

【病因与发病机制】

80%～90% 为白假丝酵母菌感染引起，10%～20% 为光滑假丝酵母菌、近平滑假丝酵母菌、热带假丝酵母菌等。白假丝酵母菌为条件致病菌，10%～20% 非孕妇女及 30% 孕妇阴道有此菌寄生。当全身及阴道免疫功能下降时，假丝酵母菌大量繁殖，出现阴道炎症状。常诱发的因素有：妊娠、糖尿病、长期应用抗生素、接受大量免疫制剂及雌激素治疗等。当妊娠及患糖尿病时，阴道组织内糖原增加，酸度增高；长期应用抗生素时，阴道内微生物平衡被破坏，抑制乳酸杆菌的生长；大量应用免疫抑制剂或患免疫缺陷综合征者，机体抵抗力下降。肥胖、喜好穿紧身化纤内裤者，会阴局部的温湿度增加，假丝酵母菌易繁殖而引起感染。

【感染途径】

1. 内源性感染　为主要途径。假丝酵母菌除寄生阴道外，还可寄生于人的口腔、肠道等处，这些部位的假丝酵母菌可互相感染，条件适宜时可发病。

2. 直接传染　少部分患者通过性交直接传染。

3. 间接传播　极少患者通过接触感染的衣物等间接传播。

【临床表现】

主要症状为外阴、阴道奇痒，可伴有外阴灼痛、尿痛、性交痛等。部分患者阴道分泌物增多，典型特点为白色稠厚呈凝乳样或豆渣样。妇科检查可见外阴地图样红斑、水肿，常伴有抓痕；严重者可见皮肤皲裂、表皮脱落。阴道黏膜充血、水肿，小阴唇内侧及阴道黏膜表面有白色块状薄膜附着，擦除后露出红肿黏膜面，急性期还可见到糜烂及浅表溃疡。

目前，将外阴阴道假丝酵母菌病分为单纯性外阴阴道假丝酵母菌病和复杂性外阴阴道假丝酵母菌病。单纯性外阴阴道假丝酵母菌病的临床表现为轻度或中度，由白假丝酵母菌引起，患者免疫功能正常，治疗效果好。复杂性外因阴道假丝酵母菌病的临床表现为重度，多由非白假丝酵母菌引起，患者多有免疫力下降，治疗效果欠佳。

【辅助检查】

阴道分泌物悬滴法检查，查找假丝酵母菌孢子及假菌丝。

【治疗要点】

治疗原则为消除诱因，恢复阴道酸碱度，根据患者情况选择局部或全身应用抗真菌药物。

1. 消除诱因　及时停用广谱抗生素、雌激素、皮质类固醇药物，积极治疗糖尿病。使用过的内裤、毛巾、盆等应用开水烫洗。

2. 局部用药　主要以局部短程抗真菌药物为主，也可全身用药。常用药物有咪康唑栓剂、克霉唑栓剂、制霉菌素栓剂等。

3. 全身用药　未婚女性、不能耐受局部用药或不愿采取局部用药者，可选用口服药物。常用药物有氟康唑 150mg 顿服。

【护理诊断及合作性问题】

1. 组织完整性受损　与阴道炎性分泌物刺激、搔抓有关。

2. 舒适度改变　与瘙痒、疼痛、分泌物增多有关。

3．焦虑　与易复发及治疗效果不佳有关。

【护理措施】

1．一般护理　注意个人卫生，保持外阴部清洁、干燥，避免搔抓外阴以免皮肤破损。

2．病情观察　观察患者尿痛、外阴瘙痒程度，白带的量、色、性状及伴随症状等。

3．对症护理及特殊专科护理　告知患者阴道冲洗的方法，指导患者选用2%～4%碳酸氢钠溶液坐浴或阴道冲洗，每日2次。嘱咐患者阴道冲洗或坐浴时，药物要按照医嘱浓度配制、充分溶化，浓度不可过高，水温一般40℃，切忌过热烫伤皮肤，以免引起化学性外阴阴道炎及表皮损伤。经期禁止阴道冲洗及坐浴。妊娠期妇女应积极治疗，否则阴道分娩时新生儿易感染发生鹅口疮。

4．用药护理　向患者说明药物的作用、用法，可每晚放置克霉唑栓剂150mg或咪康唑栓剂200mg于阴道内，7日连用效果佳，也可每晚放置制霉菌素1粒（10万U），连续用药10～14天。

5．心理护理　向患者讲解外阴、阴道假丝酵母菌病的病因及治疗方法和注意事项等，消除患者的顾虑和焦虑心理，积极配合治疗。

【健康指导】

指导积极治疗糖尿病等疾病，正确使用抗生素、雌激素，以免诱发外阴、阴道假丝酵母菌病；作好卫生宣传教育，养成良好的卫生习惯。

三、萎缩性阴道炎

萎缩性阴道炎常见于自然绝经或人工绝经后的妇女，也可见于产后闭经或药物假绝经治疗的妇女。

【病因与发病机制】

是由于绝经后女性卵巢功能衰退，雌激素水平低，阴道上皮萎缩，黏膜变薄，上皮细胞糖原减少，阴道pH值增高（多为5.0～7.0），导致阴道自净作用减弱，致病菌易入侵并繁殖而引起的炎症。

【临床表现】

主要症状为阴道分泌物增多伴外阴瘙痒、灼热不适。分泌物多为稀薄淡黄色液体，严重感染时可呈脓性，有臭味。阴道黏膜充血，有的患者可有点滴出血，呈现散在小出血点或点状出血斑。妇科检查可见阴道呈萎缩性改变，皱襞消失，上皮萎缩、菲薄，充血。严重时可形成表浅溃疡，引起阴道粘连、狭窄、甚至闭锁，造成分泌物引流不畅可致阴道积脓或宫腔积脓。

【辅助检查】

1．白带常规检查　排除滴虫性阴道炎和外阴、阴道假丝酵母菌病。

2．宫颈刮片和分段诊刮　排除宫颈癌和子宫内膜癌。

【治疗要点】

治疗原则为补充雌激素增加阴道抵抗力；抗生素抑制细菌生长。

1．增加阴道抵抗力　针对病因补充雌激素是主要治疗方法，可局部用药，也可全身用药。雌三醇软膏局部涂抹，每日1～2次，连用14日。为防止阴道炎复发，可全身用药，可给予替勃龙2.5mg，每日一次；也可选用其他雌孕激素制剂联合用药。

2．抑制细菌生长　阴道灌洗后，用抗生素如诺氟沙星100mg，放入阴道深部，每日1次，7～10日为一个疗程；也可选中成药保妇康栓等。对阴道局部干涩明显者，可应用润滑剂。

【护理诊断及合作性问题】

1. 有感染的危险　与阴道炎性分泌物增多、破溃有关。

2. 舒适度改变　与瘙痒、分泌物增多有关。

3. 知识缺乏　缺乏围绝经期、绝经期的保健知识。

【护理措施】

1. 一般护理　保持外阴清洁、干燥，勤换内裤。

2. 病情观察　观察患者体温变化，白带量、性状、气味，询问患者有无外阴瘙痒、灼热、膀胱刺激征等症状。

3. 对症护理及特殊专科护理　告知患者用酸性溶液进行阴道灌洗的目的、方法和注意事项，患者本人操作有困难时，需指导家属帮助患者。

4. 用药护理　帮助患者了解用药的目的和方法。用0.5%醋酸或1%乳酸溶液阴道灌洗或坐浴，每日1～2次；炎症严重者，加用雌激素局部给药，乙烯雌酚0.125～0.25mg，放入阴道内。告知患者使用雌激素治疗可能出现的症状，嘱乳腺癌或子宫内膜癌患者慎用雌激素制剂。指导患者及家属阴道上药的方法。

5. 心理护理　耐心为患者解释萎缩性阴道炎的病因和治疗方法，给予关心、安慰，帮助患者减轻焦虑，鼓励其坚持治疗，早日彻底治愈。

【健康指导】

加强围绝经期、老年期女性的健康教育，对可能发生萎缩性阴道炎的女性，告知预防萎缩性阴道炎的方法，一旦出现症状应及时就诊。自己用药有困难者，指导其家属协助用药或由医务人员帮助使用。

四、细菌性阴道病

细菌性阴道病为阴道内正常菌群失调所致的一种混合感染，但临床及病理特征并无炎症改变。

【病因与发病机制】

正常阴道内以乳酸杆菌为主，细菌性阴道病时，阴道内微生物群发生改变，乳酸杆菌减少而其他微生物大量繁殖，主要包括加德纳菌、厌氧菌以及人型支原体等，其中厌氧菌居多。微生物的繁殖及其代谢产物使阴道分泌物性质及成分改变，从而出现阴道分泌物增多、有臭味等一系列症状。阴道微生物群发生变化的原因目前仍不明确，推测可能与频繁性交或阴道灌洗使阴道碱化有关。

细菌性阴道病可引起子宫内膜炎、盆腔炎、子宫切除术后阴道断端感染；妊娠期还可引起绒毛膜羊膜炎、胎膜早破、早产等。

【临床表现】

10%～40%患者无临床症状，有症状者主要为阴道分泌物增多，灰白色，有鱼腥臭味，性交后加重，可伴有外阴轻度瘙痒或烧灼感。妇科检查可见阴道分泌物均匀、稀薄，常黏附于阴道壁，但黏度低，易从阴道壁拭去，阴道黏膜无充血等炎症表现。

【辅助检查】

1. 线索细胞检测　取阴道内少许分泌物于玻片上，滴生理盐水，细菌性阴道病患者多可在高倍显微镜下见到线索细胞，严重病例线索细胞＞20%，但几乎无白细胞。

2. 胺臭味试验　取阴道少许分泌物于玻片上，加入10% KOH 1～2滴，多可产生烂鱼肉样腥臭气味，系因胺遇碱释放氨所致。

【治疗要点】

治疗原则为选用抗厌氧菌药物，主要有甲硝唑、替硝唑、克林霉素。

1. 口服药物　首选甲硝唑400mg，每日2次，口服，共7日；替代方案：替硝唑2g，口服，每日一次，连服3日或克林霉素300mg，每日2次，连服7日。

2. 局部药物　甲硝唑栓剂200mg，每晚1次，连用7日；或2%克林霉素软膏阴道涂抹，每次5g，每晚1次，连用7日。

口服药物与局部用药疗效相似，治愈率80%左右。

【护理诊断及合作性问题】

1. 舒适度改变　与分泌物增多、有异味有关。

2. 皮肤完整性受损　与外阴瘙痒、搔抓有关。

3. 焦虑　与担心疾病加重，影响正常性生活有关。

【护理措施】

1. 一般护理　定时清洗外阴、勤换内裤，保持外阴清洁、干燥。

2. 病情观察　观察阴道分泌物量、色、味、性状等。

3. 对症护理及特殊专科护理　告知患者清洗外阴的方法，经期暂停阴道冲洗及阴道上药。

4. 用药护理　向患者讲解药物治疗的目的、方法，指导患者阴道用药的方法。告知患者甲硝唑使用的注意事项。不能耐受甲硝唑治疗者可改用如克林霉素等。

5. 心理护理　由于炎症部位处于患者的隐私处，往往有害羞心理，不愿及时就医，护理人员应耐心解释，告之及时诊治的重要性。

【健康指导】

指导女性保持良好的性卫生习惯，避免多个性伴侣、性生活过频。由于本病容易上行感染，因此有症状的妊娠期妇女和有胎膜早破、早产史等早产高危孕妇均需进行细菌性阴道病的筛查及治疗。妊娠合并细菌性阴道病者治疗后还需注意随访。

第四节　子宫颈炎症

案例分析

患者女性，35岁，因阴道分泌物增多，伴外阴瘙痒10天就诊。妇科检查：宫颈充血、水肿；宫颈口发红、可见脓性分泌物流出；宫颈管黏膜质脆，用棉拭子擦拭后有轻微出血，棉拭子上可见脓性分泌物。

问题：

结合病例讨论子宫颈炎症的临床表现和治疗要点。

子宫颈炎症是妇科常见疾病之一。包括宫颈阴道部炎症及宫颈管黏膜炎症，由于子宫颈管黏膜上皮为单层高柱状上皮，抗感染能力较差，易发生感染，因此临床以急性宫颈管黏膜炎多见,若急性宫颈管黏膜炎症得不到及时彻底治疗,可引起慢性子宫颈炎症。

【病因与发病机制】

正常宫颈具有一定的防御功能,但同时也易受到分娩、流产或手术等损伤,病原体侵入而引起感染。病原体主要为性传播疾病病原体和内源性病原体。性传播疾病病原体包括淋病奈瑟菌、单纯疱疹病毒、沙眼衣原体等,主要见于性传播疾病高危人群;内源性病原体与引起细菌性阴道病的病原体相似。

【病理】

宫颈炎症可有几种病理改变同时存在,以宫颈糜烂最为常见。表现为宫颈糜烂样改变、宫颈息肉、宫颈腺囊肿、宫颈肥大。

1. 宫颈糜烂样改变　指宫颈外口处的宫颈阴道部细颗粒状的红色区域,糜烂面鳞状上皮脱落,由宫颈管单层高柱状上皮所覆盖,因柱状上皮菲薄,其下间质透出呈红色,系假性糜烂。

2. 宫颈息肉　炎症长期刺激导致宫颈管黏膜增生,增生的宫颈管黏膜自基底向宫颈外口突出,形成一个或多个带蒂息肉,色红、质软而脆、易出血。

3. 宫颈肥大　慢性炎症长期刺激,宫颈组织充血、水肿,腺体和间质增生以及深部宫颈腺体囊肿,可使宫颈肥大、变硬。子宫颈表面多为光滑。

4. 宫颈腺囊肿　在宫颈糜烂愈合过程中,新生鳞状上皮覆盖宫颈管口或深入腺管,阻塞腺管导致分泌物引流受阻、潴留形成宫颈腺囊肿,它是宫颈转化区生理改变的结果。

5. 宫颈黏膜炎　又称宫颈管炎。病变局限于宫颈管黏膜及黏膜下组织,偶见子宫颈管黏膜增生向外口突出,子宫颈口充血、发红。由于炎性细胞浸润及结缔组织增生,可致宫颈肥大。

知识链接

宫颈糜烂样改变

宫颈糜烂样改变是妇科检查时的常见体征,以往称为"宫颈糜烂",并认为是慢性宫颈炎的病理改变。随着阴道镜技术的发展以及对宫颈疾病认识的提高,目前认为"宫颈糜烂"并不是上皮脱落、溃疡的真性溃烂,也不等同于病理学上慢性宫颈炎的诊断标准。如上所述,可能是生理性的改变,也可能是病理性的改变。

【临床表现】

1. 急性子宫颈炎　患者多无症状。少数患者表现为阴道分泌物增多,黏液呈脓性或血性,炎性分泌物刺激可导致外阴瘙痒及灼热感。此外,可出现经间期出血、性交后出血等症状。合并尿路感染时,出现尿频、尿急、尿痛。

妇科检查见子宫颈充血、水肿、宫颈管黏膜外翻,有黏液脓性分泌物附着,甚至分泌物增多从宫颈流出。宫颈管黏膜质脆,易诱发出血。若为淋病奈瑟菌感染,因尿道旁腺、前庭大腺受累,可见阴道口、尿道口黏膜水肿、充血及大量脓性分泌物。

2. 慢性子宫颈炎　患者多无症状。有症状者主要表现为阴道分泌物增多,淡黄色或脓性,性交后出血。

妇科检查见宫颈外口处呈细颗粒状的红色区域,称为宫颈糜烂样改变,或有黄色分泌物自子宫颈口流出,表现为宫颈肥大或宫颈息肉。

【辅助检查】

1. 宫颈分泌物检测　帮助诊断疾病。

2. 培养法　行淋病奈瑟菌检测。

3. 酶联免疫吸附试验　检测沙眼衣原体。

4. 宫颈细胞学检查　排除宫颈瘤样病变或癌变。

【治疗要点】

急性子宫颈炎以抗生素治疗为主;慢性子宫颈炎以局部物理治疗为主。

1. 单纯淋病奈瑟菌性子宫颈炎　用头孢菌素,如头孢曲松钠250mg,单次肌内注射。

2. 沙眼衣原体感染性宫颈炎　可选用四环素类、红霉素类、喹诺酮类药物治疗。合并细菌性阴道病者应同时治疗细菌性阴道病。

3. 宫颈糜烂样改变　若为生理性柱状上皮异位,多不需治疗,但必须先排除宫颈上皮内瘤样病变及宫颈癌;有阴道分泌物增多及性交后出血患者可给予物理治疗,包括激光、冷冻、微波等。宫颈息肉者需切除并行病理学检查。宫颈腺囊肿及宫颈肥大一般不需治疗。

【护理诊断及合作性问题】

1. 舒适度改变　与异常白带增多有关。

2. 组织完整性受损　与慢性宫颈炎、阴道分泌物刺激有关。

3. 焦虑　与知识缺乏、病程长、担心疾病加重有关。

【护理措施】

1. 一般护理　加强会阴护理,保持会阴清洁、干燥。

2. 病情观察　接受局部治疗的患者,注意观察患者阴道分泌物的量、色、性状以及外阴皮肤情况,发现异常出血或感染时,及时报告医生。

3. 对症护理及特殊专科护理

物理治疗是慢性宫颈炎最常用的治疗方法,包括激光、冷冻、微波、红外线凝结等。一般选择在月经干净后3～7天,治疗前患者应常规行宫颈细胞学检查以排除癌变可能,有急性生殖器炎症者为治疗禁忌。

创面愈合需4～8周,术后2个月禁性生活、盆浴、阴道冲洗。告知患者术后常见阴道分泌物增多,创面痂皮脱落前可有多量黄水样排液排出,术后1～2周脱痂时可有少量出血,出血量多时需急诊止血。2次月经干净后3～7天复查,观察创面愈合情况,注意有无宫颈管狭窄的发生,未痊愈者还需进行第二次治疗。

4. 用药护理　可用复方莪术油栓,每天放入阴道1粒,7～10日为一个疗程。宫颈管黏膜炎局部用药疗效差,需行全身治疗。根据子宫颈管分泌物培养及药物敏感试验结果,遵医嘱选用敏感抗生素治疗。

5. 心理护理　为患者耐心解释宫颈炎的发病原因、临床表现、治疗方法及注意事项,给予患者关心,解除焦虑,树立治疗信心,鼓励积极配合治疗。

【健康指导】

加强卫生宣传教育,指导女性注意性生活卫生,预防性传播疾病;避免分娩或器械损伤宫颈;产后发现宫颈裂伤应及时缝合。指导女性定期做妇科检查,发现急慢性宫颈炎症应积极治疗。此外应注意个人卫生,加强营养,增强体质。

第五节　盆腔炎性疾病

案例分析

　　患者,女性,26 岁,因下腹疼痛伴发热 2 天就诊。2 天前患者出现发热、自测体温 39℃左右,伴寒战、头痛;下腹及腰骶部坠痛,阴道大量脓性分泌物、有臭味。查体:下腹部压痛、反跳痛、肌紧张;妇科检查:宫颈口充血、发红,有脓性分泌物流出,宫颈举痛明显;子宫及双附件区压痛。宫颈分泌物涂片见淋病奈瑟菌。患者自诉 1 周前有不洁性生活史。

　　问题:
　　结合病例讨论盆腔炎性疾病的病因、临床表现、治疗要点和护理措施。

　　盆腔炎性疾病是指女性上生殖道及其周围组织的一组感染性疾病,主要包括子宫内膜炎、输卵管炎、输卵管卵巢脓肿、盆腔腹膜炎。炎症可局限于一个部位,也可同时累及几个部位,以输卵管炎及输卵管卵巢炎最常见。盆腔炎性疾病多发生于有月经、性活跃期女性。初潮前、绝经后或未婚者很少发生盆腔炎性疾病,若发生也常常是邻近器官炎症的扩散。盆腔炎性疾病若未及时治疗,可导致不孕、输卵管妊娠、慢性盆腔痛,炎症反复发作,严重影响女性健康。

【病原体及致病特点】

　　引起盆腔炎性疾病的病原体有内源性和外源性两类,两类病原体可单独存在,也可同时存在,多为混合感染。

　　1. 内源性病原体　来自原寄居于阴道内的微生物群,可仅为需氧菌或仅为厌氧菌,多为混合感染。需氧菌常见有金黄色葡萄球菌、溶血性链球菌等,多通过生殖道黏膜上行感染,也可通过损伤的宫颈到达宫旁结缔组织引发炎症。厌氧菌多见脆弱类杆菌、消化球菌、消化链球菌等,易形成盆腔脓肿,脓液有粪臭并有气泡。

　　2. 外源性病原体　主要为性传播疾病的病原体,常见的有淋病奈瑟菌和沙眼衣原体等,二者均可感染生殖道及泌尿系统黏膜柱状上皮和移行上皮,感染沿着生殖道黏膜逆行蔓延,沿宫颈管通过子宫腔到达输卵管。

【高危因素】

　　1. 年龄　据美国资料,15～25 岁女性易发生盆腔炎性疾病,可能与宫颈黏液机械防御功能较差、性生活频繁、宫颈柱状上皮生理性向外移位等因素有关。

　　2. 性活动　盆腔炎性疾病多发生在性生活活跃的女性,尤其是年龄小、有多个性伴侣、性生活过频以及性伴侣有性传播疾病等。

　　3. 下生殖道感染　细菌性阴道病、沙眼衣原体性宫颈炎、淋病奈瑟菌性宫颈炎等与盆腔炎性疾病的发生密切相关。

　　4. 宫腔内手术操作后感染　刮宫术、输卵管通液术、子宫输卵管造影术、宫腔镜检查、放置宫内节育器等手术使生殖道黏膜损伤、出血,导致下生殖道内源性菌群的病原体上行感染。

5. 经期卫生不良　使用不洁的月经垫、经期性交等，均可引起病原体侵入而导致炎症。

6. 邻近器官炎症蔓延　如阑尾炎、腹膜炎等蔓延至盆腔。

7. 盆腔炎性疾病再次急性发作　盆腔炎性疾病遗留的病理改变使得局部防御功能下降，容易造成再次感染，引起炎症急性发作。

【病理】

盆腔炎性疾病患者的病理改变包括：急性子宫内膜炎及子宫肌炎，急性输卵管炎、输卵管积脓、输卵管卵巢脓肿，急性盆腔结缔组织炎，急性盆腔腹膜炎，严重者可引起败血症和脓毒血症，5%～10%的输卵管炎患者还可能出现肝周围炎等。

1. 急性子宫内膜炎及子宫肌炎　子宫内膜充血、水肿，有炎性渗出物，严重者内膜坏死、脱落形成溃疡。镜下见大量白细胞浸润，炎症向深部侵入形成子宫肌炎。

2. 急性输卵管炎、输卵管积脓、输卵管卵巢脓肿　首先引起输卵管黏膜炎，输卵管黏膜肿胀、充血，上皮细胞退行性变，黏膜粘连，导致输卵管管腔及伞端闭锁，脓液积聚形成输卵管积脓。经宫颈淋巴管扩散的炎症，首先浸入浆膜层，引起输卵管周围炎，而后累及输卵管肌层，黏膜层不受累或受累轻。轻者输卵管轻度充血、肿胀，重者输卵管明显增粗、弯曲，与周围组织粘连。

3. 急性盆腔结缔组织炎　病原体经淋巴管进入盆腔结缔组织而引起结缔组织充血、水肿及中性粒细胞浸润。以宫旁结缔组织炎最常见，开始局部增厚，质地较软，边界不清，以后向两侧盆壁呈扇形浸润，若形成盆腔腹膜外脓肿，可自发破入直肠或阴道。

4. 急性盆腔腹膜炎　盆腔器官发生严重感染时，易蔓延到盆腔腹膜，导致腹膜充血、水肿，渗出，形成盆腔脏器粘连。脓液积聚在粘连的间隙内可形成散在小脓肿，积聚于子宫直肠陷凹则形成盆腔脓肿，较常见。

5. 败血症及脓毒血症　当患者抵抗力低、病原体毒性强、数量多时，常发生败血症。若身体其他部位发现感染病灶或脓肿，则考虑有脓毒血症发生，需经血培养证实。

6. 肝周围炎　是肝包膜炎症而无肝实质损害的肝周围炎。淋病奈瑟菌及衣原体均可引起。5%～10%的输卵管炎患者可出现肝周围炎，临床表现多见继下腹痛后出现右上腹痛，或同时出现上下腹痛。

【临床表现】

1. 症状　轻者无症状或症状轻微。常见症状为下腹痛、阴道分泌物增多、发热。腹痛多为持续性，活动或性生活后加重。病情严重时，可有寒战、高热、头痛、食欲减退等。部分患者可出现经期延长、经量增多。若发生腹膜炎，可有消化道症状如恶心、呕吐、腹胀、腹泻等。若有脓肿形成，可有局部压迫刺激症状，包块位于子宫前方可有尿频、排尿困难等；位于子宫后方可有直肠刺激症状；若在腹膜外可有里急后重、腹泻、排便困难等。若有输卵管炎的症状及体征，并伴右上腹疼痛者，应考虑肝周围炎。

2. 体征　轻者无明显异常，病情严重患者，呈急性病容，体温升高，心率加快，下腹压痛、反跳痛、肌紧张，腹胀、肠鸣音减弱或消失。

妇科检查：阴道充血，宫颈充血、水肿，可有大量脓性分泌物从宫颈口外流；阴道穹窿触痛和宫颈举痛明显；宫体稍大、有压痛、活动受限；子宫附件压痛明显。若为单纯输卵管炎可触及输卵管增粗、压痛明显；若为输卵管积脓或输卵管卵巢脓肿，可触及包块且压痛明显；若为宫旁结缔组织炎，可触及宫旁片状增厚、或两侧宫骶韧带增厚、压痛明显；若形成盆腔脓肿且位置较低时，可扪及后穹窿或侧穹窿肿块且有波动感。

【辅助检查】

1．血常规　检测白细胞计数，尤其是中性白细胞计数明显升高表示已感染。

2．宫颈分泌物或阴道分泌物涂片　查找白细胞，可为疾病诊断提供依据。

3．宫颈分泌物及后穹窿穿刺液涂片　有利于明确病原体。

【治疗要点】

主要为抗生素治疗，必要时手术治疗。

1．抗生素治疗原则　经验性、广谱、及时、个体化。抗生素治疗可清除病原体，改善症状及体征，减少后遗症。

2．手术治疗　主要用于抗生素控制不满意的输卵管卵巢脓肿或盆腔脓肿患者。盆腔炎性疾病后遗症患者以控制炎症、缓解症状的综合治疗为主。

3．慢性盆腔痛患者对症处理　可给予中药治疗、物理治疗等；不孕患者多需辅助生育技术协助受孕；输卵管积水者可选择手术治疗。

【护理措施】

1．一般护理　嘱患者多休息，避免过度劳累。病情严重者应住院治疗。提倡半卧位，利于脓液积聚于子宫直肠陷凹，使炎症局限。给予患者高热量、高蛋白、高维生素饮食。

2．病情观察　治疗期间，应注意观察患者临床症状和体征的变化。对于接受抗生素治疗的患者，应在 72 小时内随诊以确定疗效，评估体温情况，腹部压痛、反跳痛是否减轻，子宫及附件区压痛、宫颈举痛有无缓解等。

3．对症护理及特殊专科护理　高热时宜采用物理降温。腹胀时应遵医嘱行胃肠减压。有腹痛、腰部痛患者需注意休息，防止受凉，必要时遵医嘱给镇静止痛药以缓解症状；按医嘱纠正电解质紊乱和酸碱失衡；避免不必要的盆腔检查避免炎症扩散。

告知盆腔炎性疾病后遗症患者，可采取中西医结合方法松解粘连、改善局部血液循环、促进炎症吸收和消退。如采取激光、短波、超短波、微波等物理治疗方法，也可选择具有清热利湿、活血化瘀或温经散寒、行气活血作用的中药。

4．用药护理　按医嘱给予及时、足量、有效的抗生素，向患者解释抗生素治疗的重要性。注意药物的剂量、方法，观察患者用药后反应。

5．心理护理　耐心倾听患者和家属诉说，尽可能满足其需求，关心患者，减轻其担心、焦虑心理，鼓励治疗信心，减轻患者和家属的心理压力。

【健康指导】

1．指导妇女要劳逸结合，避免过度劳累和着凉。

2．作好月经期、孕期及产褥期健康宣教；指导女性性生活卫生，避免过早、过频性生活以及多个性伴侣等，减少性传播疾病发生；注意经期禁止性交。

3．有下生殖道炎症者，应积极治疗，以免炎症扩散。

4．盆腔炎性疾病患者应遵医嘱及时、彻底治疗，以免发生后遗症。

5．沙眼衣原体及淋病奈瑟菌感染的盆腔炎性疾病患者，应在治疗后 4～6 周复查病原体。

（郭　轶）

复习思考题

1. 简述滴虫性阴道炎的护理措施。

2. 试述因子宫颈糜烂样改变行物理治疗患者的护理要点。

3. 试述为妇女进行预防盆腔炎性疾病健康宣教的主要内容。

第十四章

女性生殖内分泌疾病患者的护理

学习要点

1. 功能失调性子宫出血的概念、临床表现及护理措施。

2. 闭经、痛经、围绝经期综合征、多囊卵巢综合征的临床表现、护理措施及健康指导。

　　月经是女性身心健康的重要标志,月经失调是妇科常见病症,主要临床表现为月经周期紊乱或行经时间、流血量的异常或伴发某些异常的症状,可由器质性病变或月经调节机制失常引起,属于生殖内分泌疾病范畴。

第一节　功能失调性子宫出血

案例分析

　　张女士52岁,近1~2年来月经不调,现表现为周期延长,经血淋漓不净,此次停经4个月,阴道出血19天,量多,给予诊刮止血,刮出物组织学检查为子宫内膜腺瘤样增生过长。

　　问题:

　　结合病例如何对患者进行护理?

　　功能失调性子宫出血(dysfunctional uterine bleeding,DUB)简称功血,是由于调节生殖的神经内分泌机制失常引起异常子宫出血,而全身及内外生殖器官无器质性病变。常表现为月经周期长短不一、经期延长、经量过多或不规则阴道出血。功血可发生于月经初潮后至绝经间的任何年龄,50%患者发生于绝经前期,30%发生于育龄期,20%发生于青春期。可分为无排卵型功血和排卵型功血两类,其中无排卵型功血约占85%。

【病因与发病机制】

　　功血是由诸多因素,包括精神情绪因素、环境气候因素、全身疾病因素等,通过影响脑皮层和中枢神经系统再影响到下丘脑-垂体-卵巢轴的相互调节;或因营养不良、代谢紊乱等因素,影响激素的合成、转运和对靶器官的效应等。

（一）无排卵型功血

无排卵型功血多见于青春期和围绝经期妇女，也可发生于育龄期女性。在青春期由于下丘脑-垂体-卵巢轴调节功能尚未健全而出现。围绝经期妇女，由于卵巢功能衰退，卵泡几乎耗竭而出现。

1．青春期　下丘脑-垂体-卵巢轴激素间反馈调节功能尚未成熟，大脑中枢对雌激素的正反馈作用存在缺陷，FSH呈持续低水平，无促排卵性黄体生成素（LH）高峰形成而不能排卵，卵泡虽生长但不能成熟，导致卵巢不能排卵。

2．围绝经期　卵巢功能衰退，剩余卵泡对垂体促性腺激素的感应性降低，卵泡发育受阻而不能排卵。

3．育龄期　可因内、外环境中某种刺激，如劳累、应激、流产、手术或疾病等引起短暂阶段的无排卵；也可因肥胖、多囊卵巢综合征、高催乳素血症等长期存在的因素引起持续无排卵。

各种原因引起的无排卵均可导致子宫内膜受单一雌激素刺激而无孕激素对抗，引起雌激素突破性出血或撤退性出血。

（二）排卵型功血

较无排卵型功血少见，多发生于育龄期妇女，虽有周期性排卵功能，但黄体功能异常。可分为黄体功能不足和子宫内膜不规则脱落两种类型。

1．黄体功能不足　由于神经内分泌调节功能紊乱或下丘脑-垂体-卵巢轴的功能紊乱，导致黄体期孕激素的分泌量不足，或黄体衰退过早，引起的子宫内膜分泌反应不良或黄体期缩短。

2．子宫内膜不规则脱落（黄体萎缩不全）　其黄体的发育良好，但由于下丘脑-垂体-卵巢轴调节功能紊乱引起黄体生存14天后萎缩过程延长，子宫内膜持续受孕激素影响，以致不能如期完整脱落。

【临床表现】

1．无排卵型功血　临床最常见的症状是子宫不规则出血。特点是月经周期紊乱，经期长短不一，出血量时多时少。或先有数周或数月停经，然后发生不规则出血，血量往往较多，不能自止。有时一开始即为不规则阴道出血。出血期无明显下腹痛或其他的不适，出血多或时间长的患者多伴不同程度的贫血。根据异常子宫出血特点分为：①月经过多：周期规则，经期大于7天或经量多于80ml；②子宫不规则过多出血：周期不规则，经期延长，经量过多；③子宫不规则出血：周期不规则，经期可延长而经量不多；④月经过频：月经频发。周期缩短（<21天）。

2．排卵型功血　黄体功能不足者表现为月经周期缩短，月经频发。有时月经周期虽在正常范围内，但因卵泡期延长，黄体期缩短，以致患者出现不易受孕或早孕期流产。子宫内膜不规则脱落者，表现为月经周期正常，但经期延长，多达9～10天，且出血量多。

【辅助检查】

1．妇科检查　盆腔检查及阴道检查排除器质性病变，常无异常发现。未婚女性一般只作外阴检查及肛诊，如诊断需要应征得本人或家长的同意后进行阴道检查。

2．诊断性刮宫　简称诊刮，止血的同时能明确子宫内膜病理诊断。诊刮时应注意宫腔大小、形态，宫壁是否光滑，刮出物的性质和量。在月经前3～7天或月经来潮

12 小时内进行刮宫,以确定黄体功能或有无排卵。如疑为子宫内膜不规则脱落,应在月经第 5~6 日进行诊刮。出血量多或不规则流血时可随时刮宫。

3. 宫腔镜检查 直接观察子宫内膜情况,表面是否光滑,有无组织突起及充血。在病变区内如子宫黏膜下肌瘤,子宫内膜息肉、子宫内膜癌等进行活组织检查可提高诊断价值。

4. 基础体温测定 是测定排卵的简易可行方法。基础体温是机体处于静息状态下的体温。正常月经周期时基础体温呈双相型,排卵后体温在孕激素的作用下上升 0.3~0.5℃,持续至经前 1~2 日或月经第 1 日后下降到原来水平,高温相持续 14 日左右。无排卵时,基础体温无上升改变,呈单相型曲线(图 14-1)。排卵型功血的黄体功能不足,基础体温呈双相型,但排卵后体温上升缓慢,上升幅度偏低,升高时间仅维持 9~10 日即下降(图 14-2)。子宫内膜不规则脱落,基础体温亦呈双相型,但高温相持续时间长,下降缓慢(图 14-3)。

5. 宫颈黏液结晶检查 经前可见羊齿植物叶状结晶提示无排卵。

6. 阴道脱落细胞涂片检查 判断雌激素影响程度,间接反映卵巢功能,一般表现为中、高度雌激素影响。

7. 激素测定 可测定血清孕酮或尿孕二醇,含量低提示无排卵。可测定血催乳激素水平及甲状腺功能,以排除其他内分泌疾病。

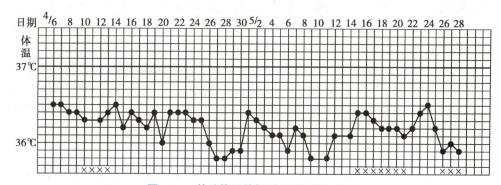

图 14-1 基础体温单相型(无排卵型功血)

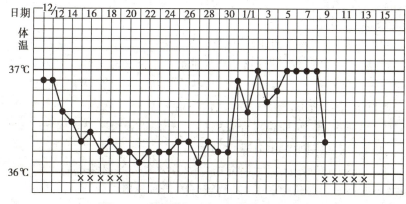

图 14-2 基础体温双相型(黄体功能不足)

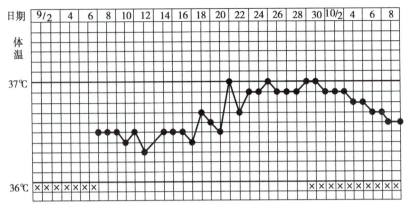

图 14-3 基础体温双相型（黄体萎缩不全）

【治疗要点】

（一）无排卵型功血

应迅速有效地止血、纠正贫血，控制月经周期或诱导排卵，预防复发及远期并发症。

1. 支持治疗 注意休息，加强营养，改善全身状况。补充铁剂、蛋白质和维生素 C，贫血严重的患者需输血，流血时间长的患者给予抗生素预防感染。

2. 药物治疗 青春期女性和育龄期妇女应以止血、调整周期、促使卵巢排卵为原则；围绝期妇女应以止血、调整周期、减少经血量，防止子宫内膜出现病变为原则。

（1）止血：治疗首选性激素。对于出血量多患者，首先应排除器质性病变。遵医嘱常采用性激素及止血药物进行止血和调整月经周期。主要激素药物的作用原理如下：

1）孕激素：无排卵型功血的患者子宫内膜受单一雌激素刺激，故通过补充孕激素可使处于增生或增生过长的子宫内膜转化为分泌期，停药后内膜脱落，出现撤药性出血，即"药物性刮宫"。适用于生命体征平稳、血红蛋白＞80g/L 的患者。常用药物有黄体酮肌注，醋酸甲羟孕酮或地屈孕酮等口服。

2）雌激素：大剂量雌激素可迅速提高血内雌激素浓度，促使子宫内膜生长，短期内修复创面而止血。主要用于出血量多、出血时间长，血红蛋白＜80g/L 的青春期功血患者。常用药物有苯甲酸雌二醇、结合雌激素等。有血液高凝或血栓性疾病病史的患者，应禁忌应用大剂量雌激素止血。

3）雄激素：雄激素具有拮抗雌激素的作用，可增强子宫平滑肌及子宫血管张力，减轻盆腔充血，减少出血量。

4）联合用药：止血效果优于单一药物。青春期功血的患者使用孕激素止血同时配伍小剂量雌激素，可以减少孕激素用量，并能防止突破性出血，目前使用的是第三代短效口服避孕药；围绝经期患者可在孕激素止血基础上配伍雌激素和雄激素，具体用三合激素（黄体酮、雌二醇和睾酮）进行肌内注射。

5）抗前列腺素药物：前列腺素合成酶抑制剂如氟芬那酸（flufenamic acid），出血期间服用可使子宫内膜剥脱时出血减少。

6）其他止血药：酚磺乙胺和卡巴克络可减少微血管通透性，减少出血量，是止血的辅助药物。中药云南白药、三七也具有较好的止血效果。

（2）调整月经周期：采用止血方法后，因病因未除，停药后多数患者可出现功血再次发生,需采取措施调整月经周期。

1)雌、孕激素序贯疗法:即人工周期。主要适用于青春期功血或生育期功血内源性雌激素水平较低者。系模拟自然月经周期中卵巢的内分泌变化,序贯应用雌激素和孕激素,使子宫内膜发生周期性变化,引起周期性脱落。一般连续应用 3 个周期,患者常能自发排卵。

2)雌、孕激素合并应用:适用于生育期功血内源性雌激素水平较高者。雌激素可使子宫内膜再生修复,孕激素同时使用可以限制雌激素引起内膜增生的程度。常用口服避孕药,连用 3 个周期,撤药后出血量较少。有血栓性疾病,心血管疾病高危因素及 40 岁以上吸烟的女性不宜应用。

(3)促进排卵:适用有生育要求无排卵的不孕患者。青春期一般不提倡使用促排卵药。常用的药物有氯米芬(CC,又名克罗米芬)、人绒毛膜促性腺激素(HCG)和促性腺激素释放激素激动剂(GnRH-a)。

3.手术治疗

(1)刮宫术:最常用,既能明确诊断,又能迅速止血。围绝经期功血的患者易进行分段诊断性刮宫,以排除子宫内膜器质性病变。对青春期功血的患者刮宫应持谨慎态度。出血多时可立即刮宫,出血少时可在服用抗生素 3 天后进行。

(2)子宫切除术:适用于激素治疗效果不佳或无效,患者年龄超过 40 岁无生育要求,子宫内膜病理检查为不典型增生、合并子宫肌瘤、子宫腺肌症及严重贫血的情况。

(二)排卵型功血

1.黄体功能不足　治疗原则为促进卵泡发育,刺激黄体功能及黄体功能替代。分别应用 CC、HCG 和黄体酮。其中,CC 可加强卵泡发育,诱发排卵,促使正常黄体形成。HCG 可促进及支持黄体功能,补充黄体分泌孕酮的不足。

2.子宫内膜不规则脱落　治疗原则为调节下丘脑 - 垂体 - 卵巢轴的反馈功能,使黄体及时萎缩,常用的药物有 HCG 和孕激素。HCG 有促进黄体功能的作用。孕激素可调节下丘脑 - 垂体 - 卵巢轴的反馈功能,使黄体及时萎缩,子宫内膜及时脱落。

【护理诊断及合作性问题】

1.焦虑、恐惧　与缺乏相关知识、大量出血担心预后有关。

2.疲乏　与子宫异常出血导致的继发性贫血有关。

3.有感染的危险　与子宫出血量过多、持续时间长而致继发性贫血及机体抵抗力下降有关。

4.有休克的危险　与子宫大量出血有关。

【护理措施】

1.一般护理

(1)病室安静、整洁、空气清新、温湿度适宜。虚弱的患者应注意气候变化。平时注意腰腹部保暖,经期避免淋雨、涉水。

(2)注意休息,避免劳累,保证充足睡眠。

2.病情观察　观察患者的生命体征、准确地估计出血量。

3.对症护理及特殊专科护理

(1)纠正贫血:出血量多者,应卧床休息,避免过度劳累和剧烈活动。贫血严重者,遵医嘱配血、输血。

（2）预防感染：勤换月经护垫、勤洗内裤，每天用清洁的温水冲洗外阴，最好采用专用盆擦洗或淋浴，切忌坐在盆里或盆浴。每次大便后擦洗肛门，以免脏物带进阴道。经期禁止坐浴、阴道塞药、游泳及不必要的阴道检查；经期禁行房事。

（3）饮食护理

1）患者体质较差，应加强营养，改善全身情况，可补充铁剂、维生素C和蛋白质。向患者推荐含铁较多的食物如猪肝、蛋黄、胡萝卜、葡萄干等。

2）辨证施食：热证宜选清淡凉性食物，多饮水，吃新鲜瓜果蔬菜，如西瓜、苦瓜、鲜藕等，以助药物清热泻火滋阴，忌食辛辣刺激之品；脾肾虚弱者宜多服补益之品如桂圆汤、大枣汤、油菜、扁豆、山药及食肉、蛋、奶、动物内脏、海参等，忌食寒凉食品；血瘀证忌服酸性等固涩之品。

4. 用药护理

（1）按时按量服用性激素，不可随意停服和漏服，防止造成反复出血，病愈停药须经医生同意。

（2）药物减量必须按规定在血止后才能开始，每3天减量一次，每次减量不得超过原剂量的1/3，直至维持量。

（3）治疗期间如出现不规则阴道流血，应及时就诊。

（4）中药：煎煮补益药品要先煎15分钟使药效充分发挥，再加入其他药。宜在饭前服用，以利吸收，同时忌食萝卜、茶叶等。

5. 心理护理

（1）出血量过多，易引起紧张、惶恐不安等不良情绪，要做好解释及安慰工作，以及适度的卫生宣传教育，也可用转移注意力的方法，来排解紧张情绪。

（2）建立信任的护患关系，鼓励患者表达自己的想法，帮助患者澄清错误观念，耐心仔细解说病情，消除患者的压力，以利于治疗。

（3）鼓励患者参与社会活动，保持心情舒畅，正确对待疾病。

6. 需要接受手术治疗的患者，应为其提供手术常规护理。

【健康指导】

指导患者减轻精神负担，加强体育锻炼，增加机体适应环境、气候变化的能力。注意经期卫生，避免经期过度劳累、过食生冷及辛燥之品，或涉水、竞技等。避免滥用激素药物和不适当长期采用某些避孕药物。指导育龄期妇女要减少"人流"次数及多产。更年期妇女要注重情志调畅。

第二节　闭　　经

闭经（amenorrhea）是妇科疾病的常见临床症状之一，可由多种原因引起，主要表现为无月经或月经停止。通常将闭经分为原发性和继发性两种，原发性闭经是指年过15周岁，第二性征已发育，无月经来潮，或年龄超过13岁，第二性征尚未发育者；继发性闭经是指以往曾建立正常月经周期，但因病理性原因停经6个月以上者，或按自身月经周期计算停经3个周期以上者。根据其发病的原因，闭经又分为生理性和病理性两大类，青春期前、妊娠期、哺乳期及绝经期前后的月经不来潮均属生理现象。本病与中医学的闭经概念基本相同。本章主要讨论病理性闭经。

【病因与发病机制】

原发性闭经较少见，多由先天性发育缺陷或遗传学原因引起。继发性闭经发生率明显高于原发性闭经，且病因较复杂。正常月经周期的建立和维持有赖于下丘脑-垂体-卵巢轴的神经内分泌调节，以及靶器官子宫内膜对性激素的周期性反应，其中任何一个环节受到干扰均可引起功能失常导致月经失调，甚至闭经。根据闭经的原因病变区可分4种。

（一）下丘脑性闭经

是最常见的一类闭经，其病因最复杂。指中枢神经系统及下丘脑各种功能和器质性疾病引起的闭经，以功能性原因为主。

1. 特发性因素　是闭经中最常见的原因之一。发病机制尚未明确，表现为GnRH的脉冲式分泌异常，与中枢神经系统的神经传递或下丘脑功能障碍有关。

2. 精神性因素　生活中的意外事件、精神创伤或环境改变等使患者处于紧张应激状态，扰乱其内分泌的调节功能而发生闭经。闭经多为一时性的，应激状态解除常能自行恢复。

3. 体重下降和营养缺乏　体重与月经的联系密切。中枢神经对体重急剧下降极为敏感，单纯性体重下降或真正的神经性厌食，均可诱发闭经。

4. 剧烈运动　如长跑，易致闭经。初潮发生和月经的维持有赖于一定比例（17%~20%）的机体脂肪，因为脂肪是合成甾体激素的原料。如运动员机体肌肉/脂肪比率增加或总体脂肪减少，可使月经异常。另外，运动加剧后GnRH释放受到抑制亦可引起闭经。

5. 药物　某些药物，如吩噻嗪及其衍生物（奋乃静、氯丙嗪）、利血平以及甾体类避孕药，长期使用也可引起继发性闭经，但通常是可逆的，月经一般在停药后3~6个月自然恢复。

（二）垂体性闭经

主要病变在垂体。如垂体肿瘤、原发性垂体促性腺功能低下、腺垂体功能减退、垂体梗死等垂体前叶器质性和功能性病变均引起促性腺激素的分泌异常，继而影响卵巢功能导致闭经。

（三）卵巢性闭经

闭经的原因在卵巢。如先天性卵巢发育不全或缺如、卵巢功能早衰、卵巢组织破坏或切除、卵巢功能性肿瘤、卵巢不排卵及多囊卵巢综合征等使卵巢性激素水平低落，子宫内膜失去影响而无周期性变化致闭经。

（四）子宫性闭经

闭经的原因在子宫。如先天性子宫缺陷、子宫内膜损伤（如人工流产或产后出血刮宫过度）、子宫内膜炎（如结核或流产、产后严重感染）、子宫切除（子宫肿瘤、肌瘤）及子宫腔内放射治疗等。此时月经的神经内分泌调节功能正常，但子宫内膜被破坏或对卵巢激素不能产生正常反应而致闭经。

（五）其他内分泌功能异常

甲状腺、肾上腺、胰腺等功能紊乱也可引起闭经，常见的疾病有甲状腺功能减退或亢进、肾上腺皮质功能亢进、肾上腺皮质肿瘤等。

【临床表现】

女子过 15 周岁未有月经初潮；已建立月经周期后，现停经已达 6 个月以上。

【辅助检查】

1. 妇科检查　检查第二性征的发育情况，内、外生殖器的发育，有无缺陷、畸形及肿瘤，腹股沟有无肿块等。

2. 子宫功能检查　主要了解子宫、子宫内膜状态及功能。

（1）诊断性刮宫：适用于已婚妇女。可了解宫腔的形态及有无粘连。刮取子宫内膜作病理检查及结核菌培养，可了解子宫内膜对卵巢激素的反应及有无子宫内膜结核。

（2）子宫输卵管碘油造影：了解宫腔形态、大小及输卵管情况。

（3）宫腔镜检查：镜下观察子宫腔及内膜有无宫腔粘连、可疑病变，常规取材送病理学检查。

（4）药物撤退试验：常用孕激素试验和雌、孕激素序贯试验。用于了解体内雌激素水平、子宫及下生殖道情况。

3. 卵巢功能检查

（1）基础体温测定：基础体温呈双相型，提示卵巢有排卵和黄体形成。

（2）阴道脱落细胞检查：观察表、中、底层细胞的百分比，表层细胞的百分率越高反映雌激素水平也越高。涂片见正常月经周期性变化，提示闭经原因在子宫。

（3）宫颈黏液结晶检查：雌激素使宫颈黏液稀薄，拉丝度延长，并出现羊齿植物叶状结晶，羊齿植物叶状结晶越明显、越粗，提示雌激素作用越显著。若涂片上见成排的椭圆体，提示在雌激素作用的基础上已受孕激素影响。

（4）血甾体激素测定：雌二醇、孕酮及睾酮的放射免疫测定。若睾酮值高，提示有多囊卵巢综合征、卵巢男性化肿瘤或睾丸女性化等疾病可能；若雌、孕激素浓度低，提示卵巢功能不正常或衰竭。

（5）B 型超声监测：从月经周期第 10 日开始用 B 型超声动态监测卵巢是了解卵泡发育及排卵情况最简便可靠的方法。卵泡直径达 18～20mm 时为成熟卵泡，估计约在 72 小时内排卵。

（6）卵巢兴奋试验：又称尿促性素（HMG）刺激试验。用 HMG 肌注，连用 4 日。自开始注射第 6 日起，了解卵巢是否产生雌激素。若卵巢对垂体激素无反应，提示病变在卵巢；若卵巢有反应，则病变在垂体或垂体以上。

4. 垂体功能检查　孕激素试验阳性提示患者体内雌激素水平低落，为确定原发病因在卵巢、垂体或下丘脑，需作血催乳素（PRL）、FSH、LH 放射免疫测定，垂体兴奋试验、影像学检查。疑有先天性畸形者，应作染色体核型分析及分带检查。闭经与甲状腺功能异常有关者应测定 T3、T4、TSH。闭经与肾上腺功能有关时可做尿 17-酮、17-羟类固醇或血皮质醇测定。

【治疗要点】

闭经应以早期诊断、早期治疗为原则。改善全身健康情况，进行心理治疗、病因治疗、性激素替代疗法、诱发排卵等方法。

1. 全身治疗　由于闭经的发生与神经内分泌的调控有关，因此应以改善全身健康状况为主。如保持标准体重，经常进行适当的体育锻炼等。

2. 心理治疗　在闭经中占重要地位。如精神性闭经、神经性厌食症的患者应以精神心理疏导及治疗为主。

3.病因治疗　闭经如因器质性病变引起,应针对病因治疗。如诊断为结核性子宫内膜炎者应积极进行抗结核治疗;子宫粘连者可进行手术使粘连分离;先天性畸形(如处女膜闭锁、阴道闭锁、阴道横隔)者可行手术切开或成形术;卵巢或垂体肿瘤者应制订相应的治疗方案。因过度节食、消瘦所致闭经者,应加强营养,调整饮食结构。运动性闭经者应适当减少运动量及强度。

4.性激素替代疗法　常用雌激素替代疗法,雌、孕激素序贯疗法和雌、孕激素合并疗法。可起到调节下丘脑和垂体的反馈作用,模仿自然月经周期和恢复排卵的作用。

5.诱发排卵　下丘脑、垂体性闭经而卵巢功能存在且要求生育者,遵医嘱选用促排卵药如 CC、HMG/HCG、溴隐亭治疗。

【护理诊断及合作性问题】

1.功能障碍性悲哀　与担心丧失女性形象有关。

2.焦虑　与担心疾病对健康、性生活、生育的影响有关。

3.自我形象紊乱　与长期闭经及治疗效果不明显有关。

【护理措施】

1.一般护理　居室宜空气新鲜,整洁安静,避免强烈的噪声刺激。适当进行体育锻炼,供给足够的营养,注意个人卫生,保持外阴清洁,防止感染。

2.用药护理　使用性激素治疗者,要遵医嘱按时、按量服用雌、孕激素。服用中药者,虚证患者宜温服,阴虚血燥宜凉服。服药期间忌浓茶、生冷油腻之品。服药后注意休息,不宜马上作剧烈运动以免引起呕吐。

3.心理护理　建立良好的护患关系,及时了解患者生活情况及思想情况,调动患者内在的积极因素,鼓励患者表达自己的情感,消除紧张、恐惧、忧愁、急躁、恼怒等不良情绪的影响,帮助患者树立战胜疾病的信心。

【健康指导】

出院后注意营养,防止盲目减肥造成营养不良。避免和减少人流手术和手术损伤。对产后、流产出血和感染应及时治疗。产后哺乳时间不宜过长。经期前后、产(流产)后注意卫生,勿过食生冷、久居潮湿之地,勿受精神刺激,避免过度劳累或精神紧张。积极治疗慢性疾病,如贫血、结核、消化道疾病等。

第三节　痛　经

痛经(dysmenorrhea)是妇科最常见的症状之一,妇女在经期或行经前后,出现周期性下腹疼痛、坠胀、腰酸甚则剧痛昏厥,并伴有面色苍白、恶心、呕吐、头晕、乏力等不适症状,影响生活和工作质量。痛经可分为原发性和继发性两种。原发性痛经又称为功能性痛经,常见于未婚及不孕的妇女,生殖器官无器质性病变。继发性痛经常见于已婚妇女,多数由于生殖器官器质性病变引起,如子宫内膜异位症、盆腔炎、子宫肌瘤及宫颈狭窄等。本节只讨论原发性痛经。

【病因与发病机制】

原发性痛经多见于青年女性,其疼痛与子宫肌肉活动增强所导致的子宫张力增加和过度痉挛性收缩有关。原发性痛经的发生受内分泌因素、精神神经因素、遗传因素、免疫因素等的影响。

1. 内分泌因素　月经分泌期子宫内膜合成和释放前列腺素（prostaglandin，PG）过高，使子宫痉挛性收缩，引起子宫血流不足，子宫肌缺血而引起疼痛。痛经常发生在有排卵的月经周期，无排卵的月经周期因无黄体酮刺激，PG浓度甚低，一般不发生痛经。

2. 精神、神经因素　如精神紧张、恐惧、焦虑、寒冷刺激或经期剧烈运动等因素均可通过中枢神经系统刺激盆腔疼痛纤维。

3. 遗传、免疫因素　痛经具有一定的遗传倾向和免疫相关性。

【临床表现】

以月经期下腹痛为主要临床表现，伴随月经周期而发作。疼痛可引及全腹、腰骶部、会阴、肛门，少数可放射至大腿内侧。以坠痛为主，重者呈痉挛性，甚则伴恶心、呕吐、头晕、乏力、面色苍白、四肢厥冷、出冷汗等不适表现，一般经血排出后疼痛可减轻，也有疼痛持续到经后消失。妇科检查生殖器官无明显异常，少数可触及子宫过度的前倾前屈或过度的后倾后屈位。

【辅助检查】

妇科检查无阳性体征。可作B型超声检查、腹腔镜检查、宫腔镜检查、子宫输卵管造影，用以排除子宫肌瘤、子宫内膜异位、盆腔粘连、充血、感染等盆腔病变。腹腔镜检查是最有价值的辅助诊断方法。

【治疗要点】

以对症治疗为主，疼痛难忍时可使用镇痛、镇静、解痉药，口服避孕药物有治疗痛经的作用，未婚少女可行雌、孕激素序贯疗法减轻症状。

中医认为痛经治疗应本着"急则治其标，缓则治其本"和"通则不痛"的原则，疼痛时以止痛、镇痛、解痉为主，缓解后以调理冲任气血为主，根据寒、热、虚、实的不同予以温、清、补、通，使气血充沛，气顺血和，则经行通畅，疼痛可无。

【护理诊断及合作性问题】

1. 疼痛　与月经期子宫痉挛性收缩、子宫平滑肌组织缺血有关。

2. 恐惧　与长期痛经造成的精神紧张、缺乏相关知识有关。

3. 睡眠型态紊乱　与疼痛有关。

【护理措施】

1. 一般护理　经期疼痛明显时应多卧床休息，避免剧烈运动，注意经期卫生。

2. 病情观察　注意观察疼痛的部位、性质、程度、时间及经血的量、色、质的变化，以便采取相应的护理措施。如出血量多或有组织物排出时，要留取标本检查。

3. 对症护理及特殊专科护理

（1）腹部热敷和进食热饮料，有助于缓解疼痛。

（2）疼痛剧烈者，要注意观察患者的面色、脉搏、血压及出汗等情况，如出现面色苍白，出冷汗，脉搏细弱，血压下降者，应立即取平卧位，给予保暖，及时报告医生并协助急救。

（3）增加营养，如多补充蛋白质、维生素、铁剂等，以提高身体素质。忌食辛辣、生冷、酸涩、刺激性食物。疼痛伴有呕吐者，可给予生姜红糖茶热服。

（4）寒证、虚证的患者应注意保暖，防止受凉。湿热证者应保持病室干燥，避免潮湿。

4. 用药护理

（1）疼痛不能忍受时可按医嘱给解痉止痛药，如阿托品等。如果每次月经期都习惯性服用止痛药，应防止药物依赖性和成瘾性。

（2）痛经妇女可按医嘱给予口服避孕药和前列腺素合成酶抑制剂（如布洛芬）。

（3）中医中药：根据中医辨证有肾气亏虚、气滞血瘀、湿热瘀阻等。可分别选用调肝汤（宜温服）、少腹逐瘀汤（宜温服）、清热调血汤（宜凉服）等。

5. 心理护理　消除对痛经的恐惧心理，安定情绪，避免急躁、郁怒，保持心情愉快。为患者讲解有关痛经的生理知识。

【健康指导】

注意劳逸结合，合理休息和充足睡眠。适当锻炼身体，预防感冒及加强营养。经期注意保暖、清洁卫生、禁止性生活，保持心情舒畅。

第四节　绝经综合征

绝经（menopause）指月经完全停止 1 年以上。是每一个妇女生命进程中必然发生的生理过程。我国城市妇女的平均绝经年龄为 49.5 岁，农村妇女为 47.5 岁。

绝经综合征（menopause syndrome）是指妇女绝经前后由于性激素波动或者减少所导致的一系列躯体及精神心理症状。多发生在 45～55 岁之间。

【病因与发病机制】

1. 内分泌因素　绝经前后的最明显的变化是卵巢功能衰退，卵巢分泌的雌、孕激素水平明显减少，使下丘脑 - 垂体 - 卵巢轴之间平衡失调，影响了自主神经中枢及其支配下的各脏器功能，而出现的一系列自主神经功能失调的症状。此外，卵巢病变（如感染、手术切除、损伤、肿瘤、放疗、药物等）使卵巢功能衰退，也可出现绝经综合征。

2. 神经递质　血 β- 内啡肽及其自身抗体含量降低可引起神经内分泌调节功能紊乱。神经递质 5- 羟色胺（5-HT）水平异常与情绪变化密切相关。

3. 种族及遗传因素　内向、固执、神经质、多愁多虑、脑力劳动者易发病。

4. 中医认为肾虚是本病之根，妇女在围绝经期，肾气渐衰，天癸将竭，精血不足，阴阳平衡失调，出现肾阳不足，经脉失于温养，或肾阴不足，阳失潜藏，脏腑功能失常所致。

【临床表现】

1. 近期症状

（1）月经紊乱：约半数以上的妇女可出现。主要表现为以下 4 种形式：①月经频发：月经周期短于 21 天，月经量多伴经期延长；②月经稀发：月经周期超过 35 天；③不规则子宫出血：排卵停止而发生功能失调性子宫出血，表现为点滴而出或持续阴道出血不止；④闭经：多数妇女出现不同类型和时期的月经改变后，渐致闭经。少数妇女可出现突然闭经。

（2）血管舒缩症状：典型症状为潮红、潮热，患者时感面部和颈胸部皮肤阵阵上涌的热浪，同时伴有上述部位的皮肤有弥漫性点片状发红、出汗、心悸、眩晕、疲乏等症。持续时间长短不一，短则 30 秒，长则 5 分钟，一般潮红和潮热同时出现，多在活动、清晨初醒、下午黄昏或夜间及情绪激动时易发作，影响情绪、工作、睡眠，患者感到异常痛苦,此种血管舒缩异常症状可历时 1 年,有时长达 5 年或更长。

(3) 精神、神经症状:主要包括情绪、记忆力及认知功能症状,具有绝经期首次发病的临床特征。可有抑郁型和兴奋型两种表现:①抑郁型:表现为多疑敏感、抑郁、忧虑、惊慌恐惧、孤独失落、记忆力减退、行动迟缓等;②兴奋型:表现为情绪烦躁易怒,不能自控等神经质样症状。可伴有注意力不集中、易激动、失眠等表现。

2. 远期症状

(1) 泌尿、生殖道症状:外阴皮下脂肪变薄,阴道发干、弹性减弱,易发生性交痛。子宫缩小,乳房下垂,尿道缩短黏膜变薄易发生尿急、尿失禁、膀胱炎等,常有张力性尿失禁。

(2) 骨质疏松:绝经后妇女骨吸收速度大于骨形成,骨质逐渐丢失变疏松,25% 的围绝经期妇女患有骨质疏松症,主要是与雌激素水平下降有关。主要表现为腰背或腰腿疼痛,严重者易发生骨折。骨折将引起一系列问题如疼痛、残废等。

(3) 心血管症状:患者可出现血压升高或血压波动,其中以收缩压升高为主。还可出现假性心绞痛,有时伴心悸、胸闷等,常受精神因素的影响而变化。由于绝经后妇女雌激素水平下降,血胆固醇水平升高,各种脂蛋白增加,易发生动脉粥样硬化,所以冠心病的发病率增加。此外绝经后妇女易患心肌缺血、心肌梗死、高血压等病。

【辅助检查】

1. 妇科检查　可见内外生殖器官呈现不同程度的萎缩性改变,如合并感染,可有阴道分泌物增多,有臭味等。

2. 血液检查　血 LH、FSH 等激素测定,以了解卵巢功能。进行血常规、血小板计数等检查,以了解贫血程度及有无出血倾向。血脂检查以了解胆固醇增高情况。

3. 宫颈刮片　进行防癌筛查。

4. 分段诊断性刮宫　是围绝经期异常阴道流血患者的首选诊断和治疗方法。

5. 其他　尿常规、膀胱镜检查、X 线、B 型超声、心电图、阴道脱落细胞及腹腔镜等检查。

【治疗要点】

1. 一般治疗　对精神症状明显者可进行心理治疗。可给适量的镇静药以助睡眠,用药调节自主神经功能以治疗潮热症状。通过合理的饮食,体格锻炼,增加日晒时间以预防骨质疏松。

2. 激素替代治疗　适用于因雌激素缺乏所致的老年性阴道炎、泌尿道感染及精神症状,预防心血管疾病及骨质疏松等。原因不明的子宫出血、妊娠、血栓性静脉炎、肝胆疾病禁忌使用;雌激素依赖性肿瘤、乳腺癌及复发性血栓性静脉炎等慎用。可序贯给药,为了解除围绝经期症状可短期用药,待症状消失后即可停药。

3. 中医治疗　重点以调节肾之阴阳平衡为主。肾阴虚用药以滋肾益阴,育阴潜阳为主,如六味地黄丸;肾阳虚用药以温肾壮阳填精养血为主,如右归丸。

【护理诊断及合作性问题】

1. 自我形象紊乱　与月经紊乱、个性的改变及精神神经症状等综合症状有关。

2. 焦虑、抑郁　与内分泌改变、家庭及社会环境的改变、个性的改变、精神因素等有关。

3. 睡眠型态紊乱　与绝经期的生理变化及缺乏相关治疗及护理知识有关。

4. 有感染的危险　与反复发作膀胱炎有关；与内分泌失调,抵抗力下降有关。

【护理措施】

1. 一般护理

(1) 应注意劳逸结合,生活起居有规律。坚持适度的体育锻炼,经常在阳光下活动,可减少骨钙丢失,增加骨骼强度,预防骨质疏松。

(2) 体虚者应注意保暖,勿受风寒。潮热、自汗、盗汗者要注意避风,防止着凉感冒。

(3) 注意外阴部的清洁卫生,如勤换内裤,经常清洗外阴,预防生殖器感染,避免用刺激性药物擦洗。外阴瘙痒不要用手抓挠。经期注意腹部保暖,避免过重的体力活动。

(4) 定期作健康体检。

2. 饮食护理

(1) 多吃富含植物性雌激素的食物,如大豆、坚果、芹菜等,可使症状减轻。

(2) 多吃蔬菜、水果。在保证足够钙摄入的前提下,还必须保证一定量的蛋白质摄入,因为骨质疏松与蛋白质不足有关。

(3) 注意补充营养素,如维生素 E、卵磷脂、维生素 C 等。

(4) 少喝含咖啡因的饮料。禁吃刺激性食物,以避免刺激神经造成皮肤瘙痒。限制胆固醇高的食物。减少食盐的摄入,对利尿消肿降压有好处。避免乳制品,因易造成皮肤发热。

3. 用药护理

(1) 遵医嘱补充雌激素,应定时随访,检查肝、肾功能,并注意了解子宫、乳腺情况。根据患者服药后的情况,适当地调整用药、药量及用药途径。

(2) 用药期间注意观察,如子宫不规则出血,应进行诊断性刮宫,并将刮出物送病理检查以排除子宫内膜病变。雌激素剂量过大时可引起白带增多、阴道出血、乳房胀痛、头痛、水肿或色素沉着等。孕激素的副作用包括易怒、抑郁、乳房胀痛和水肿等。雄激素有发生动脉粥样硬化、高血脂、血栓栓塞性疾病的危险,大量应用出现体重增加、痤疮及多毛,口服时影响肝功能。

(3) 中医中药:根据中医辨证应用左归饮汤,宜凉服;右归丸合理中丸汤剂,宜饭前热服。

4. 心理护理　评估患者的心理状态,认真倾听患者诉说,给予同情、安慰、鼓励,告知患者这是正常的生理过程,只要保持乐观的态度,自己坦然面对,多参加娱乐活动,学会避开烦恼,积极配合治疗。

【健康指导】

向患者及家属介绍围绝经期是正常的生理过程,帮助消除恐惧、焦虑心理,解决各种情绪障碍、心理冲突等;耐心解答患者提出的问题,建立良好的护患关系。每年定期进行体检,包括防癌检查,重点是女性生殖道和乳腺肿瘤防癌检查;积极防治绝经期妇女常见病、多发病,如糖尿病、高血压、冠心病、肿瘤、骨质疏松症、阴道炎症、绝经后出血、子宫脱垂和尿失禁。宣传雌激素补充疗法的有关知识等。

第五节　多囊卵巢综合征

多囊卵巢综合征（polycystic ovarian syndrome，PCOS）是生育年龄妇女常见的妇科内分泌疾病之一。以雄激素过高、持续无排卵、卵巢多囊改变为特征，临床表现主要有月经周期不规律、闭经、不孕、多毛和（或）痤疮、肥胖等症状，双侧卵巢呈囊性增大。中医多将本病归属于闭经、不孕等病范畴进行论治。

【病因与发病机制】

PCOS 的病因尚不清楚。一般认为与下丘脑 - 垂体 - 卵巢轴功能异常、肾上腺内分泌功能紊乱、遗传、代谢等因素有关。

1. 下丘脑 - 垂体 - 卵巢轴功能异常　由于精神紧张、药物及某些疾病影响到下丘脑 - 垂体的内分泌功能，垂体对促性腺激素释放激素（GnRH）敏感性增加，分泌过量 LH 刺激卵巢间质、卵泡膜细胞产生过量雄激素，卵巢内高雄激素抑制卵泡成熟，不能形成优势卵泡，故无排卵导致卵巢多囊样改变。

2. 肾上腺功能异常　50% 的 PCOS 患者存在肾上腺分泌的雄激素升高、肾上腺细胞对促肾上腺皮质激素（ACTH）敏感性增加及功能亢进。肾上腺皮质功能亢进，分泌过量的雄激素可出现无排卵和类似多囊卵巢的症状。肾上腺功能异常也可影响下丘脑 - 垂体 - 卵巢轴的功能异常。

3. 胰岛素抵抗与高胰岛素血症　50% 的 PCOS 患者有胰岛素抵抗与高胰岛素血症。引起胰岛素抵抗的原因有多种，多数情况是胰岛素受体后信息传导系统的障碍引起。高胰岛素血症可抑制肝脏性激素结合球蛋白（SHBG）的合成，使体内游离睾酮增加。

4. 遗传因素　PCOS 发生所显示的家族高度聚集性提示与遗传因素有关。研究经常提示 PCOS 遗传方式为常染色体显性遗传，但还未找到特异的 PCOS 基因，可能 PCOS 与多个基因异常有关。

【临床表现】

PCOS 多起病于青春期，主要临床表现为月经失调、不孕、多毛、痤疮、肥胖。

1. 月经失调　为主要症状。多表现为月经稀发、量少、闭经，绝大多数为继发性闭经，闭经前常有月经稀发或过少，也可见功能失调性子宫出血，月经周期或经期，或经量无规律。

2. 不孕　生育期女性因激素紊乱或卵巢功能不全引发排卵障碍所致不孕。

3. 多毛、痤疮　是高雄激素血症最常见表现。出现不同程度多毛，可见眉毛较浓，上唇、两臂、下肢、外阴及肛周的毛增多（以性毛为主），或伴男性化现象，如油脂性皮肤及痤疮，与体内雄激素积聚刺激皮脂腺分泌旺盛有关。

4. 肥胖　50% 以上患者肥胖，多始于青春期前后，渐进性，且常呈腹部肥胖型。肥胖与胰岛素抵抗、雄激素过多、游离睾酮比例增加等因素有关。

【辅助检查】

1. 基础体温测定　表现为基础体温呈单相型曲线。

2. B 型超声检查　见卵巢增大，表现为多囊卵巢，一侧或双侧卵巢有 12 个以上直径为 2～9mm 的卵泡，围绕卵巢边缘，呈车轮状排列，称"项链征"。

3. 诊断性刮宫　在月经前数日或月经来潮 6 小时内进行,刮出的子宫内膜呈不同程度的增生期变化,无分泌期改变。

4. 血清激素测定

(1) 促性腺激素:LH 升高,但无排卵前 LH 峰值出现,FSH 正常或降低,LH/FSH≥2～3。

(2) 雄激素:睾酮(通常不超过正常范围上限 2 倍)、雄烯二酮升高。

(3) 雌激素:雌酮升高,雌二醇正常或轻度升高。

(4) 催乳素:20%～35% 的 PCOS 患者可伴有轻度升高。

(5) 胰岛素测定及糖耐量实验。

5. 腹腔镜检查　见卵巢增大,表面光滑,呈灰白色,包膜增厚,包膜下显露多个卵泡,无排卵征象。镜下取卵巢活组织检查可确诊。

【治疗要点】

1. 调整生活方式　肥胖型多囊卵巢综合征患者,应积极进行运动锻炼,控制饮食,减少高脂肪、高糖食物的摄取,降低体重和缩小腹围,可增加胰岛素敏感性,降低胰岛素、睾酮水平,对恢复排卵及生育功能有利。

2. 药物治疗　首选治疗方案,与患者的生育要求相关

(1) 调节月经周期:合理用药,对抗雄激素作用及控制月经周期。

1) 口服避孕药:为雌、孕激素联合周期疗法,雌激素可致游离睾酮减少,孕激素可减少卵巢产生雄激素,抑制子宫内膜过度增生和调节月经周期。常周期性口服短效避孕药,一般 3～6 个月为一个疗程,可重复使用。还能有效治疗痤疮和抑制毛发生长。

2) 孕激素疗法:孕激素后半周期应用,可调节月经并保护子宫内膜,也可达到恢复排卵的效果。

(2) 降低血雄激素水平

1) 糖皮质类固醇:适用于因肾上腺来源引起雄激素过多的 PCOS 患者。常用药物为地塞米松,每晚 0.25mg 口服,每日剂量不宜超过 0.5mg,以免过度抑制垂体 - 肾上腺轴功能。

2) 环内孕酮(cyproterone):能抑制促性腺激素分泌,降低体内睾酮水平。与炔雌醇组成口服避孕药,对降低高雄激素血症和治疗高雄激素体征有效。

3) 螺内酯(spironolactone):具有抗雄激素活性,减少雄激素对皮脂腺的刺激的作用。抗雄激素剂量为每日 40～200mg,治疗多毛用药 6～9 个月为一个疗程。如出现月经不规则,可与口服避孕药联合应用。

(3) 改善胰岛素抵抗:常用胰岛素增敏剂对肥胖或有胰岛素抵抗的 PCOS 患者进行治疗。二甲双胍(metformin)可增加外周组织对胰岛素的敏感性。通过降低血胰岛素水平达到纠正高雄激素状态,促进卵巢排卵功能。常用剂量为每次口服 500mg,每日 2～3 次。

(4) 促排卵治疗:有生育要求的 PCOS 患者多需要应用促排卵治疗才能妊娠。氯米芬为首选促排卵药,促排卵时易发生卵巢过度刺激综合征,应严密监测,加强预防措施。

3. 手术治疗

(1) 腹腔镜下卵巢打孔术:目前首选的外科手术治疗方法是应用热穿透或激光进

行腹腔镜卵巢打孔术,对 LH 和游离睾酮升高者效果较好。术后促排卵治疗反应改善,由于医疗干预致多胎妊娠率降低,与卵巢楔形切除术相比术后粘连发生率明显降低。

(2)卵巢楔形切除术:将双侧卵巢各楔形切除 1/3,可降低雄激素水平,减轻多毛症状,提高妊娠率。但术后卵巢周围粘连发生率较高,也有术后发生卵巢早衰的报道,临床已不常用。

【护理诊断及合作性问题】

1. 焦虑、恐惧　与缺乏相关知识、担心不孕有关。

2. 自我形象紊乱　与闭经、肥胖、多毛、皮肤变差有关。

3. 有发生子宫内膜癌的风险　与持续无排卵,子宫内膜过度增生有关。

【护理措施】

1. 一般护理　保持环境干燥整洁,要劳逸结合、多锻炼身体,不要剧烈运动。采取避孕措施避免多次流产,但不要长期使用避孕药。对于肥胖的女性,不要盲目使用减肥药。

2. 饮食护理　宜食清淡且具有健脾利湿、化痰祛痰的食物,避免甜食、辛辣刺激的物食。低脂、低糖、低热量饮食,均衡营养并加强锻炼、从而控制体重及腰围臀围的比例,有利于降低雄性激素水平,恢复排卵及生育功能。

3. 用药护理

(1)注意观察用药后的反应:口服避孕药,常见头痛、体重增加、情绪改变、性欲下降、胃肠道反应和乳腺疼痛等副作用;促排卵药物有多胎妊娠和卵巢过度刺激综合征;螺内酯易出现月经不规律。

(2)中医中药:根据中医辨证可选用益肾调冲、化痰燥湿、理气活血、泻肝清热的药物。

4. 心理护理　应放松心情,避免紧张,抑郁、愤怒和恐惧等不良情绪会刺激,建立治病信心,耐心治疗。

【健康指导】

放松心情,减轻精神负担。形体肥胖者均衡饮食,控制体重,应长期坚持体育锻炼。不宜居住在潮湿的环境里,在阴雨季节,要注意湿邪的侵袭。激素药物应严格按医嘱服用。指导合理避孕方式。

(刘　颖)

复习思考题

1. 功能失调性子宫出血有哪些临床表现及治疗要点?

2. 绝经综合征的临床表现有哪些?

3. 应用激素替代疗法妇女应采取的护理措施有哪些?

4. 痛经的主要病因及临床表现是什么?

第十五章

滋养细胞疾病患者的护理

学习要点

> 1. 几种滋养细胞疾病的转化关系。
> 2. 葡萄胎的临床表现、辅助检查、护理措施及随访内容。
> 3. 侵蚀性葡萄胎、绒毛膜癌的临床表现、鉴别点、护理措施及随访内容。

妊娠滋养细胞疾病是一组由胎盘绒毛滋养细胞过度增生引起的疾病,依据其组织学特点将其分为葡萄胎、侵蚀性葡萄胎、绒毛膜癌(简称绒癌)及胎盘部位滋养细胞肿瘤。葡萄胎属于良性滋养细胞疾病,侵蚀性葡萄胎系葡萄胎发展而来,绒毛膜癌和胎盘部位滋养细胞肿瘤可发生在葡萄胎、流产、足月产或异位妊娠以后,分别与绒毛前和绒毛外滋养细胞有关。侵蚀性葡萄胎、绒毛膜癌及胎盘部位滋养细胞肿瘤属于恶性滋养细胞疾病,故三者合称为滋养细胞肿瘤。

第一节 葡 萄 胎

案例分析

张女士,停经4个月,阴道流血3天,轻微腹痛。查体,宫底脐上1指,未听及胎心音。尿HCG(+),彩超宫内未见胎儿回声,子宫内充满雪花状光片。

问题:

1. 考虑什么疾病?

2. 如何处理?做此处理的护理要点是什么?

葡萄胎系因妊娠后胎盘绒毛滋养细胞增生、间质水肿,而形成大小不一的水泡,水泡间有细蒂相连成串,形似葡萄而得名,又称水泡状胎块(hydatidiform mole,HM),是良性滋养细胞疾病,其病变局限于子宫腔内,不侵入子宫肌层,也不发生远处转移,分为完全性葡萄胎和不完全性葡萄胎。

【病因与发病机制】

葡萄胎发病原因尚不明确。根据肉眼及显微镜下特点、核型分析及临床表现，可以将葡萄胎妊娠分为完全性及部分性两类，其中大多数为完全性，且恶变率高，少数为部分性葡萄胎，罕见恶变。其组织学特点有：①滋养细胞不同程度增生；②绒毛间质水肿；③间质内血管消失。

葡萄胎的发生与营养状况、社会经济因素及年龄有关。饮食中缺乏维生素 A 及胡萝卜素和动物脂肪者葡萄胎发生率增高。年龄大于 35 岁和 40 岁妇女妊娠时葡萄胎的发生率分别是年轻妇女的 2 倍和 7.5 倍。相反，年龄小于 20 岁妇女的葡萄胎发生率也显著增高。此外，流行病学调查表明，有葡萄胎妊娠史的妇女，再次妊娠时葡萄胎的发生率增加。

【临床表现】

1. 停经后阴道流血　是最常见的症状，也是大多数患者就医的主要原因。患者多在停经 2～3 个月左右开始出现不规则的阴道流血，初期量可少，后逐渐增多，可因反复流血引起感染及贫血，有时可在流出的血液血块中发现水泡样物。

2. 子宫异常增大、变软　约半数葡萄胎患者的子宫大于停经月份，质地变软，系因葡萄胎组织迅速增长、宫腔内积血及滋养细胞异常增生所致。子宫增大可达肚脐，但腹部检查时扪不到胎体，听不到胎心，患者自己感觉不到胎动。少部分患者子宫大小与正常妊娠月份相符或小于停经月份。其原因可能与水泡状胎块退行性变、停止发展或伴随阴道流血时排出部分水泡状胎块所致。

3. 卵巢黄素化囊肿　由于滋养细胞增生产生大量的绒毛膜促性腺激素，刺激卵巢卵泡内膜细胞发生黄素化而形成的囊肿，称为卵巢黄素化囊肿。常为双侧性，但也可单侧，大小不等，最小的仅在光镜下可见，最大直径可达 20cm 以上。囊肿表面光滑，活动度好，切面为多房，囊壁薄，囊液清亮或琥珀色。黄素化囊肿常在水泡状胎块清除后 2～4 个月自行消退。

4. 妊娠呕吐症状　多发生于子宫异常增大明显及 HCG 水平异常升高者，出现时间较正常妊娠时间早，且持续时间长，程度重。

5. 腹痛　系因葡萄胎生长迅速引起子宫在短期内急速增大所致，表现为阵发性下腹痛，一般不剧烈，能忍受，常发生于阴道流血前。若发生卵巢黄素化囊肿破裂或扭转也可出现急性腹痛。

6. 咯血　少数患者有咯血的症状出现，在葡萄胎排出后多能自然消失。

7. 甲状腺功能亢进征象　约 7% 患者可出现轻度甲状腺功能亢进征象，与葡萄胎组织产生促甲状腺激素有关。表现为心动过速、皮肤温热及震颤，血浆 T_3、T_4 升高。

除阴道流血外，部分性葡萄胎常没有完全性葡萄胎的典型症状，常被误诊为不全流产或过期流产，仅在病理学检查时发现。

【辅助检查】

1. 超声多普勒检查　听不到胎心音。

2. B 超检查　可鉴别正常妊娠与葡萄胎。可见增大的子宫腔内充满弥漫分布的光点和小囊样无回声区，可见落雪状图像，其中无妊娠囊，也无胎心及胎体结构。

3. 绒毛膜促性腺激素水平（HCG）测定　明显高于正常妊娠水平，且持续不降。

4. 病理检查　完全性葡萄胎可见绒毛间质水肿变性、中心血管消失及滋养细胞增生活跃等,无胎儿、脐带或羊膜囊;部分性葡萄胎可见绒毛部分发生水肿变性及局灶性滋养细胞增生活跃,并可见胎儿、脐带或羊囊膜等成分。

【治疗要点】

1. 及时清除宫腔内容物 葡萄胎确诊后应在输液、备血下及时行清宫术。术中出血不多,一般不用缩宫素,尤其在宫口扩大以前不宜使用,以免滋养细胞挤压入子宫血窦内,发生肺栓塞或远处转移。一般子宫小于妊娠12周尽量一次吸刮干净,子宫大于妊娠12周或术中感到一次性刮宫有困难者,可于一周后行第二次刮宫。每次清宫后,注意选取水泡小、接近子宫壁的新鲜组织送病理检查。

2. 预防性子宫切除 对高危患者,如年龄大于40岁无再生育要求者可切除子宫,保留附件。

3. 预防性化疗 葡萄胎的恶变率为10%～25%,对高危妇女应进行预防性化疗,以防止恶变。高危妇女包括:①年龄大于40岁;②葡萄胎排出前HCG值异常升高;③葡萄胎清宫后,HCG下降缓慢或降到一定程度后持续不降或始终处于较高值,病理检查示滋养细胞高度增生或伴有不典型增生;④子宫明显大于停经月份子宫的大小;⑤黄素化囊肿直径大于6cm;⑥第二次清宫仍有滋养细胞高度增生;⑦无条件进行正规随访者。一般选用甲氨蝶呤、氟尿嘧啶或放线菌素D单一药物,化疗1～2个疗程。

4. 卵巢黄素化囊肿的处理 因囊肿在清除宫腔内容物后会自行消退,一般不需处理。若发生急性扭转,可在B超或腹腔镜下穿刺吸液;若因扭转时间过长发生坏死,则需手术切除患侧卵巢。

【护理诊断及合作性问题】

1. 恐惧 与真实或想象的葡萄胎对健康的威胁及将要进行的清宫手术有关。

2. 自尊紊乱 与分娩的期望无法实现及对将来妊娠的担心有关。

3. 知识缺乏 缺乏有关疾病的信息及葡萄胎随访的知识。

【护理措施】

1. 一般护理 嘱患者进高蛋白、高维生素、易消化食物;保证充足睡眠,适当活动;保持外阴清洁,防止感染。

2. 病情观察 重点是观察阴道流血的情况,评估流血量及性质;术后随时了解患者宫缩情况,流血过多者密切注意血压、脉搏及生命体征,有异常者及时通知医生。

3. 对症护理

(1)清宫术护理:清宫术前,常规给患者行血、尿常规检查,查肝、肾功能和表面抗原,常规作好配血输血准备。术前嘱患者排空膀胱,建立静脉通道,并准备好缩宫素及抢救药物与抢救器械,防止大出血及术中穿孔等。术中注意观察阴道出血、腹痛及有无休克征象发生,术后将刮出物送病理检查。

(2)预防性化疗护理:按妇科肿瘤化疗患者护理。

4. 心理护理 鼓励患者表达对没能得到良好妊娠结局的悲伤。给患者讲解葡萄胎的疾病知识和清宫手术的过程,纠正错误认识,解除恐惧和顾虑,增强康复信心。

【健康指导】

1. 随访指导 随访目的是及早发现有无恶变转移并及时处理。随访内容包括:①HCG含量测定:是葡萄胎患者随访的最重要项目。正常情况下,葡萄胎排空后,血清 HCG 稳定下降,首次降至阴性的时间平均约为 9 周,最长不超过 14 周。指导患者于葡萄胎清宫后每周 1 次进行 HCG 测定,直至连续 3 次正常,然后每个月一次持续至少半年。此后可每半年一次,共随访 2 年。②每次随访除必须作 HCG 测定外,还应注意有无不规则阴道流血、咳嗽、咯血及其他转移症状。③每次随访时常规行妇科检查,以了解子宫复旧、黄素囊肿是否消退及阴道壁有无转移性结节。④必要时行盆腔 B 型超声、胸部 X 线片或 CT 检查。

2. 避孕指导　葡萄胎处理后应严格坚持避孕 1 年。避孕方法宜推荐避孕套和口服避孕药,一般不选用宫内节育器,以免子宫穿孔或混淆子宫出血原因。

3. 营养与卫生指导　建议进食高蛋白、高维生素的清淡易消化食物,保证充足睡眠;告诉患者保持外阴清洁,术后每日 2 次消毒液常规会阴冲洗,提供无菌会阴垫;禁止性生活、盆浴 1 个月以防感染。

第二节　妊娠滋养细胞肿瘤

侵蚀性葡萄胎(invasive mole)是指葡萄胎组织侵入子宫肌层或转移到子宫以外。肌层内的葡萄组织继续发展可以穿破子宫壁,引起腹腔内大出血,也可侵入阔韧带内形成宫旁肿物。常转移到肺、阴道甚至脑部。侵蚀性葡萄胎来自良性葡萄胎,一般认为约有 5%～20% 的葡萄胎可发展成侵蚀性葡萄胎,大多数发生在葡萄胎清宫后 6 个月内。预后较好。

绒毛膜癌(choriocarcinoma)是一种高度恶性滋养细胞肿瘤,早期即可通过血循环转移至全身。绒毛膜癌的恶性程度极高,在化疗药物问世以前,其死亡率高达 90% 以上。如今随着诊断技术的进步及化学治疗的发展,绒毛膜癌患者的预后已经得到了极大的改善。

【病因与病理改变】

侵蚀性葡萄胎由良性葡萄胎发展而来。随年龄的增加恶变率相应增加。当患者年龄大于 40 岁时,恶变率可达 37%,而大于 50 岁时,56% 的患者将发展为侵蚀性葡萄胎。

侵蚀性葡萄胎镜下可见子宫肌层及转移病灶内有高度增生的滋养细胞,呈团块状分布,细胞形态大小不一,亦可见滋养细胞出现于血管内。镜下可见变性或完好的绒毛结构,是其与绒毛膜癌的主要鉴别点。

绒毛膜癌 60% 继发于葡萄胎,30% 继发于流产,10% 继发于足月分娩和异位妊娠后。继发于葡萄胎排空后 1 年以上者多数为绒毛膜癌,半年至 1 年发病者,绒毛膜癌和侵蚀性葡萄胎均有可能,时间间隔越长,绒毛膜癌的可能性越大。由于滋养细胞在体内具有隐匿的特性,绒毛膜癌也可发生于绝经后妇女。可发生于子宫,也可以子宫内原发病灶已消失而仅有转移灶的表现。镜下见滋养细胞高度不规则增生,分化不良,侵入肌层及血管,无绒毛结构。

【临床表现】

1. 原发灶表现

(1)不规则阴道流血:是最主要的症状,表现为葡萄胎清宫后、流产或足月产后,出现不规则阴道流血,量多少不定,少数患者可发生大出血。

（2）腹痛：可表现为下腹胀痛或慢性腹痛，是癌组织侵及子宫壁或子宫腔积血的缘故；如癌组织穿破子宫壁或转移病灶破裂，也可出现急性腹痛；如损伤血管可造成急性大出血。

（3）子宫复旧不全或不均匀性增大：葡萄胎清宫4~6周后仍未恢复到正常大小，质地偏软。

（4）卵巢黄素化囊肿：由于HCG的影响，双侧或单侧卵巢黄素囊肿持续存在。

2．转移灶表现　主要经血循环转移。

（1）肺转移：最常见，可出现咳嗽、血痰、胸痛、呼吸困难等症状，也可无明显症状，胸部X线片可发现单个或多个小圆形阴影。

（2）阴道及宫旁组织转移：在阴道壁出现转移性紫蓝色结节，如破溃可出现大量出血。

（3）脑转移：较少见，可出现头痛、呕吐及抽搐昏迷，预后不良。

【辅助检查】

1．血β-HCG测定　葡萄胎清除术后9周以上，或流产、足月产、异位妊娠后4周以上，血β-HCG水平仍高于正常，或下降一定程度后又上升，或定性试验阴性后又转为阳性，提示滋养细胞肿瘤。

2．B超检查　是诊断子宫原发病灶最常用的方法。可发现葡萄胎组织侵入子宫肌层，宫壁内出现蜂窝状病灶。

3．组织病理学检查　在侵入子宫肌层或子宫外的转移病灶标本中，发现有绒毛结构或退变的绒毛阴影可确诊为侵蚀性葡萄胎。见团、片状高度异型滋养细胞而无绒毛结构者为绒毛膜癌。

4．胸部X线片　肺部转移患者可见棉球状或团块状阴影。

5．其他　出现神经系统症状时，可作脑部CT显示转移灶，如没有显示可进一步查脑脊液及血浆HCG含量。

【治疗要点】

以化疗为主，手术和放疗为辅。化疗效果不佳时可行子宫切除术，年轻患者可考虑保留卵巢。放疗主要对肝、脑有转移的重症患者。

【护理诊断及合作性问题】

1．有感染的危险　与化疗药物致白细胞下降及反复阴道流血有关。

2．预感性悲哀　与担心病情、预后不良、治疗创伤有关。

3．潜在并发症　肺转移、阴道转移、脑转移。

【护理措施】

1．预防感染　定时测量生命体重，严格探视制度，定期消毒病房，严格消毒隔离制度。保持会阴清洁干燥。改善营养增强体质。遵医嘱预防性使用抗生素。

2．病情观察　重点观察阴道流血情况及腹痛情况，评估流血量及性质。阴道转移结节破溃以及病灶穿破子宫或侵蚀血管可导致大出血，密切注意血压、脉搏等生命体征，如有异常及时抢救并通知医生。

3．并发症护理

（1）肺转移患者：协助患者卧床休息，减轻体力损耗；有呼吸困难者取半坐位并给予氧气吸入；遵医嘱给予镇静剂及化疗药物，肺部直接用药效果较好；严密注意有无大量咯血，严防窒息，出现大咯血时立即让患者取头低侧卧位，轻拍背部，排出积血，并及时通知医生抢救。大咯血常发生于化疗过程中，对有肺部转移灶的患者，化疗期间要常规备好气管切开包。

（2）阴道转移患者：密切观察阴道流血情况；作好输血输液准备并备好阴道填塞用的长纱条；不能自行排尿者需留置导尿管。注意保持外阴清洁，每日行会阴擦洗消毒 2 次，禁止冲洗。尽量避免不必要的阴道检查，防止感染或使转移结节破裂；对发生破溃出血者立即通知医生并配合抢救，填塞的纱条在 24～48 小时内取出或更换，换药前要备好大出血抢救用品及药品。

（3）脑转移患者：按医嘱给予补液、止血、脱水、吸氧、化疗等，观察生命体征，注意有无水、电解质紊乱；预防吸入性肺炎、角膜炎等并发症。

4. 心理护理　了解患者及家属的思想动态及心理承受能力，利用各种机会对患者实施健康教育及心理疏导，并随时评估患者是否确实掌握所讲内容。提供有关化疗药物、疾病治疗的相关知识，以书面形式为患者提供化疗方案表及注意事项，以便患者掌握并取得患者及家属的配合。

【健康指导】

由于病程较长，患者的营养状态可能出现问题，要指导患者进高蛋白、高维生素且易消化食物；保持病室安静，保证充足睡眠；嘱患者保持外阴清洁，勤换无菌会阴垫；指导患者正确选用避孕方法。与患者及家人共同制订出院后康复计划，出院后严密随访，第 1 次在出院后 3 个月，随后每 6 个月 1 次持续 3 年，以后每年 1 次共 5 年，此后每 2 年 1 次。随访内容及避孕指导与葡萄胎患者相同。

（陈霞云）

复习思考题

1. 葡萄胎最可靠的诊断依据是什么？
2. 为什么对葡萄胎患者要强调定期随访？随访的内容有哪些？
3. 侵蚀性葡萄胎与绒毛膜癌的鉴别要点是什么？
4. 有效运用护理程序，对化疗患者进行观察与护理。

第十六章

女性生殖系统肿瘤患者的护理

课件
16章PPT

扫一扫
知重点

学习要点

1. 子宫肌瘤的分类、临床特征及护理措施。
2. 子宫颈癌的好发部位、临床特征及健康教育。
3. 子宫内膜癌的病因、临床特征及预防。
4. 卵巢肿瘤的概述、良恶性肿瘤的鉴别、并发症、治疗要点及护理措施。
5. 外阴癌的临床特征、治疗要点及护理措施。
6. 子宫内膜异位症的常见部位、临床特征、治疗要点及护理措施。

第一节 子宫肌瘤

案例分析

患者，女，45 岁，G₃P₂，因经量增多、经期延长 2 年，加重半年入院。近日感头晕、乏力和心悸。患者贫血貌。妇科检查：子宫约 4 个月妊娠大、表面结节、质硬，宫体活动好，无明显压痛，双附件(−)。血红蛋白 75g/L。

问题：

1. 结合病例讨论患者患何种疾病？
2. 还需做哪些辅助检查？
3. 应采取哪些护理措施？

子宫肌瘤（uterine myoma）是女性生殖系统最常见的良性肿瘤，多见于 30～50 岁的妇女，其发病可能与体内雌激素水平过高或长期刺激有关。临床表现与肌瘤类型及有无变性有关，以月经改变为最常见症状。肌瘤变性包括玻璃样变、囊性变、红色样变、恶性变（肉瘤样变）和钙化。无症状者一般不需治疗，症状轻、近绝经期年龄者可采用药物治疗。症状较重或疑有肉瘤变者可手术治疗。

【病因与发病机制】

子宫肌瘤是卵巢激素依赖性肿瘤，其确切的病因尚未明了。因肌瘤好发于生育年龄，妊娠期或外源性雌激素刺激，肌瘤生长迅速，绝经后肌瘤可停止生长或萎缩；肌瘤组织中的雌激素受体和雌二醇含量明显高于正常子宫肌组织；抗雌激素治疗有效等，故认为子宫肌瘤的发生和生长可能与女性性激素刺激有关。雌激素可促使子宫平滑肌细胞增生肥大，肌层变厚，子宫增大，孕激素有促进子宫肌瘤细胞核分裂，刺激肌瘤生长。另外，肌瘤的发生可能存在细胞遗传学异常。

【组织学分类】

按肌瘤生长部位分为子宫体部肌瘤和子宫颈部肌瘤，前者尤为常见，约占90%。根据肌瘤与子宫肌壁的关系可分为3种类型（图16-1）：

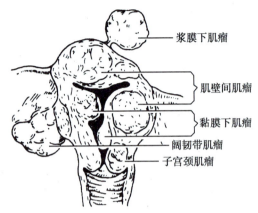

图 16-1　子宫肌瘤分类示意图

1. 肌壁间肌瘤　最常见，占60%～70%，肌瘤位于子宫肌壁间，周围均被肌层包围。

2. 浆膜下肌瘤　约占20%～30%，肌瘤向子宫浆膜面生长，突出于子宫表面，表面覆盖浆膜层。当肌瘤继续生长，仅有一蒂与子宫相连时，称为带蒂浆膜下肌瘤，此瘤可因蒂部血供不足易变性、坏死、扭转断裂，肌瘤脱落至腹腔或盆腔形成游离性肌瘤。若肌瘤位于宫体侧壁向宫旁生长，突入阔韧带两叶之间，称为阔韧带肌瘤。

3. 黏膜下肌瘤　约占10%～15%，肌瘤向宫腔方向生长，表面由子宫黏膜层覆盖，称为黏膜下肌瘤。子宫外形无明显变化，而宫腔变形增大，肌瘤在宫腔内生长犹如异物，刺激子宫引起收缩，造成腹痛；黏膜下肌瘤易形成蒂，肌瘤被挤入宫颈，甚至坠入阴道，容易感染。

子宫肌瘤可单发，也可多发，有时几种类型的肌瘤可以同时发生在同一子宫上，称多发性子宫肌瘤。

【临床表现】

1. 症状　与肌瘤所在部位、生长速度及有无变性关系密切，其中肌瘤的生长部位对患者的症状影响最大。常见症状有：

（1）月经改变：最常见。几乎所有的黏膜下肌瘤都会引起月经量过多，即使肌瘤很小，也可引起严重出血，随肌瘤渐大，经期延长。浆膜下肌瘤及肌壁间小肌瘤常无明显月经改变，大的肌壁间肌瘤可致宫腔及内膜面积增大，子宫收缩不良，致使月经周期缩短、经量增多、经期延长、不规则阴道流血等。一旦肌瘤发生坏死、溃疡、感染时，则有持续性或不规则阴道流血或脓血性排液等。患者因长期月经过多可引起不同程度的贫血，严重时有全身乏力、面色苍白、心慌、气短等症状。

（2）下腹部包块：当肌瘤增大如妊娠 3 个月大时，于耻骨联合上触及活动的肿块，患者多能自己扪及包块而去医院就诊。

（3）白带增多：肌壁间肌瘤使宫腔面积增大时，内膜水肿腺体分泌增多，并伴有盆腔充血致使白带增多。尤其是悬吊于阴道内的黏膜下肌瘤，表面易感染、坏死和溃疡，可产生大量脓血性排液或伴有腐肉样组织自阴道排出，伴有臭味。

（4）压迫症状：较大的肌瘤可压迫邻近器官引起相应症状，如子宫下段前壁肌瘤和宫颈肌瘤，压迫膀胱可引起尿频、尿急、排尿障碍、尿潴留等；子宫后壁肌瘤，挤压直肠引起下腹坠胀不适、便秘、里急后重、排便困难；阔韧带内肌瘤压迫输尿管可发生输尿管扩张，甚至肾盂积水等。

（5）疼痛：患者常表现为腰背部酸痛、下腹坠胀，经期加重。只有发生并发症或变性时出现腹痛，如浆膜下肌瘤蒂扭转时，表现急性腹痛、绞痛；肌瘤红色样变时，出现剧烈下腹痛伴发热、呕吐及肿瘤部位压痛；黏膜下肌瘤刺激子宫收缩，出现类似分娩的阵发性痉挛性疼痛。

（6）不孕或流产：由于肌瘤压迫输卵管使之扭曲，或使宫腔形态改变，可妨碍受精、影响受精卵着床，胚胎供血不足，造成不孕或流产。

2. 体征　妇科检查时子宫均匀或不规则增大，呈单个或多个结节状突起，质硬。较大的肌瘤可从腹部触及。浆膜下肌瘤可扪及实质性球状肿块与子宫相连，可活动；黏膜下肌瘤有时可突于宫颈口或阴道内，窥器检查可见实质的球形肿块、表面呈粉红色，手指可触及宫颈四周边缘清楚，如感染时，表面有渗出物覆盖，或有溃疡、出血及脓性分泌物，并有臭味。

【辅助检查】

1. B 型超声检查　可明确肌瘤的大小、部位、数目及血流、有无变性等，是常用、准确的辅助诊断手段。

2. 内镜检查　宫腔镜、腹腔镜可直视下查清黏膜下肌瘤、浆膜下肌瘤的位置、大小、形状，并可在镜下剔除肌瘤达到治疗目的。

3. 其他检查　子宫输卵管碘油造影等协助诊断。

【治疗要点】

根据患者年龄、症状、肌瘤大小和数目、类型、生长速度及有无生育要求等情况全面分析后选择处理方案。

1. 保守治疗

（1）随访观察：肌瘤小、无症状或症状较轻者，或已近绝经期的妇女，可定期随访。一般 3～6 个月随访 1 次，如发现肌瘤增大或症状加重时，应考虑进一步治疗措施。

（2）药物治疗：肌瘤小于 2 个月妊娠子宫大小、症状不明显或较轻，尤其近绝经年龄或全身状况较差不能胜任手术者。在排除子宫内膜癌的前提下，可采用药物治疗。常用雄激素如丙酸睾酮对抗雌激素的作用，促使子宫内膜萎缩或直接作用于平滑肌，使其收缩而减少出血。每月总量不宜超过 300mg，以免男性化；也可以抗雌激素制剂他莫昔芬（三苯氧胺）治疗月经明显过多者；还可选用促性腺激素释放激素激动剂（GnRH-a），如亮丙瑞林、戈舍瑞林，但不宜长期持续使用，以免引起绝经综合征、骨质疏松等。

2. 手术治疗　手术是最有效的治疗方法，适应月经过多致继发性贫血，药物治疗无效，严重腹痛、性交痛或慢性腹痛、有蒂肌瘤扭转引起的急性腹痛；疑有肉瘤变者。手术可经腹、经阴道或采用宫腔镜及腹腔镜下进行，术式有：

（1）肌瘤切除术：年轻又希望保留生育功能的患者，肌瘤数目较少的患者，多经腹或经腹腔镜下仅切除肌瘤、保留子宫；若蒂细长突出宫颈口或阴道内的黏膜下肌瘤可经阴道或经宫腔镜下切除。

（2）子宫切除术：子宫大于 2.5 个月妊娠子宫大小、无生育要求者或疑有恶变者，可行全子宫切除术。术前应常规行宫颈脱落细胞学检查，排除宫颈恶性病变。术中根据具体情况决定是否保留附件。

知识链接

子宫肌瘤新疗法

　　HIFU——体外高强度聚焦超声治疗（超声刀）作为一种完全非侵入性的新型治疗技术已经应用于子宫肌瘤的治疗。HIFU 是在超声定位实时监视下，从体外将高能量超声聚焦于子宫肌瘤，利用超声的可聚性和能量可透入性，将体外发射的高能量超声波聚焦于体内病灶，利用焦点产生的高温效应和空化效应等，使焦点区组织产生空泡变性、凝固性坏死，继而逐渐溶解吸收或纤维化。HIFU 治疗不仅可阻止子宫肌瘤的生长，甚至使其萎缩变小，从而改善腹痛，月经不规则等症状以达到临床治疗效果，是目前最安全、最轻松的治疗方法。

　　另外，射频消融微创术、经右侧股动脉穿刺两侧子宫动脉的超选择性动脉栓塞及氩氦刀等微创治疗也逐渐应用于子宫肌瘤的治疗。

【护理诊断及合作性问题】

1．营养失调：低于机体需要量　与月经过多，长期失血有关。

2．焦虑　与反复阴道出血、担心恶变或影响生育有关。

3．有感染的危险　与长期阴道流血及手术创伤有关。

4．舒适度改变　与肿瘤压迫症状及月经改变有关。

5．知识缺乏　与缺乏子宫肌瘤的相关知识有关。

【护理措施】

1．一般护理　注意休息，加强营养，为患者提供高热量、高蛋白、高维生素、含铁丰富的食物，以增强机体抵抗力；对于贫血需要补充铁剂的患者，应告知服用铁剂的注意事项；保持外阴部的清洁卫生，防止感染，黏膜下肌瘤如脱出至阴道者，每日用消毒液行外阴冲洗。

2．病情观察　对出血多的患者，严密观察患者面色、生命体征，评估并记录出血量。黏膜下肌瘤脱出者，注意观察阴道分泌物的性质、量、颜色。浆膜下肌瘤者应注意观察患者有无腹痛，腹痛部位、程度及性质，若出现剧烈腹痛，应考虑肌瘤蒂扭转，并立即通知医师，做好急诊手术准备。

3．对症护理

（1）阴道出血：保持外阴清洁与干燥，防止感染。加强营养，纠正贫血。

（2）压迫症状：压迫膀胱出现尿潴留者，应给予导尿，压迫直肠出现便秘者可行番泻叶灌肠。

（3）剧烈腹痛：应联系医生及时处理，必要时做好经腹急症手术的准备。

（4）白带增多：黏膜下肌瘤脱出于阴道口者，每日用消毒液行外阴冲洗，并做好外阴皮肤准备，协助医生行蒂部留置止血钳24～48小时，切除黏膜下肌瘤。

4. **手术护理**　术前、术后除按常规的妇科腹部手术病人护理外，还应注意以下情况。

（1）术前3日行阴道准备：每天用1∶5000高锰酸钾、0.02%碘伏或1∶1000苯扎溴铵进行阴道擦洗2次，子宫全切的患者，手术当日晨行阴道冲洗后，在宫颈、阴道穹窿部涂1%甲紫，作为手术切除子宫颈的标记，行次全子宫切除术、子宫肌瘤剔除术不需涂甲紫。

（2）术后护理：应特别注意观察阴道有无出血、出血量及性状。若术后7～14日少量粉红色出血，血量逐渐减少，多为阴道残端肠线吸收所致，暂观察，保持会阴部的清洁，按医嘱服用抗生素，预防感染。若出血量多，色红，有血块，应及时报医生查看处理。

5. **用药护理**　对用激素治疗者，应讲明药物的名称、作用原理、剂量、用药方法、可能出现的副作用及应对措施，告知服药过程中不能擅自停用或多用药物，以免出现撤退性出血或女性患者男性化等不良反应。

6. **心理护理**　建立良好护患关系，向患者及家属解释子宫肌瘤是良性肿瘤，恶变率极低，一般不会影响生活质量及性功能，缓解焦虑情绪；同时解释子宫肌瘤的临床特点、治疗方案及预后，使其主动接受并配合治疗；允许并鼓励患者及家属参与决策过程，共同商讨治疗和护理方案。对采取手术治疗的患者，讲解术后效果。

【健康指导】

1. 增强自我保健意识，强调妇女定期进行盆腔检查；月经期应多休息，避免疲劳；鼓励患者摄入高蛋白、高维生素和含铁量丰富的食物，应忌烟酒，忌食辛辣食物，保持心情舒畅。

2. 指导患者在医生的医嘱下接受药物治疗，应讲明药物名称、用药目的、剂量、方法、副反应及应对措施，如患者使用雄激素治疗时，每月总量应控制在300mg以内。嘱咐患者不能擅自停药或用药过量。

3. 妊娠合并子宫肌瘤者，应定期接受产前检查，多能自然分娩，不需急于干预，但要预防产后大出血；若肌瘤阻碍胎先露下降，或导致难产时，应按医嘱做好剖宫产的准备，并给予相应的护理。

4. **出院指导及随访**　接受保守治疗者要明确随访的时间、目的及联系方式，按时接受随访。若肌瘤继续增大或出现明显症状时，应及时就诊；手术治疗者术后1个月到门诊检查，了解术后康复情况。行子宫肌瘤切除术的患者，术后有复发的可能，更应强调定期随访。指导术后性生活及自我保健知识。

第二节　子宫颈癌

案例分析

　　患者，女，34岁。近两年来时有性交后出现阴道流血，量少，近1个月以来有不明原因的阴道流液，如米泔水样，腥臭味。查体：体形消瘦，体温、脉搏、血压均正常。心肺无异常。妇科检查：阴道通畅、壁光滑，宫颈下唇见直径2cm的赘生物，呈菜花状，触之易出血，宫体前位，稍大，宫旁无明显增厚，双侧附件未触及异常。宫颈刮片细胞学检查结果为巴氏5级，宫颈活检提示宫颈中分化鳞癌。拟定于近期手术。

问题：

1. 该患者目前存在哪些护理问题？

2. 列出术前肠道准备、阴道准备、皮肤准备的内容。

子宫颈癌是最常见的妇科恶性肿瘤。组织学类型以鳞癌为主，腺癌次之。转移途径主要为直接蔓延和淋巴转移，晚期可发生血行转移。接触性出血为宫颈癌早期症状。宫颈脱落细胞学检查是妇科普查和早期发现宫颈癌最有效的方法，阴道镜下宫颈及颈管活体组织检查是确诊子宫颈癌最可靠的方法。

【病因与发病机制】

流行病学调查发现，子宫颈癌及子宫颈上皮内瘤变与人乳头瘤病毒（HPV）感染、性生活紊乱、性生活过早、性传播疾病及免疫抑制等因素有关。

宫颈上皮由子宫颈阴道部的鳞状上皮和子宫颈管柱状上皮组成，在宫颈外口鳞状上皮与柱状上皮相邻，形成鳞-柱交接部。在宫颈外口的原始鳞-柱交接部与生理性鳞-柱交接部之间的区域，称为转化区（移行带区），是宫颈癌的好发部位。

在转化区，未成熟的化生鳞状上皮细胞代谢活跃，在一些物质如人乳头瘤病毒、精子或精液组蛋白等的刺激下，发生细胞分化不良、排列紊乱、细胞核异常、有丝分裂增加，最后形成宫颈上皮内瘤变（CIN），是与宫颈浸润癌密切相关的一组癌前病变。宫颈上皮内瘤变形成后继续发展，突破基底膜，浸润间质，形成宫颈浸润癌（图16-2）。

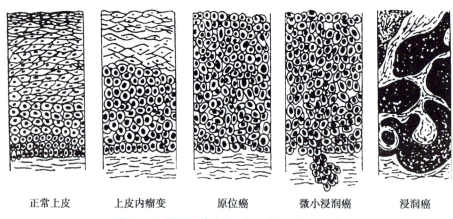

| 正常上皮 | 上皮内瘤变 | 原位癌 | 微小浸润癌 | 浸润癌 |

图16-2　宫颈正常上皮、上皮内瘤变、浸润癌

【组织学分类】

宫颈癌以鳞状细胞癌为主，其次是腺癌，腺鳞癌极少见。宫颈癌巨检有以下4种类型：

外生型：最常见。病灶向外生长，状如菜花，又称菜花型。组织脆，初起为息肉样或乳头状隆起，触之易出血。

内生型：癌灶向宫颈深部组织浸润，使宫颈扩张并侵犯子宫峡部。宫颈肥大而硬,表面光滑或仅见轻度糜烂,整个宫颈段膨大如桶状。

溃疡型:上述两型癌灶继续发展,癌组织坏死脱落形成凹陷性溃疡或空洞样形如火山口。

颈管型:癌灶发生在宫颈外口内,隐蔽在宫颈管,侵入宫颈及子宫峡部供血层以及转移到盆壁的淋巴结,不同于内生型,后者是由特殊的浸润性生长扩散到宫颈管。

子宫颈癌的转移途径主要为直接蔓延及淋巴转移为主,血行转移极少见。

【临床分期】

目前采用国际妇产科联盟(FIGO,2014 年)最新修订的临床分期,见表16-1:

表 16-1　宫颈癌的临床分期(FIGO,2014 年)

FIGO	肿瘤范围
Ⅰ期	癌灶局限于子宫颈(侵犯宫体可以不予考虑)
ⅠA 期	肉眼未见癌灶,仅在显微镜下可见浸润癌
ⅠB 期	肉眼可见癌灶局限于宫颈或显微镜下可见病变>ⅠA 期
Ⅱ期	癌灶超出宫颈,但未达骨盆壁,癌累及阴道,但未达下阴道 1/3
ⅡA 期	癌灶累及阴道上 2/3,无明显宫旁浸润
ⅡB 期	有明显宫旁浸润,但未达盆壁
Ⅲ期	癌灶扩展达骨盆壁,肛诊癌灶与盆壁无缝隙,癌灶累及阴道下 1/3,除外其他原因所致的肾盂积水或无功能肾
ⅢA 期	癌灶累及阴道下 1/3,但未达骨盆壁
ⅢB 期	癌灶扩展达骨盆壁或有肾盂积水或无功能肾
Ⅳ期	癌灶扩散超出真骨盆或浸润膀胱黏膜或直肠黏膜
ⅣA 期	癌灶扩散至邻近的盆腔器官
ⅣB 期	远处转移

【临床表现】

1. 症状　早期宫颈癌常无症状和体征,与宫颈柱状上皮异位难以区别。宫颈表面可光滑,尤其是老年妇女宫颈已经萎缩者。颈管型癌的患者,病灶位于宫颈管内,宫颈外观正常,易漏诊或误诊。随病情发展,主要表现为:

(1)阴道流血:早期常表现为性交后或盆腔检查后有少量出血,称为接触性出血。年轻患者也可表现为经期延长、周期缩短、经量增多;老年患者常表现为绝经后不规则阴道流血。早期出血量少,晚期可呈不规则阴道流血,一旦侵蚀较大血管可能引起致命性大出血。一般外生型癌出血较早,量多,内生型癌出血较晚。宫颈癌合并妊娠者常因阴道流血而就诊,因此需要明确流血的原因,以免延误病情。

(2)阴道排液:常发生在阴道流血之后,多数患者有白色或血性,稀薄如水样或米泔状、腥臭的阴道排液。晚期癌组织破溃、坏死继发感染时,有大量脓性或米汤样恶臭白带。

(3)晚期症状:根据病灶侵犯范围出现不同的继发性症状。当病灶波及骨盆壁、闭孔神经、腰骶神经、坐骨神经时,患者可出现持续性腰骶部或坐骨神经疼痛;病灶累及膀胱或直肠时,有尿频、尿急、尿痛以及肛门坠胀、大便秘结、里急后重等;当盆腔病变广泛时,可因静脉、淋巴回流受阻,导致下肢肿痛,严重时导致输尿管梗阻、肾盂积水,最后引起尿毒症;疾病末期,患者可表现消瘦、贫血、恶病质等全身衰竭症状。

2. 体征 早期可无明显病灶,宫颈光滑或仅为宫颈柱状上皮异位。随着病情的发展可出现不同的体征。外生型癌可见宫颈赘生物,呈息肉状或乳头状,继而向阴道突起形成菜花状,质脆,易出血,合并感染时表面覆有灰白色渗出物;内生型癌表现为宫颈肥大、质硬,宫颈管膨大如桶状,宫颈表面光滑或有浅表溃疡;晚期癌组织坏死脱落,形成凹陷性溃疡或被空洞替代,并覆有灰褐色坏死组织,有恶臭;癌灶浸润阴道壁时,可见赘生物生长或阴道壁变硬;宫旁组织受累时,盆腔检查可扪及宫颈旁组织增厚、结节状、质硬,有时浸润达盆壁,形成冰冻骨盆状。

【辅助检查】

根据病史和身体状况,尤其有接触性出血者,应想到宫颈癌的可能,需做详细的全身检查及妇科三合诊检查,并采用以下辅助检查:

1. 宫颈细胞学检查 是目前普查宫颈癌前期病变和早期发现宫颈癌的主要方法。在宫颈外口移行带区取材镜检。

(1) 宫颈刮片:目前已少用。采用巴氏5级分类法报告结果:Ⅰ级正常;Ⅱ级为炎症;Ⅲ级为可疑癌;Ⅳ级高度可疑癌;Ⅴ级癌细胞阳性。

(2) 液基薄层细胞学检查(TCT):采用液基薄层细胞检测系统检测宫颈细胞并进行 TBS 细胞学描述性诊断。与传统的宫颈刮片巴氏涂片检查相比,TCT 涂片清晰,准确率高,明显提高了标本的满意度及宫颈异常细胞检出率,是子宫颈癌筛查的最佳方法。

TBS 分类法报告结果:①良性细胞学改变:包括感染(细菌、原虫、真菌等)及反应性细胞学改变(炎症、损伤等);②鳞状上皮细胞异常:包括不典型鳞状上皮细胞,低度、高度鳞状上皮细胞内病变,鳞状细胞癌;③腺上皮细胞异常:包括不典型腺上皮细胞、腺原位癌、腺癌;④其他恶性肿瘤:包括小细胞未分化鳞癌。

2. 碘试验 将 2% 碘溶液直接涂在宫颈及阴道穹窿部,观察碘着色情况。正常宫颈阴道上皮含有丰富的糖原,可被碘液染成棕色。而瘢痕、糜烂及异常的鳞状上皮无糖原,不着色。在不着色区取材活检,可提高宫颈癌的检出率。

3. 阴道镜检查 凡宫颈刮片细胞学检查巴氏Ⅲ级或Ⅲ级以上者、TBS 分类法鳞状上皮内瘤变及以上或高危型 HPV-DNA 阳性者,应在阴道镜检查下,选择可疑癌变区进行宫颈活组织检查,以提高诊断正确率。

4. 宫颈和宫颈管活体组织检查 是确诊宫颈癌前期病变和宫颈癌的最可靠且不可缺少的方法。在宫颈鳞 - 柱状上皮交界部的 3、6、9、12 点四处取活体组织送病理检查,或在碘试验、阴道镜指导下或肉眼观察可疑区取多处组织进行切片检查。如宫颈刮片细胞学检查阳性而活检阴性时,可用小刮匙将宫颈管刮出物送检。

5. 宫颈锥切术 适用于宫颈刮片细胞学检查多次阳性而宫颈活检为 CINⅡ和 CINⅢ需确诊者,或可疑微小浸润癌需了解浸润深度和宽度等情况,可采用冷刀切除、环形电切(LEEP),对切除组织应连续行病理切片检查。

【治疗要点】

根据患者的临床分期、年龄、全身情况等综合分析确定治疗方式,原则是手术和放疗为主,化疗为辅的综合治疗。

1. 宫颈上皮内瘤样病变 确诊为 CINⅠ级者,按炎症处理,每 3～6 个月随访刮片,必要时再次活检,病变持续不变者继续观察。CIN Ⅱ级者,应选用激光、冷凝或宫颈锥切术进行治疗,术后每 3～6 个月随访一次。CIN Ⅲ级者,主张行子宫全切术。年轻患者若要求保留生育功能,可行宫颈锥切术,术后定期随访。

2. 宫颈浸润癌

（1）手术治疗:适用于Ⅰ期～Ⅱ期无手术禁忌证的患者。根据病情选择不同手术方式,一般采用子宫根治术加盆腔淋巴结清扫术。优点为年轻患者可保留卵巢及阴道。

（2）放射治疗:是宫颈癌的主要治疗方法,适用于各期患者。放射治疗分为腔内及体外照射两种。早期以腔内放射为主,体外照射为辅。晚期则以体外照射为主,腔内照射为辅。

（3）手术加放射治疗:用于癌灶较大,先进行放疗使病灶局限后再行手术治疗或手术后证实有淋巴或宫旁组织转移者,放疗作为手术的补充治疗。

（4）化疗:主要用于晚期癌症或复发转移的宫颈癌患者。常用药物有顺铂、卡铂、氟尿嘧啶、紫杉醇等,通常采用联合化疗方案。

【护理诊断及合作性问题】

1. 恐惧　与宫颈癌危及生命或子宫颈癌手术有关。

2. 疼痛　与晚期病变浸润或广泛性子宫切除术后创伤有关。

3. 有感染的危险　与生殖道流血、机体抵抗力下降有关。

4. 排尿障碍　与宫颈癌根治术后影响膀胱正常张力有关。

5. 自我形象紊乱　与疾病及术后长期留置尿管有关。

【护理措施】

1. 一般护理　提供良好的住院环境,室内空气要流通、避免嘈杂。根据患者的身体状况、饮食习惯,协助患者及家属制定合理食谱,满足患者的需要,维持体重。指导患者进食高蛋白、高热量、易消化、富含维生素及营养素全面的食物。指导患者注意个人卫生,保持床铺清洁,加强会阴护理,协助患者勤擦身、更衣。

2. 病情观察　密切检测患者的生命体征,注意阴道流血、排液及全身情况。晚期宫颈癌患者并发大出血应及时报告医生,备齐急救药物和物品,配合抢救,并以明胶海绵及纱布条填塞阴道,压迫止血;有大量米汤样或恶臭脓样阴道排液者,加强会阴护理,可用 1:5000 高锰酸钾溶液擦洗外阴,每日 1～2 次,擦洗时动作应轻柔,以免引起大出血;观察患者疼痛的部位、程度及性质,向患者及家属解释疼痛原因,协助选择舒适体位。

3. 手术后患者的护理　宫颈癌的根治手术涉及范围广,患者术后反应较大,应严密观察生命体征,意识状态,伤口情况,特别注意保持尿管、腹腔引流管的通畅,认真观察引流液的量、颜色及性质。腹腔引流管通常按医嘱于术后 48～72 小时拔除。介绍缓解疼痛的方法,如深呼吸或看书、聊天、做手工等转移注意力;术后腹部切口疼痛严重或晚期癌肿转移引起的疼痛,遵医嘱使用止痛剂;有贫血、感染、消瘦、发热等恶病质表现者,应预防肺炎、口腔感染、褥疮等并发症,按医嘱行支持疗法和抗生素治疗。

4. 心理护理　理解患者所处的不同时期的心理特点,用适当的方式主动与患者沟通,为其讲解手术范围、手术方法、术后可能出现的不适及应对方法,减轻患者的心理压力。与患者家属沟通,获得更多的支持与配合。对需要进行放疗、化疗的患者,要告知辅助治疗的重要性，鼓励患者克服放疗、化疗的副作用并坚持完成疗程，以提高生存率。

知识链接

宫颈癌疫苗

宫颈癌疫苗又称HPV疫苗，是疫苗的一种，可以防止人体内人乳头状瘤病毒（HPV）变异。该疫苗的推出，将是人类首次真正尝试通过疫苗降低癌症的发生率。国际上普遍认为，HPV疫苗对9~45岁的女性都有预防效果，如果女性能在首次性行为之前注射HPV疫苗，可以降低90%的宫颈癌及癌前病变发生率。

【健康指导】

1. 提供预防保健知识，宣传与宫颈癌有关的高危因素，提倡晚婚少育，凡已婚或有性生活的女性应常规做宫颈细胞学检查，积极防治阴道炎、宫颈炎及时诊治CIN，并告知宫颈癌早发现、早诊断、早治疗的重要性。一般30岁以上的妇女应每1~2年普查1次，高风险人群应每3~6个月常规做宫颈细胞学检查（刮片或TCT），必要时做高危型HPV-DNA检测或阴道镜检查。凡已婚妇女，性交后出血或围绝经期及绝经后妇女有异常阴道流血者，应及时就诊。

2. 对确诊为CIN者，应做到"即查即治"，以阻断宫颈癌的发生。CIN I 级者，先按炎症处理，每3个月随访宫颈细胞学检查；Ⅱ级者，可选用电凝、冷冻、激光或宫颈锥切术，3~6个月随访1次；Ⅲ级者多主张做全子宫切除术，对有生育要求的患者，可行宫颈锥切术，术后应长期、严密随访。

3. 告知术后患者应认真随访，并核对其通讯地址和通讯方式。①时间：出院后第1年内，出院后1个月行首次检查，以后每3~4个月复查1次；出院后第2年每3~6个月复查1次；出院后第3~5年，每半年随访1次。第6年开始每年复查1次，若出现不适症状应随时到医院就诊。②内容：除常规临床检查外，应注意观察双侧腹股沟有无淋巴结肿大，定期行胸部X线和血常规检查等。

第三节　子宫内膜癌

案例分析

患者，女，62岁，绝经10年，近半年来偶有少量阴道出血，分泌物量多，呈水样，有异味。近1个月出血频率渐增、量渐多，来院就诊。既往有高血压病史，长期口服降压药物。查体：体形较胖，BP 170/110mmHg，心肺无异常。盆腔检查：阴道通畅，少量鲜红色血液，宫颈光滑，正常大小。宫体略增大，稍软，轮廓尚清，活动较好。双侧附件未见明显异常。B超显示：宫腔内见实质不均回声区，形态不规则，宫腔线消失。

问题：

1. 该患者最有可能的临床诊断是什么？

2. 进一步确诊还需做哪些检查？

3. 针对该疾病，提出健康教育。

子宫内膜癌又称子宫体癌,是女性生殖系统三大恶性肿瘤之一,易发生在肥胖、高血压、糖尿病、未婚、少育的妇女,以内膜样腺癌为主,表现以绝经后出血为常见。分段诊断性刮宫是确诊子宫内膜癌最常用的诊断方法。近年来,随着人口老龄化,子宫内膜癌的发病率有上升的趋势。

【病因与发病机制】

1. 发病相关因素　子宫内膜癌的病因不十分清楚。目前认为可能有雌激素依赖型和非雌激素依赖型两种发病类型:

(1) 雌激素依赖型:其发生可能是在无孕激素拮抗的雌激素长期作用下,发生子宫内膜增生症(单纯型或复杂型,伴或不伴不典型增生),可能导致子宫内膜癌的发生。临床常见于无排卵性疾病、分泌雌激素的卵巢肿瘤、长期服用雌激素的绝经后妇女。这种类型的均为宫内膜样腺癌,分化较好,预后好,患者较年轻,常有肥胖、糖尿病、高血压(称之为内膜癌"三联征")、未婚、少育、未育或绝经延迟等。约20% 内膜癌患者有家族史,较之宫颈癌更具有家族倾向史。

(2) 非雌激素依赖型:发病与雌激素无明确的关系,多见于老年体瘦的女性,恶性度高,预后差。这类子宫内膜癌较为少见,癌组织周围内膜多萎缩。

2. 病理分类　根据病变形态和范围可分为局限型和弥漫型两种。显微镜检较常见的是内膜样腺癌、腺癌伴鳞状上皮分化,特殊类型包括浆液性腺癌、透明细胞癌和其他少见类型如黏液性腺癌、未分化癌、混合癌及鳞癌等。

3. 转移途径　子宫内膜癌生长缓慢,局限在内膜或宫腔内时间较长,也有极少数发展较快。主要转移途径为直接蔓延和淋巴转移,晚期可见血行转移。

【临床分期】

子宫内膜癌分期,采用国际妇产科联盟(FIGO,2014 年)制定的子宫内膜癌分期(表16-2)。

表 16-2　子宫内膜癌的临床分期(FIGO,2014 年)

分期	
Ⅰ期	肿瘤局限于宫体
ⅠA 期	肿瘤无浸润或浸润 <1/2 肌层
ⅠB 期	肿瘤浸润或浸润 >1/2 肌层
Ⅱ期	肿瘤累及宫颈间质,未超出子宫体
Ⅲ期	肿瘤局限扩散 / 区域扩散
Ⅳ期	肿瘤侵及膀胱和(或)直肠黏膜转移,和(或)远处转移
ⅣA 期	肿瘤侵及膀胱和(或)直肠黏膜转移
ⅣB 期	远处转移,包括腹腔内和(或)腹股沟淋巴结转移

【临床表现】

1. 症状　早期症状不明显,病程较长,发生转移较晚。随病程进展出现下列症状:

(1) 阴道不规则流血:最典型的症状是绝经后不规则阴道流血。量一般不多,为持续性或间歇性,未绝经者表现为经期延长、经量增多或月经紊乱。

(2) 阴道排液:病变早期多为浆液或浆液血性排液,晚期有感染时可出现有臭味的脓性或脓血性排液。

(3) 疼痛及其他:当癌灶侵犯宫颈,堵塞宫颈管致宫腔积脓时,可出现下腹部胀痛或痉挛性疼痛。晚期癌瘤浸润周围组织或压迫神经时出现下腹及腰骶部疼痛，并向下肢或足部放射。晚期可出现贫血、消瘦及恶病质。

2. 体征　早期无明显异常，随病情发展，妇科检查发现子宫增大，质软，合并感染时子宫腔有脓性液体排出。晚期可触及宫旁的转移包块或不规则结节，癌灶可突出于宫颈口，质脆，触之易出血。癌灶浸润周围组织时，子宫固定或在宫旁扪及不规则结节状物。

【辅助检查】

1. B 型超声检查　典型内膜癌声像图表现为子宫增大或比绝经后子宫增大，宫腔内见实质不均回声区，形态不规则，宫腔线消失，有时见肌层内不规则回声紊乱区，边界不清，可提示肌层浸润程度。

2. 分段诊断性刮宫　是最常用、最有价值的诊断方法。能鉴别子宫内膜癌和宫颈管腺癌，可明确子宫内膜癌是否累及宫颈管，协助临床分期，为治疗方案的制定提供依据。先用小刮匙环刮颈管，再探宫腔，然后搔刮内膜，注意刮取双侧宫角，获得的内容物分瓶标记送病理检查。操作时动作要轻柔，刮出物足够送病理检查，即应停止操作，以免子宫穿孔。

3. 宫腔镜检查　可直接观察宫腔及宫颈管内有无病灶，病灶的生长情况、形态、大小、部位，并可直接取活组织送病理检查，减少漏诊。

4. 宫腔细胞学检查　仅从宫颈刮片、阴道后穹窿或用宫颈管吸取分泌物找癌细胞，阳性率不高。近年用宫腔冲洗、特制的宫腔吸管或宫腔刷放入宫腔直接吸取内容物做涂片寻找癌细胞，阳性率达 90%，但操作复杂，最后确诊仍需根据病理诊断。

5. 其他　还可选用血清 CA_{125} 测定及 CT、磁共振显像（MRI）、淋巴造影等其他影像学检查手段，协助判断病变范围。

【治疗要点】

应根据子宫大小、肌层是否被癌浸润、癌细胞分化程度及患者全身情况等而定。单一治疗或综合应用。

1. 手术治疗　为首选的治疗方案，特别是早期病例。一般行子宫全切及双附件切除术，和（或）双侧盆腔淋巴结清扫、腹主动脉旁淋巴结清扫术。如癌灶扩散到肌层、子宫颈管，则按子宫颈癌的手术范围。

2. 放射治疗　目前认为，子宫内膜癌是放射敏感性肿瘤，对体质差、期别晚、复发不能手术者，可采用单纯放疗、放疗联合手术及化疗或放疗联合孕激素及化疗。术前及术后加用放疗可提高疗效。

3. 药物治疗　晚期或癌症复发、不能手术或要求保留生育功能者，可选用大剂量孕激素治疗，或用抗雌激素制剂如他莫西芬与孕激素配合使用。化疗主要用于晚期或复发患者，常用顺铂、阿霉素、紫杉醇等，可单独或联合应用，也可与孕激素合并应用。

知识链接

妇科微创手术

微创的概念是以人为本，用尽可能微小的医疗行为追求患者利益最大化，使患者在生理和心理上获得最大限度的康复。如我们常用的腹腔镜手术和宫腔镜手术联合治疗技术、妇科整形修复等。随着社会的进步和医学的发展，微创已成为妇科手术的发展趋势。

【护理诊断及合作性问题】

1．焦虑　与担心癌症会危及生命、需接受的诊治手段有关。

2．知识缺乏　与缺乏子宫内膜癌相关的治疗、护理知识有关。

3．睡眠形态紊乱　与环境（住院）变化有关。

4．慢性疼痛　与癌灶浸润或治疗创伤有关。

【护理措施】

1．一般护理　合理饮食，加强营养。鼓励患者进食高蛋白、高维生素等含营养素全面、丰富的食物，增强机体抗病能力。注意会阴部卫生，大量阴道排液者每日冲洗外阴2次。

2．病情观察　注意观察阴道出血及排液量，出现恶病质应观察记录液体出入量。

3．对症护理　需手术治疗者，严格执行腹部及阴道手术患者的护理措施；术后6～7日阴道残端缝合线吸收或感染可致残端出血，需严密观察并记录出血情况，此期间患者应减少活动。

接受盆腔内放疗者，事先灌肠并留置导尿管，以保持直肠、膀胱空虚状态，避免放射性损伤。腔内置入放射源期间，保证患者绝对卧床，但应学会床上肢体运动方法，以免出现长期卧床的并发症。取出放射源后，鼓励患者渐进性下床活动及生活自理项目。

4．用药护理　孕激素治疗可能导致水钠潴留、药物性肝炎，但停药后会逐步缓解消失；采取抗雌激素药物治疗时，可能有潮热、畏寒等类似围绝经期综合征的表现，有的患者可出现阴道流血、恶心、呕吐等，如反应严重者应报告医生，及时对症处理。

5．心理护理　提供有关疾病的知识，缓解焦虑。评估患者对疾病及有关诊治过程的认知程度，鼓励患者及其家属讨论有关疾病及对治疗的疑虑，耐心解答。向护理对象介绍住院环境、诊断检查、治疗过程、可能出现的不适以求得主动配合。为患者提供安静、舒适的睡眠环境，减少夜间不必要的治疗；教会患者应用放松等技巧促进睡眠，必要时按医嘱使用镇静剂，保证睡眠。

【健康指导】

1．宣传教育　适当参加体育锻炼，规律生活，避免高胆固醇饮食，提高机体抵抗力。对每位受检者认真识别高危因素，如肥胖、高血压、糖尿病、不孕不育、激素补充治疗者，对有高危因素的人群密切随访或监测，劝其控制血压、血糖并减轻体重。

2．增强防癌意识　积极宣传妇科普查的重要性，对生育期、绝经期妇女应每年接受1次盆腔检查；对围绝经期月经紊乱或阴道不规则流血者，必要时诊断性刮宫或宫腔镜下活组织送病理检查排除恶性病变；对绝经后不规则阴道流血者，应高度警惕。

3．合理应用雌激素　掌握雌激素的使用指征及方法，严格遵医嘱用药，争取得到"激素疗法"之益，又可避免引起内膜癌之弊，并加强指导用药后的监护方法及随访措施。

第四节　卵巢肿瘤

案例分析

患者，女，22岁，未婚。解大便后突感右下腹撕裂样剧痛，伴恶心、欲呕3小时。查体：体温37.4℃，表情痛苦，下腹部压痛（+），移动性浊音（-），腹肌紧张，无反跳痛。肛查：子宫正常大小，右后方可触及一 8cm×7cm×6cm 张力较大的肿块,压痛明显,活动尚好。左侧附件未见异常。

问题:

1. 分析该患者可能发生的疾病。

2. 进一步需做哪些辅助检查?

3. 请为该患者制定出相应的护理措施。

卵巢肿瘤是妇科常见肿瘤,可发生于任何年龄。卵巢组织成分复杂,是全身各脏器原发肿瘤类型最多的器官。卵巢良性肿瘤的主要症状是下腹包块,并发症有蒂扭转、破裂、感染和恶变,其中蒂扭转是最常见的并发症,一般好发于成熟的畸胎瘤。卵巢恶性肿瘤是生殖器官三大恶性肿瘤之一,因位置深,早期诊断困难,晚期治疗效果不佳,死亡率为妇科恶性肿瘤的首位,已成为当今严重威胁妇女生命与健康的主要肿瘤。临床上应注意良性卵巢肿瘤和恶性卵巢肿瘤的鉴别。

【病因与发病机制】

卵巢肿瘤病因尚不明确,有 20%～25% 的卵巢恶性肿瘤有家族史或遗传史;未婚、未产、不孕、初潮早、绝经迟等是卵巢癌的危险因素,多次妊娠、母乳喂养及口服避孕药是保护因素。卵巢癌的发病还可能与高胆固醇饮食、内分泌因素有关。

【组织学分类】

卵巢肿瘤组织成分非常复杂,组织学类型繁多,分类方法也很多。目前最常用的是按世界卫生组织(WHO,2003 年)制定的卵巢肿瘤组织学分类法分类。

1. 上皮性肿瘤　包括浆液性肿瘤、黏液性肿瘤(宫颈样型、肠型)、子宫内膜样肿瘤(变异型、鳞状分化)、透明细胞肿瘤、移行细胞肿瘤、鳞状细胞肿瘤、混合性上皮性肿瘤及未分化和未分类肿瘤。均有良性、交界性和恶性之分。

2. 性索-间质肿瘤　包括颗粒细胞-间质细胞瘤(颗粒细胞瘤、卵泡膜细胞瘤-纤维瘤)、支持细胞-间质细胞肿瘤(睾丸母细胞瘤)、混合性或未分类的性索-间质肿瘤及类固醇细胞肿瘤。

3. 生殖细胞肿瘤　包括无性细胞瘤、卵黄囊瘤(内胚窦瘤)、胚胎性癌、多胎瘤、非妊娠性绒毛膜癌、畸胎瘤(未成熟型、成熟型及单胚性和高度特异性型)及混合型。

4. 转移性肿瘤。

【转移途径】

主要通过直接蔓延、腹腔种植及淋巴转移为主要转移途径,转移特点是盆、腹腔内广泛转移灶。横膈为转移的好发部位。瘤细胞可直接侵犯包膜,累及邻近器官,并广泛地种植在腹膜及大网膜的表面。广泛微转移中上皮性癌最为典型。淋巴转移主要通过卵巢淋巴管、卵巢门淋巴管及腹股沟淋巴结三种方式转移。血行转移少见。

【临床分期】

按国际妇产科联盟(FIGO)2006 年制定的手术病理分期,大体分为 4 期(表 16-3)。

【临床表现】

1. 症状

(1)卵巢良性肿瘤:早期肿瘤较小,多无症状,往往在妇科检查时偶然发现。肿瘤生长缓慢,增长至中等大时,常感腹胀或腹部扪及肿块,边界清楚。

表 16-3 卵巢恶性肿瘤分期（FIGO，2006 年）

分期	
Ⅰ期	肿瘤局限于卵巢
Ⅱ期	肿瘤累及一侧或双侧卵巢肿瘤，伴有盆腔扩散
Ⅲ期	肿瘤侵犯一侧或双侧卵巢肿瘤，并有组织学证实的盆腔外腹膜种植和（或）局部淋巴结转移；肝表面转移；肿瘤局限于真骨盆，但组织学证实肿瘤细胞已扩散至小肠或大网膜
Ⅳ期	肿瘤侵犯一侧或双侧卵巢肿瘤，伴有远处转移。有胸腔积液且胸腔肿瘤细胞阳性；肝实质转移

（2）卵巢恶性肿瘤：早期常无症状，一旦出现症状常表现为腹胀、腹部肿块及腹水等。症状的轻重决定于：①肿瘤的大小、位置、侵犯邻近器官的程度；②肿瘤的组织学类型；③有无并发症。肿瘤若向周围组织浸润或压迫神经，可引起腹痛、腰痛或下肢疼痛；若压迫盆腔静脉，出现下肢浮肿；若为功能性肿瘤，产生相应的雌激素或雄激素过多症状。晚期时表现消瘦、严重贫血等恶病质征象。

2. 体征

（1）卵巢良性肿瘤：妇科检查在子宫一侧或双侧触及球形肿块，囊性或实性，表面光滑，与子宫无粘连，蒂长者活动良好。若肿瘤增大可出现压迫症状，如尿频、便秘、气急、心悸等。

（2）卵巢恶性肿瘤：肿块多为双侧，实性或半实性，表面高低不平，活动度差或固定不动，常伴有腹水。三合诊检查可在阴道后穹窿触及盆腔内散在质硬结节，有时在腹股沟、腋下或锁骨上可触及肿大的淋巴结。

3. 卵巢肿瘤的并发症

（1）蒂扭转：为最常见的并发症，也是妇科常见的急腹症。好发于蒂长、活动度大、中等大小、中心偏向一侧的肿瘤，如皮样囊肿。当突然体位改变或妊娠期、产褥期的子宫位置改变时，均易促发蒂扭转（图 16-3）。扭转后血液循环障碍，使肿瘤肿胀、出血、坏死，破裂或继发感染。扭转的典型症状为患者突然出现一侧下腹部剧烈疼痛，伴有恶心、呕吐甚至休克。检查时发现下腹部包块，伴腹肌紧张。盆腔检查可扪及张力较大的肿块，有压痛，以瘤蒂处最剧烈。有时扭转可自然复位，腹痛也随之缓解。

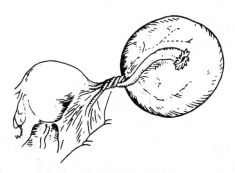

图 16-3 卵巢肿瘤蒂扭转

（2）破裂：卵巢肿瘤破裂分自发性及外伤性两种。自发性常由于肿瘤过速生长所致，多数为恶性肿瘤呈浸润性生长穿破囊壁引起；而外伤性常由于挤压、性交、分娩、盆腔检查所致。肿瘤破裂后常伴有腹痛、恶心、呕吐，甚至腹膜炎、休克等症状。其症状的轻重与肿瘤的性质及穿破后流入腹腔的囊液量有关。

（3）感染：较少见，多由于肿瘤扭转或破裂后引起，也可由于邻近器官的感染所致，如阑尾脓肿扩散。主要表现为高热、腹痛、肿块、腹部压痛及白细胞升高等腹膜炎征象。

（4）恶变：如囊肿生长迅速时尤其是双侧者，应考虑恶变的可能，如出现腹水已属晚期。所以，卵巢肿瘤一经确诊应尽早手术。

【辅助检查】

1. B超检查　是目前诊断卵巢肿瘤的重要方法。可检测肿瘤的部位、大小、形态、性质及有无腹水等。临床诊断符合率 >90%，但直径 <1cm 的实性肿瘤不易测出。

2. 腹腔镜检查　可直视肿块外观情况，并对盆腔、腹腔横膈等部位进行观察，抽吸腹腔液行细胞学检查，在可疑部位进行多点活检。但巨大肿块或有粘连者禁用腹腔镜检查。

3. 肿瘤标志物　通过生物化学、免疫学等方法测定患者血清中的肿瘤标志物的浓度，如 CA_{125} 对卵巢上皮性癌有意义；AFP 对卵巢内胚窦瘤有特异性价值，或未成熟型畸胎瘤、混合性无性细胞瘤中含卵黄囊成分者，AFP 也升高；β-HCG 增高对原发性卵巢绒癌有特异性诊断价值；颗粒细胞瘤、卵泡膜细胞瘤产生较高水平的雌激素，浆液性、黏液性囊腺瘤有时也分泌一定量的雌激素，睾丸母细胞瘤分泌雄激素。

知识链接

癌抗原 CA_{125}

癌抗原 CA_{125} 血清监测阈值为 35kU/L，在多数卵巢浆液性囊腺癌表达阳性，一般阳性准确率可达 80%。CA_{125} 是目前应用最广泛的卵巢上皮性肿瘤标志物，在临床广泛应用于鉴别盆腔肿块，检测治疗后病情进展以及判断预后等。CA_{125} 对子宫颈腺癌、子宫内膜癌的诊断也有一定的敏感性，子宫内膜异位症患者血 CA_{125} 水平也增高，但很少超过 200kU/L。

4. 细胞学检查　通过腹水或腹腔冲洗液的沉积物查找癌细胞，帮助卵巢肿瘤的分期及选择治疗方案，并可用以随访观察疗效。

5. 其他　腹部 X 线摄片：卵巢畸胎瘤可显示牙齿、骨质及钙化灶等；CT、磁共振显像（MRI）及淋巴造影检查：可显示肿块大小、部位及与周围脏器的关系，肝、肺等脏器及腹膜后淋巴结有无转移性结节。

【治疗要点】

对直径小于 5cm，疑卵巢瘤样病变者可观察随访。其他卵巢肿瘤一经发现，应行手术。手术中做冷冻切片组织学检查，以确定手术的范围。

1. 良性肿瘤　一经确诊应立即手术，根据患者的年龄、生育要求以及对侧卵巢情况决定手术范围。对年轻需保留生育的妇女一般做患侧卵巢肿瘤切除术或剥出术，保留部分卵巢。围绝经期妇女宜行子宫及双侧卵巢切除术，术中行冰冻切片检查以确定手术范围。

2. 恶性肿瘤　以手术为主，辅以化疗及放疗。常用的化疗药物有环磷酰胺、顺铂、阿霉素等，以顺铂最为常用。

【护理诊断及合作性问题】

1．焦虑、恐惧　与发现盆腔包块及疑为恶性、预后不好有关。

2．营养失调　与恶性肿瘤消耗，化疗引起食欲下降、摄入减少有关。

3．潜在并发症　与蒂扭转、破裂、浸润、感染、恶变及转移等有关。

4．预感性悲哀　与切除子宫、卵巢有关。

5．知识缺乏　与缺乏卵巢肿瘤的治疗、护理知识有关。

【护理措施】

1．一般护理　保证休息，鼓励患者加强营养，进食高热量、高蛋白、高维生素的饮食，必要时遵医嘱静脉补充营养，提高机体对手术及化疗的耐受力。活动时要注意，避免体位的突然改变，防止并发症发生。对长期卧床患者做好生活护理，协助患者勤翻身。

2．病情观察　观察有无并发症及感染；观察有无腹部疼痛及其程度；观察有无转移症状。

3．对症护理　协助医师完成各种诊断性检查。如需放腹水者，备好腹腔穿刺用物，协助医师完成操作过程。放腹水过程中，严密观察、记录患者的生命体征变化、腹水性质及出现的不良反应；一次放腹水3000ml左右，不宜过多，以免腹压骤降，发生虚脱，放腹水速度宜缓慢，放后用腹带包扎腹部。

4．治疗护理

（1）协助患者接受各种检查和治疗，向患者及家属介绍将经历的手术经过、可能施行的各种检查，取得主动配合。

（2）使患者理解手术是卵巢肿瘤最主要的治疗方法，解除患者对手术的各种顾虑。按腹部手术护理内容认真做好术前准备和术后护理，包括与病理科联系快速切片组织学检查事项，以助术中识别肿瘤的性质，确定手术范围；术前准备还应包括应付必要时扩大手术范围的需要。巨大肿瘤患者，需准备沙袋加压腹部，以防腹压骤然下降出现休克。

（3）需化疗、放疗者，为其提供相应的护理。

5．心理护理　为患者提供表达情感的机会和环境，经常巡视病房，详细了解患者的疑虑与需求。评估患者焦虑的程度以及应对压力的技巧，耐心向患者讲解病情，解答患者的提问。安排访问已康复的病友，分享感受，增强治愈信心。鼓励患者尽可能参与护理活动，接受患者无破坏性的应对压力方式，以维持其独立性和生活自控能力。

【健康指导】

1．做好随访　对未做手术的卵巢肿瘤应3～6个月检查1次。对良性肿瘤手术后的患者一般术后1个月常规复查；恶性肿瘤常以手术加化疗或放疗，晚期病例需用药10～12个疗程，护士应鼓励患者克服困难，完成治疗计划。卵巢癌易于复发，需长期进行随访和监测。随访时间：术后1年内，每月1次；术后第2年，每3个月1次；术后第3年，每6个月1次；3年以上者，每年1次。

2．加强预防保健意识　增加高蛋白、富含维生素A的饮食，避免高胆固醇饮食，高危妇女宜预防性口服避孕药。30岁以上妇女，每1～2年进行1次妇科检查，高危人群不论年龄大小，最好每半年接受1次检查，以排除卵巢肿瘤。卵巢实性肿瘤或肿瘤直径>5cm者，应及时手术切除。

第五节 外 阴 癌

案例分析

患者，女，62岁，外阴瘙痒1个月，清洗外阴时发现有黄豆大小的肿物，触之疼痛，自行涂药无好转，并且逐渐增大。妇科检查：双侧小阴唇边缘可见局部白斑区，阴蒂部有一3cm×2cm×3cm肿块，搔抓后破溃、出血，阴道分泌物量中，色红，有异味，其他未见异常。

问题：

1. 分析该患者可能发生的疾病。

2. 提出该患者目前存在的护理问题。

3. 确诊后针对护理诊断给予相应护理措施。

外阴癌（carcinoma of vulva）是最常见的女性外阴恶性肿瘤，以外阴鳞状细胞癌最多见，占女性外阴恶性肿瘤中80%以上，占女性生殖系统肿瘤的3%～5%，好发于60岁以上妇女，其发生率近年逐渐增加。

【病因与发病机制】

1. 病因 外阴癌的病因尚不明确。目前认为外阴癌的发生与以下因素相关：① HPV（HPV16、18、31）感染和吸烟相关，来自外阴上皮内瘤样病变，呈多灶性，多见于年轻妇女；②与慢性非瘤性皮肤黏膜病变相关，如外阴鳞状上皮增生及硬化性苔藓，呈单灶性，多见于老年妇女；③外阴部慢性炎症，如外阴慢性皮炎、慢性溃疡、外阴瘙痒等长期刺激；④其他，如肥胖、高血压、吸烟及尖锐湿疣、梅毒等性传播疾病均可能与本病有关。

2. 病理 多为高分化鳞癌，约2/3的外阴癌发生在大阴唇，其余1/3发生在小阴唇、阴蒂、会阴、阴道等部位。外阴癌的癌前病变称为外阴上皮内瘤样病变，包括外阴上皮不典型增生及原位癌。病变初期多为圆形硬结，少数为乳头状或菜花样赘生物，病变继续发展，可形成火山口状质硬的溃疡或菜花状肿块。镜下见多数外阴鳞癌分化较好，前庭和阴蒂病灶倾向于低分化或未分化，常有周围神经和淋巴管侵犯，必要时进行电镜或免疫组化染色确定组织来源。

【转移途径】

外阴癌因转移早、发展快的特点而具有高度恶性。转移途径以淋巴转移、直接浸润为主，血行转移发生在晚期。

【临床分期】

外阴癌分期，采用国际妇产科联盟（FIGO，2014年）制定的外阴癌分期（表16-4）。

表16-4 外阴癌的临床分期（FIGO，2014年）

分期	肿瘤累及范围
Ⅰ期	肿瘤局限于外阴
Ⅱ期	任何大小的肿瘤，肿瘤侵犯会阴邻近部位，淋巴无转移
Ⅲ期	任何大小的肿瘤，肿瘤有或无侵犯会阴邻近部位，有腹股沟股淋巴结转移
Ⅳ期	肿瘤侵犯其他区域，或远处转移

【临床表现】

1．症状　早期主要表现为外阴瘙痒和不同形态的肿物，如结节状、菜花状、溃疡状。搔抓后破溃、出血。晚期，癌肿向深部浸润，可出现明显的疼痛、渗液及出血。侵犯尿道或直肠时，产生尿频、尿急、尿痛、血尿、便秘、便血等症状。

2．体征　癌灶可生长在外阴任何部位，以大阴唇最多见。早期局部呈丘疹、结节或溃疡，晚期见不规则肿块。组织脆而易脱落、溃烂，感染后流出脓性或血性分泌物，局部红、肿、痛。若癌灶已转移至腹股沟淋巴，可扪及一侧或双侧腹股沟淋巴结增大、质硬、固定。

【辅助检查】

活体组织检查：对可疑病变可通过外阴活体组织检查以明确诊断。常采用 1% 甲苯胺蓝涂抹局部病变皮肤，待干后用 1% 醋酸液擦洗脱色，在仍有蓝染部位做活检，或借助阴道镜做定位活检，可提高准确性。

【治疗要点】

以手术治疗为主，辅以放射治疗与化学药物治疗。

1．手术治疗　是外阴癌的主要治疗手段，手术的范围取决于临床分期、病变的部位、肿瘤细胞的分化程度、浸润的深度、患者的身体状况以及年龄等。一般采取外阴根治术及双侧腹股沟浅深淋巴结清扫术。

2．放射治疗　适用于不能手术的患者、晚期患者或复发可能性大的患者。

3．化学药物治疗　抗癌药可作为较晚期癌或复发癌的综合治疗手段。

【护理诊断及合作性问题】

1．疼痛　与晚期癌肿侵犯神经、血管及淋巴系统有关。

2．自我形象紊乱　与外阴切除有关。

3．有感染的危险　与手术创面大、邻近肛门及患者年龄大，抵抗力低下等有关。

【护理措施】

1．一般护理　为患者提供良好的休息环境，保证休息及睡眠。予以营养丰富的食物。注意局部卫生。

2．病情观察　观察外阴瘙痒的程度、时间、局部有无破溃和出血，观察有无疼痛及其程度。

3．对症护理　疼痛程度较重者可遵医嘱口服止痛剂镇痛；瘙痒者嘱患者避免搔抓，协助患者在局部涂抹药膏。

4．治疗护理

（1）为患者提供有助于保护隐私的环境，协助进行相关辅助检查，指导配合。

（2）术前护理：除按一般外阴、阴道手术前准备外，还应注意以下护理：

1）皮肤准备：术前 3～5 天给予 1∶5000 高锰酸钾溶液坐浴，每日 2 次，以利清除局部脓性分泌物，保持外阴清洁。外阴需植皮者应对植皮部位进行剃毛、消毒后用无菌治疗巾包裹。

2）指导患者练习深呼吸、咳嗽、床上翻身及床上使用坐便器等，准备术后患者使用的引流管、棉垫、绷带等用物。

（3）术后护理

1）体位：患者取平卧外展屈膝体位，并在腘窝垫一软垫；观察生命体征。

2）伤口护理：局部伤口加压包扎 24 小时，压沙袋 4～8 小时，注意伤口渗血及愈合情况。保持局部清洁、干燥，术后第 2 天即用支架支起盖被，以利通风；术后第 2 天起，会阴部、腹股沟部可用红外线照射，每天 2 次，每次 20 分钟，促进切口愈合；伤口愈合不良时，用 1∶5000 高锰酸钾溶液坐浴，每日 2 次；伤口拆除敷料后，每日用 1∶40 络合碘溶液擦洗伤口 2 次。外阴切口术后 5 天开始间断拆线，腹股沟切口术后 7 天拆线。

3）尿管护理：保持尿管通畅，严格记录出入液量，观察尿量、颜色及性状变化，一般 5～7 天后拔除尿管，拔管前 2 天注意训练膀胱功能，拔管后注意观察患者排尿情况。

4）饮食护理：术后 1 天进流食，术后 2 天进半流食，以后遂渐改为普食。

（4）放疗的皮肤护理：放疗时注意保护皮肤；腋窝、腹股沟等部位注意通风干燥；照射部位避免刺激。放疗后若发生干性脱皮，告知患者不应搔抓、剥撕，禁贴胶布，可用无刺激性软膏。若出现湿性脱皮，采用暴露疗法，涂抹 0.75% 甲紫溶液、维生素 B_{12}、3% 硼酸溶液湿敷等，促进愈合；一般小水疱不宜刺破，如皮肤糜烂时，每天局部可涂擦紫草油。必要时应中断放疗，进行清创换药。红斑一般不需处理，可自然消退，但要加强保护。

（5）化疗的护理：按照化疗的相关护理进行。

5. 心理护理　倾听患者的想法，针对性地给予耐心解释；做好患者术前指导，向患者讲解手术的方式和手术效果，使患者对手术充满信心，积极配合治疗。

【健康指导】

1. 生活指导　注意休息，合理膳食，平衡心态。

2. 疾病知识指导　指导患者及时治疗局部病变，保持外阴干燥、清洁。于外阴根治术后 3 个月复诊以评估术后恢复情况，医生与患者一起商讨治疗及随访计划。随访时间应在放疗后 1～6 个月每月 1 次，7～12 月每 2 个月 1 次，第 2 年每 3 个月 1 次，第 3～4 年每半年 1 次，第 5 年及以后每年 1 次。随访内容包括放疗的效果、副反应及有无肿瘤复发的征象等。

第六节　子宫内膜异位症

案例分析

患者，女，35 岁，1-0-1-1，平时月经规律。近 1 年来出现痛经且逐渐加重。妇科检查：宫颈肥大，子宫后位，正常大小，活动差。子宫右方宫骶韧带处可触及散在数个结节，质韧，如黄豆大小，触痛明显。左侧附件区触及囊性肿块约 8cm×8cm×6cm 大小，张力高，活动受限。右侧附件未发现异常。

问题：

1. 分析该患者可能发生的疾病。

2. 目前还需要做哪些辅助检查？

3. 治疗要点是什么？

4. 为该患者制定出相应的护理措施。

具有生长功能的子宫内膜组织出现在子宫体以外的身体其他部位时,称子宫内膜异位症(endometriosis),简称内异症。异位的子宫内膜可侵犯全身任何部位,最常见的侵犯部位是卵巢(约80%)和宫骶韧带,其次为子宫及其他脏器浆膜、子宫直肠陷凹,也可侵犯阔韧带、直肠、乙状结肠、膀胱、输尿管、肾、脐、肺,甚至手臂、指尖、大腿等部位(图16-4),在妇科腹部手术中,约5%～15%的患者被发现此病。内异症属激素依赖性疾病,在绝经后或卵巢切除后异位内膜组织可萎缩吸收;妊娠或应用性激素抑制卵巢功能后可阻止病情发展。

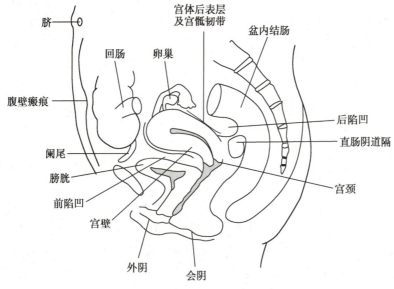

图 16-4　子宫内膜异位症的发生部位

【病因及发病机制】

　　1. 病因　可能与卵巢激素和遗传因素有关。子宫内膜异位症为良性病变,但具有类似恶性肿瘤的远处转移和种植生长能力,目前,其发病机制有以下几种学说:

　　(1)子宫内膜种植学说:经期经血中所含内膜腺上皮和间质细胞可随经血逆流,经输卵管进入腹腔,种植于卵巢邻近的盆腔腹膜,并继续生长蔓延,形成盆腔子宫内膜异位症。

　　(2)淋巴及静脉播散学说:远离盆腔部位的器官发生子宫内膜异位症,可能是子宫内膜经淋巴或静脉播散的结果。如肺、肾、四肢和肌肉等部位的子宫内膜异位症可能是通过淋巴或静脉播散的结果。

　　(3)体腔上皮化生学说:卵巢表面上皮、盆腔腹膜都是由胚胎期具有高度化生潜能的体腔上皮分化而来,受经血、卵巢激素和慢性炎症反复刺激后,可被激活衍化为子宫内膜样组织。

　　(4)免疫学说:实验表明,在子宫内膜异位症患者血清中 IgG 及抗子宫内膜自身抗体较对照组显著增加,其子宫内膜中的 IgG 及补体 C3 沉积率亦高于正常妇女,故认为可能与患者免疫力异常有关。

　　2. 病理　子宫内膜异位症的基本病理变化为异位子宫内膜随卵巢激素变化而发生周期性出血,周围纤维组织增生和粘连,形成紫褐色斑点或小疱,最后发展成为大小不等的囊肿或实质性的瘢痕结节。病灶中可见到子宫内膜间质、子宫内膜腺体、纤维素、出血四种成分。卵巢的异位子宫内膜因周期性反复出血致卵巢增大并形成单个或多个囊肿，称卵巢子宫内膜异位囊肿。囊肿大小不一，一般在5cm左右，最大直径可达25cm，囊内含暗褐色陈旧性血液，似巧克力样，又称卵巢巧克力囊肿。

【临床表现】

1. 症状

（1）疼痛：典型症状是继发性痛经，渐进性加重。常于月经前1~2天开始，经期第1天最剧，以后遂渐减轻，至月经干净时消失。但也有27%~40%的患者无痛经。

（2）不孕与自然流产率增加：正常妇女不孕率约15%，内异症患者可高达40%，自然流产率也较正常妇女增加。

（3）月经失调：约15%~30%的患者表现为经量增多，经期延长或经前、经后少量出血。

（4）其他：肠道子宫内膜异位症可出现与月经周期有关的腹痛、腹泻、便秘与周期性少量便血，甚至肠粘连。泌尿系子宫内膜异位症可在经期出现尿频、尿痛。腹壁瘢痕子宫内膜异位症可出现周期性腹部瘢痕疼痛和遂渐增大的包块。子宫内膜异位囊肿破裂时，陈旧的黏稠血液流入腹腔可刺激腹膜，引起突发性剧痛，伴恶心、呕吐、肛门坠胀。

2. 体征　典型的子宫内膜异位症患者妇科检查可发现子宫多后倾固定，直肠子宫陷凹，宫骶韧带或子宫后壁下段等部位可扪及触痛性结节，子宫的一侧或双侧附件处可扪及与子宫相连的囊性偏实不活动的包块，触之有轻压痛。若病变累及直肠阴道隔，可在穹窿部扪及隆起的小结节或包块，甚至可见到紫蓝色斑点。巨大的卵巢子宫内膜异位囊肿可在腹部扪及，囊肿破裂时可出现腹膜刺激征。

【辅助检查】

1. B超检查　阴道腹部B超是鉴别卵巢子宫内膜异位囊肿和直肠阴道隔内异位症的重要手段，可确定卵巢子宫内膜异位囊肿的位置、大小和形状。

2. CA_{125} 测定　中、重度子宫内膜异位症患者血清 CA_{125} 值可能升高，可用于检测子宫内膜异位症的治疗效果和复发情况。

3. 腹腔镜检查　是目前诊断子宫内膜异位症的最佳方法，特别是对盆腔检查和B超检查均无阳性发现的不孕或腹痛患者更是一种有效的手段。

4. 病理检查　通过在腹腔镜下对可疑病变进行活检见到子宫内膜上皮、内膜腺体、内膜间质即可确诊。

【治疗要点】

应根据患者年龄、症状、病变部位和范围以及对生育要求等情况加以全面考虑选择治疗方法，强调治疗个体化。以"缩减和去除病灶、减轻和控制疼痛、治疗和促进生育、预防和减少复发"为目的。

1. 非手术治疗

（1）期待疗法：仅适用于盆腔病变不严重、无症状或症状轻微者。每3~6个月随访1次，如发现症状和体征加重，应及时改变治疗方案。若有轻微经期腹痛者，可给予前列腺素合成酶抑制剂，如吲哚美辛（消炎痛）、萘普生、布洛芬等对症治疗。要求生育者应尽早做有关不孕的各项检查，如输卵管通畅试验或子宫输卵管造影，特别是在腹腔镜下行输卵管通液试验，必要时解除输卵管粘连扭曲，以促使尽早受孕。一旦妊娠，异位内膜病灶可逐渐萎缩、坏死，分娩后症状缓解，甚至完全消失不再复发。

（2）药物治疗：仅适用于慢性盆腔痛、痛经明显、有生育要求以及无较大卵巢囊肿形成者，或无生育要求但又恐惧行根治性手术的较年长患者，包括抑制疼痛的对症治疗和激素抑制治疗。临床常用的性激素抑制治疗是假孕疗法和假绝经疗法，目的是使异位内膜萎缩或切断下丘脑 - 垂体 - 卵巢轴的刺激和出血周期，暂时减少卵巢激素的分泌，使患者较长时间闭经，进而使病灶坏死吸收，痛经症状缓解。临床上常用的药物有口服避孕药、单一高效孕激素、孕三烯酮、达那唑、促性腺激素释放激素激动剂、孕激素受体拮抗剂（米非司酮）等。

2. 手术治疗　适用于药物治疗后症状不缓解、局部病变加剧或生育功能仍未恢复者；较大的卵巢内膜异位囊肿且迫切希望生育者；怀疑子宫内膜异位囊肿恶变者。腹腔镜手术是目前首选的治疗手段。常用的手术方式有：

（1）保留生育功能手术：仅切除或破坏可见的异位内膜病灶，但保留子宫、双侧或一侧卵巢。术后复发率高达 40%～50%。

（2）保留卵巢功能手术：切除子宫及盆腔内病灶，保留至少一侧或部分正常卵巢组织，以维持患者的卵巢内分泌功能。术后复发率 5%～20%。

（3）根治性手术：将子宫、双侧附件及盆腔内所有异位内膜病灶切除和清除，此手术又称去势手术。双侧卵巢切除后，即使体内盆腔内残留部分病灶，亦将逐渐自行萎缩退化直至消失。

3. 手术与药物联合治疗　手术与药物联合治疗为内异症的金标准治疗手段。手术前先用药物治疗 3～6 个月使异位内膜病灶缩小、软化，降低手术难度，减少并发症。对于手术不彻底或术后疼痛不能缓解者，术后至少给予 3～6 个月的药物治疗，以使残留的异位病灶萎缩退化，降低复发率，以维持手术效果。单纯手术和药物治疗均有其局限性，如粘连严重不利于彻底手术，手术不能防止新病灶生长；药物存在个体差异，停药后会复发。

4. 不孕的治疗　药物治疗对改善生育状况帮助不大，腹腔镜手术能提高术后妊娠率，治疗效果取决于病变的程度。对希望妊娠者，术后不宜应用药物巩固治疗而应行促排卵等治疗，争取尽早妊娠。手术治疗后 2 年内仍不能妊娠者，可考虑采用辅助生育技术。

【护理诊断及合作性问题】

1. 疼痛　与子宫内膜周期性出血刺激周围组织的神经末梢有关。

2. 焦虑　与疗程长、药物及手术治疗效果不佳、不孕有关。

3. 知识缺乏　缺乏疾病、手术及性激素相关知识

4. 自尊紊乱　与不孕症的诊断有关。

【护理措施】

1. 一般护理　嘱患者保持会阴部清洁，每天用温开水清洗会阴 1～2 次。

2. 对症护理

（1）疼痛：避免经期吃酸、冷、辣等刺激性食物，喝热饮料。使用放松术，如听音乐、看书、参加文娱活动，以转移、分散注意力。腰腹部酸痛严重时，进行腰腹部按摩，增加舒适感。月经来潮前热敷下腹部，每日 2 次；疼痛严重时，遵医嘱给镇静剂等。

（2）手术患者：按腹部手术常规护理。

3.心理护理　对于有焦虑、恐惧心理的患者采取相应措施进行心理安慰与疏导，缓解和消除患者的焦虑和恐惧心理。对于因不孕出现自卑、抑郁的患者护理人员应给予安慰和鼓励，避免在患者面前谈论家庭、小孩、夫妻关系，避免加重对患者的精神压力。同时鼓励家属给予患者生活上的关心、体贴与精神上的安慰，增强其战胜疾病的信心。

【健康指导】

1.防止经血逆流　尽早治疗可能引起经血潴留或引流不畅的疾病，如无孔处女膜、阴道闭锁、宫颈管闭锁、宫颈粘连等，以免经血倒流入腹腔。月经期避免性交及盆腔检查。宫颈部手术应在月经干净后3～7天内进行。负压吸引术最好不做或少做。

2.适龄婚育和坚持药物避孕　妊娠和服用避孕药可延缓子宫内膜异位症的发生发展，所以有子宫内膜异位症痛经症状的妇女适龄结婚及孕育，或已有子女者，坚持服用避孕药抑制排卵，均可使子宫内膜异位症发生机会相对减少或症状减轻。

（王娅茹）

复习思考题

1.如何帮助宫颈癌手术后患者恢复膀胱功能？

2.比较良性和恶性卵巢肿瘤的区别。

3.吕女士，25岁，解大便后突感右下腹持续性疼痛，伴恶心、呕吐。查体：体温37.4℃，右下腹有一压痛明显肿块，腹肌紧张、无反跳痛。妇科检查：子宫前位、正常大小，子宫右后方可触及一8cm×7cm×6cm张力较大的囊性肿块，触痛明显，推之可活动。

问题：

（1）说出可能的医学诊断及处理原则。

（2）应采取哪些护理措施？

第十七章

课件

外阴、阴道手术患者的护理

学习要点

扫一扫
知重点

1. 外阴、阴道手术患者的手术前准备和手术后护理。
2. 外阴阴道创伤的病因、临床表现和护理措施。
3. 子宫脱垂的临床表现、治疗要点和护理措施。
4. 尿瘘患者的临床表现和护理措施。

第一节　外阴、阴道手术患者的一般护理

【外阴、阴道手术种类】

外阴、阴道手术是妇科常见手术,指女性外生殖器部位的手术,包括外阴癌根治切除术、前庭大腺脓肿(或囊肿)造口术、处女膜切开术等;阴道手术包括阴道部位的手术和经阴道的手术,如陈旧性会阴裂伤修补术、阴道成形术、黏膜下肌瘤切除术、宫颈手术、阴式子宫切除术等。

【手术前准备】

由于手术部位的特殊性,因此,除同妇科腹部手术术前、术后护理措施外,还应注意以下几点:

1. 要注重心理护理,保护患者隐私。

2. 皮肤准备　每天清洗外阴,术前1日进行皮肤准备,皮肤准备的范围上至耻骨联合上10cm,下至会阴、肛门周围,两侧达腹股沟、臀部、大腿内侧上1/3。

3. 肠道准备　术前3日开始进食无渣饮食,并按医嘱口服抗生素。手术前日晚或手术当日清洁灌肠,术前禁食8小时,禁饮4小时。

4. 阴道准备　术前3日开始阴道准备,一般行阴道冲洗或坐浴,每日2次,常用1:5000的高锰酸钾、0.02%碘伏等。术晨用消毒液行阴道消毒,特别注意消毒阴道穹窿部,消毒后用大棉球蘸干。

5. 膀胱准备　患者去手术室前不置尿管,嘱患者排空膀胱,将无菌导尿管带入手术室,备术中及手术后根据需要使用。

【手术后护理】

1. 体位 处女膜闭锁及有子宫无阴道患者,术后应采取半卧位,有利于经血流出;外阴癌行外阴根治术后的患者应平卧,双腿外展屈膝位,膝下垫软枕头,减少腹股沟及外阴部张力,有利于伤口的愈合;阴道修补术、子宫脱垂患者手术后应平卧位。

2. 切口的护理 外阴、阴道部位因肌肉组织少,张力大,切口不易愈合。因此,应随时观察伤口有无渗血、红肿热痛等炎性反应;观察局部皮肤的颜色、温度、有无坏死等。注意阴道分泌物的颜色、形状、量及有无异味等,有异常及时报告医生处理。阴道内纱条术后12~24小时内如数取出。保持外阴部清洁干燥,每天外阴冲洗或擦洗2次,勤换内衣。

3. 保持大小便通畅 一般需留置尿管2~10日,术后特别注意保留尿管的通畅,观察尿色、尿量,发现异常及时处理。长期留置尿管者应行膀胱灌注。尿管拔除后注意患者自解小便的情况。为防止大便对伤口的污染及排便时对伤口的牵拉,应控制首次排便的时间。一般术后第3日开始用缓泻剂,如服用液体石蜡30ml,每晚1次,使大便软化,避免排便困难影响伤口愈合。

4. 避免增加腹压 应告诉患者避免增加腹压的动作,如久蹲、大便用力等。

5. 疼痛的护理 会阴部神经末梢丰富,对疼痛敏感,在正确评估疼痛的基础上,可采取不同的方法减轻疼痛,如保持环境安静、分散患者注意力、应用自控镇痛泵、更换体位减轻伤口张力,按医嘱给予止痛药等,同时注意观察用药后的止痛效果。

【健康指导】

一般应休息3个月,禁止性生活及盆浴,避免重体力劳动及增加腹压,注意逐渐增加活动量。出院后1个月、3个月到门诊复查,经确定伤口完全愈合后方可恢复性生活。若发现会阴部出现异常出血或分泌物等情况应及时就诊。

第二节 外阴、阴道创伤护理

生殖器官创伤分为急性创伤和慢性创伤。急性创伤属于意外损伤,慢性创伤系逐渐形成,多合并其他器官创伤,单独生殖道损伤者较少见。

【病因】

分娩是导致外阴、阴道创伤的主要原因,此外,不慎跌倒或碰撞等外伤亦可引起外阴、阴道创伤。创伤可伤及阴道,也可累及尿道、膀胱或直肠。幼女遭遇强暴可使软组织损伤,初次性交时可使处女膜破裂,绝大多数可自行愈合,偶见裂口延及小阴唇、阴道或伤及穹窿,引起大量阴道流血,导致失血性贫血或休克。

【临床表现】

由于创伤的部位、深浅、范围和就诊的时间不同,临床表现亦有区别,主要表现为:

1. 症状 疼痛是主要症状。可从轻微到难以忍受,甚至出现疼痛性休克。患者可表现为坐卧不安,行走困难等。局部水肿、血肿或出血较常见。由于外阴皮肤、黏膜下组织疏松,血管丰富,局部受伤后可导致组织液渗出,血管破裂,血液和组织液在疏松结缔组织中蔓延,形成外阴或阴道血肿。若不及时处理,可形成盆腔血肿。阴道有少量或大量鲜血流出。根据出血量的多少、就诊时间早晚、病情急缓等,患者可有头晕、乏力、心慌、出冷汗等症状。若合并感染可有发热,局部有红、肿、热、痛等炎性反应。

2．体征　外阴可见局部裂伤或血肿，外阴皮肤及皮下组织或阴道有裂口及活动性出血。血肿形成时可有突起的紫蓝色肿状物，压痛明显。严重者损伤穿透膀胱、尿道、直肠甚至到达腹腔。可有贫血或失血性休克体征。

【辅助检查】

血常规检查：若有感染患者，可见白细胞计数增高；若为大出血或休克患者，可出现红细胞计数和血红蛋白值降低。

【治疗原则】

止痛、止血、抗休克及抗感染。

【护理诊断】

1．疼痛　与外阴、阴道创伤有关。

2．恐惧　与突发创伤及担心预后和损伤自身的影响有关。

3．潜在并发症　与出血致失血性休克有关。

【护理措施】

1．一般护理　患者平卧、吸氧，做好血常规检查及配血输血、输液等急救措施。

2．严密观察生命体征，预防和纠正休克　对于出血量多或较大血肿患者，应密切观察患者血压、脉搏、呼吸、尿量及神志的变化，并准确记录，及时建立静脉输液通道。遵医嘱给予镇痛药和止血药，严密观察血肿的大小及其变化，有无活动性出血。需手术的患者，配合医生进行止血、配血，做好术前准备。

3．保守治疗患者的护理　血肿小，可保守治疗，患者采取平卧位，避免血肿受压，按医嘱给予镇静、止血、止痛药物；24 小时内可冷敷，以降低局部血流速度及局部神经的敏感性，减轻患者的疼痛和不适感；或用棉垫、丁字带加压包扎，预防血肿扩散。24 小时后可热敷或行外阴部烤灯，以促进水肿或血肿的吸收。保持局部的清洁、干燥，每天外阴冲洗 3 次，大便后及时清洁外阴。

4．术后护理　积极镇静、止痛；阴道纱条取出或外阴包扎松解后，观察阴道及外阴伤口有无出血，有无进行性疼痛加剧或阴道、肛门坠胀等再次血肿的症状；加强外阴部护理，保持外阴部清洁、干燥；按医嘱给予抗生素预防感染。

5．心理护理　由于突然发生创伤，患者和家属恐惧、担忧，护士应使用亲切温和的语言给予安慰，鼓励患者面对现实，积极配合治疗。

【健康指导】

积极预防急产、巨大儿分娩、产力过强；阴道手术助产操作应动作轻柔。减少会阴部剧烈活动，避免疼痛及影响愈合；合理膳食；保持心情平静；保持局部清洁、干燥；遵医嘱用药；发现异常，及时就诊。

第三节　子宫脱垂护理

案例分析

　　张女士，46 岁，农民，G_4P_3，产后曾经从事重体力劳动，长期咳嗽。近期感觉有一肿物脱出于阴道口。妇科检查：可看见宫颈和部分宫体已脱出阴道口。

> 问题：
>
> 患者出现了什么问题？列举对该患者应实施的护理措施。

子宫脱垂（uterine prolapse）是指子宫从正常位置沿阴道下降，宫颈外口达坐骨棘水平以下，甚至子宫全部脱出于阴道口以外。

【病因】

1. 分娩损伤　为子宫脱垂的最主要病因。在分娩过程中，特别是经阴道助产术或第二产程延长，造成盆底肌、筋膜及子宫韧带均过度伸展，张力降低，甚至撕裂而未进行修补或修补欠佳，致使支持子宫的筋膜和韧带不能恢复正常，产后支持子宫的筋膜和韧带一般需要42日才能恢复。若产妇过早参加体力劳动，尤其是重体力劳动，致使腹压增大，将子宫推向阴道，以致发生子宫脱垂。多次分娩使盆底组织损伤机会增加也是子宫脱垂病因之一。

2. 长期腹压增加　长期慢性咳嗽、排便困难、经常超重负荷（肩挑、举重、长期站立）、腹腔大肿瘤或大量腹水等使腹压增加，迫使子宫下移，形成子宫脱垂。

3. 盆底组织发育不良或退行性变　子宫脱垂偶见于未产妇或处女，多由先天性盆底组织发育不良或营养不良，对子宫的支撑作用减弱所致。老年妇女或长期哺乳的妇女，由于雌激素水平的下降导致盆底组织缺乏弹性、萎缩、退化也可导致子宫脱垂或加重子宫脱垂的程度。

【临床表现】

1. 症状　轻度可无自觉症状，加重后出现以下症状：

（1）自觉下坠感及腰背酸痛：常在久站、走路与重体力劳动时加重，卧床休息后症状减轻。

（2）肿物自阴道脱出：常在走路、下蹲或排便等腹压增加时，阴道口有一肿物脱出。经休息后有的能自行回缩，有的不能还纳。暴露在外的宫颈与阴道黏膜经长期摩擦，可致溃疡及出血，若继发感染而有脓性分泌物。

（3）阴道分泌物增多：脱出的子宫及阴道壁由于反复摩擦而发生感染，使阴道分泌物增多。

（4）排尿、排便异常：由于膀胱、尿道膨出，患者常出现排尿困难、尿潴留或尿失禁，常有较多残余尿，极容易并发尿路感染；直肠膨出的患者可伴有便秘和排便困难等。

2. 体征　妇科检查，患者屏气增加腹压时可见子宫脱出，常合并阴道前后壁及膀胱、直肠膨出。脱出的子宫及阴道壁黏膜溃疡，有少量阴道出血或脓性分泌物。宫颈及阴道黏膜多明显增厚、宫颈肥大甚至显著延长。

以患者平卧向下用力屏气时子宫下降的程度，将子宫脱垂分为3度（图17-1）：

Ⅰ度：

轻型：子宫颈外口距处女膜缘<4cm，未达处女膜缘。

重型：子宫颈外口已达处女膜缘，检查时在阴道口可见子宫颈。

Ⅱ度：

轻型：子宫颈已脱出阴道口，但宫体仍在阴道内。

重型：部分宫体脱出阴道口。

Ⅲ度：子宫颈及宫体全部脱出至阴道口外。

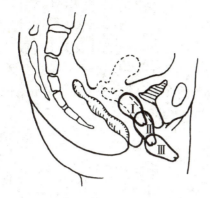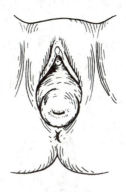

图 17-1 子宫脱垂的分度

【辅助检查】

合并感染者血象检查，可见白细胞计数增加；张力性尿失禁的检查情况。

【治疗要点】

有症状者可采用保守或手术治疗，治疗以安全简单和有效为原则。

1. 非手术治疗 适用于Ⅰ度轻型或不能耐受手术者或需生育者。加强营养，适当安排休息和工作，避免重体力劳动，加强盆底肌肉和筋膜张力锻炼，积极治疗增加腹压的咳嗽、便秘等慢性疾病。使用中药益气，促进盆底肌张力恢复，缓解局部症状。可采用子宫托，这是一种古老有效的保守治疗方法，有喇叭形、环形、球形三种，多采用喇叭形，但重度子宫脱垂伴盆底肌明显萎缩以及宫颈或阴道壁有炎症或有溃疡者均不宜使用，经期和妊娠期停用。

2. 手术治疗 适用于非手术治疗无效及子宫脱垂Ⅱ度、Ⅲ度，合并直肠、阴道膨出的患者。手术方式主要包括：阴道前后壁修补术，阴道前后壁修补加主韧带缩短及宫颈部分切除术，经阴道子宫全切除及阴道前后壁修补术和阴道纵隔成形术。

【护理诊断及合作性问题】

1. 慢性疼痛 与子宫下垂牵拉韧带、宫颈以及阴道壁溃疡有关。

2. 焦虑 与长期子宫脱垂影响工作、性生活及行走不便有关。

3. 有感染的危险 与脱出物长期摩擦致糜烂、溃疡有关。

【护理措施】

1. 一般护理 及早就医，及时回纳脱出物，病情重不能回纳者，应卧床休息，减少下地活动次数和时间。指导患者保持外阴清洁、干燥，使用吸水性强、透气性好的纸垫。每日用流动清水冲洗外阴，禁止使用酸性或碱性等刺激性药液，冲洗后更换棉质紧身内裤，或用丁字带支托下垂的子宫，避免或减少摩擦。加强营养，进食高蛋白、高维生素饮食，增强体质。教给患者做盆底肌肉锻炼，如做提肛运动，使盆底组织逐渐恢复张力。有效控制增加腹压的因素，如咳嗽、久站及久蹲等。

2. 对症护理及特殊专科护理

（1）教会患者子宫托的正确取放方法（图 17-2）。

1）放托：患者排尽大小便并洗净双手，取蹲位双腿分开，一手持子宫托盘呈倾斜位进入阴道内，然后将托柄边向内推，边向阴道顶端旋转，使托盘到子宫颈，向下屏气，使托盘吸附于宫颈。然后，将托柄弯度朝前，对正耻骨弓后面。

2）取托：手捏子宫托柄，上、下、左、右轻轻摇动，等负压消失后向后外方牵拉，子宫托可自阴道滑出。

3）注意事项：应选择大小合适的子宫托，放置后无脱出又无不适感；每天早上放入，睡前取出，消毒备用，以免过久压迫生殖道导致生殖道糜烂、溃疡甚至瘘；月经期及妊娠期停止使用；上托后分别于第 1、3、6 个月时到医院检查 1 次，以后每 3～4 个月到医院复查。

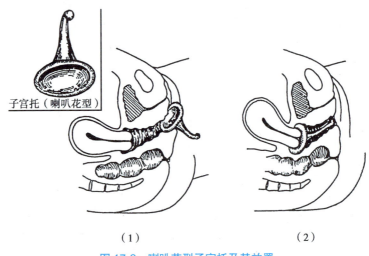

（1） （2）

图 17-2 喇叭花型子宫托及其放置

（2）做好术前、术后护理：术前护理同外阴、阴道手术护理。术后应卧床休息 7～10 天；留置尿管 10～14 天；术后用缓泻剂预防便秘；避免咳嗽、下蹲等增加腹压的动作；每日擦洗外阴 2 次；应用抗生素预防感染。坚持肛提肌锻炼，每日做收缩肛门的运动，用力收缩放松盆底肌 2～3 次，每次 10～15 分钟。

3. 心理护理 护士应理解患者由于疾病因素而造成的烦躁情绪，帮助患者树立战胜疾病的信心，鼓励患者说出自己的疾苦，表达内心的情感。讲解子宫脱垂的知识和预后。同时，争取家属的帮助，与患者共渡难关，帮助患者早日康复。

【健康指导】

1. 出院后 1 个月到医院复查伤口愈合情况，3 个月后再到门诊复查，经医生确认完全恢复后方可恢复性生活。半年内避免重体力劳动。

2. 积极治疗慢性咳嗽、习惯性便秘及增加腹压的一些疾病等。锻炼身体，教会患者做盆底肌肉、肛门括约肌的收缩与舒张的运动锻炼，提倡做产后保健操。

3. 保持外阴清洁，每日用清水行外阴冲（擦）洗 2 次，用丁字带、卫生带可有效地支托下垂的子宫，避免或减少摩擦。

第四节 生殖道瘘护理

生殖道瘘是指各种原因导致生殖器官与其毗邻器官之间的异常通道，临床以尿瘘最多见，其次是粪瘘，子宫腹壁瘘极少见。本节主要介绍尿瘘。

尿瘘是指生殖道和泌尿道之间形成的异常通道。患者无法自主排尿，表现为尿液不断外流。根据泌尿生殖瘘的发生部位，分为膀胱阴道瘘、膀胱宫颈瘘、尿道阴道瘘、膀胱尿道阴道瘘、膀胱宫颈阴道瘘及输尿管阴道瘘等（图 17-3）。临床上以膀胱阴道瘘最多见。

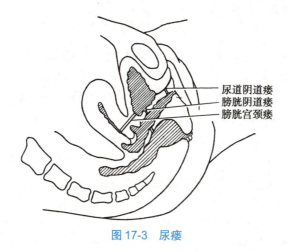

尿道阴道瘘
膀胱阴道瘘
膀胱宫颈瘘

图 17-3　尿瘘

【病因与发病机制】

导致尿瘘的原因很多，但以产伤和妇科手术损伤为主。

1. 产伤　为主要原因，占 90% 左右，多因难产处理不当引起，根据损伤过程分为坏死型和创伤型。坏死型尿瘘是由于软产道组织因各种因素被压迫过久导致局部组织缺血坏死形成；创伤型是由于剖宫产手术或产科助产手术操作直接损伤所致。

2. 妇科手术创伤　经阴道或经腹的手术，可因盆腔粘连，解剖层次不清，操作不细致而误伤膀胱、尿道或输尿管所致。

3. 其他　生殖系统或膀胱肿瘤、膀胱结核、放射治疗后、长期放置子宫托等可导致生殖道瘘。

【临床表现】

（一）症状

1. 漏尿　为主要的临床表现，尿液可从阴道排出，无自主排尿。坏死型尿瘘多在产后或手术后 3～7 天出现，手术直接损伤者术后立即出现。

2. 外阴皮肤炎症　由于长期尿液刺激，外阴、臀部，甚至大腿内侧，可出现湿疹或皮炎，引起患者局部瘙痒、灼痛，行动不便等。

3. 尿路感染　可出现尿频、尿急、尿痛等尿路感染症状。

4. 月经异常　患者可出现闭经或月经稀发，可能与精神创伤有关。

（二）体征

患者外阴、臀部和大腿内侧皮肤炎症部位可见皮疹，甚至浅表溃疡，妇科检查可发现尿液从阴道流出的部位。

【辅助检查】

1. 甲蓝试验　目的是鉴别患者漏孔类型。将 300ml 亚甲蓝稀释经尿道注入膀胱，膀胱阴道瘘者可见蓝色液体从阴道壁小孔溢出，膀胱宫颈瘘可自宫颈外口流出，阴道内流出清亮液体，说明流出的尿液来自肾脏，系输尿管阴道瘘。

2．靛胭脂试验　将靛胭脂 5ml 注入静脉，约 5～10 分钟看见蓝色液体流入阴道，可确诊输尿管阴道瘘，在亚甲蓝试验不能确诊时用此方法。

3．阴道检查　能看见瘘口，注意瘘口的大小和位置；是否有尿液从阴道流出。

4．其他　膀胱镜检查可以看见膀胱的瘘孔位置和数目；肾显像、排泄性尿路造影等皆可协助诊断。

【治疗要点】

手术修补为主要治疗方法。根据瘘孔类型及部位选择经腹、经阴道，或经阴道、经腹联合手术的方式。对肿瘤或结核患者应积极治疗原发疾病。对分娩或妇科手术后 7 日发生的漏尿，一般用长时间保留尿管，变换体位等方法，部分患者可自愈。

【护理诊断及合作性问题】

1．皮肤完整性受损　与尿液长期刺激外阴皮肤有关。

2．社交孤立　与长期漏尿，身体有异味，不愿与人交往有关。

3．身体形象紊乱　与长期漏尿导致精神压力、自卑有关。

【护理措施】

1．一般护理　保持适当体位，一般采取使瘘孔高于尿液面的卧位。保持外阴部清洁干燥，鼓励患者多饮水，每天饮水量不少于 3000ml，达到稀释尿液、自动冲洗膀胱的目的，减少酸性尿液对局部皮肤的刺激。

2．术前护理　除按外阴、阴道手术常规准备外，嘱患者术前 3～5 日用 1:5000 的高锰酸钾溶液或 1:20 的碘伏液坐浴。外阴有湿疹者坐浴后行红外线照射，然后涂擦氧化锌软膏，使局部干燥，待痊愈后再行手术。老年妇女或闭经者遵医嘱口服雌激素 2 周或使用雌激素软膏涂布阴道，促使阴道上皮增生，促进术后伤口愈合。按医嘱应用抗生素抗感染或使用地塞米松软化瘢痕治疗。有尿路感染者遵医嘱先控制感染，再行手术。创伤型尿瘘应在发现后立即修补或术后 3～6 个月进行。结核或放疗引起的尿瘘应在病情稳定后择期手术。

3．术后护理　术后护理是手术成功的关键，除按外阴、阴道手术术后常规护理外，还应注意：

（1）体位：根据患者瘘孔的位置决定体位，使瘘孔处于高位，减少尿液浸渍，促进伤口愈合。膀胱阴道瘘若瘘孔在后底部，应采取俯卧位；瘘孔在侧面者采取健侧卧位。

（2）尿管护理：术后留置尿管 10～14 日，注意固定尿管，保持引流通畅，以免膀胱过度充盈影响伤口愈合，尿管拔除前应训练膀胱功能，拔管后协助患者每 1～2 小时排尿一次，以后逐步延长排尿时间。

（3）加强盆底肌锻炼，积极预防咳嗽和便秘等，并尽量避免下蹲等增加腹压的动作。

（4）保持外阴清洁，每日擦洗外阴 2 次。

4．心理护理　关心体贴患者，了解患者由于疾病所导致的不良心理反应和痛苦，向患者讲解尿瘘相关知识，告诉患者和家属手术治愈的信息，消除思想顾虑，积极配合治疗和护理。

【健康指导】

遵医嘱继续服用雌激素及抗生素等药物；鼓励患者适当活动，3 个月内禁止性生活和重体力劳动；平衡饮食，粗细搭配，保证摄入高蛋白、高维生素、高纤维素、低脂肪饮食；术前口服雌激素者，术后继续服药 1 个月；每日清洗外阴，勤换内裤，避免外阴皮肤的刺激；出院后如有漏尿或其他异常，及时就诊。保持心情平静，正确面对疾病。如手术失败，嘱患者尽量保持外阴清洁，避免外阴皮肤受酸性尿液刺激，告知下次手术时间，鼓励患者树立信心。

（王娅茹）

复习思考题

1. 简述子宫脱垂患者的临床分度。
2. 简述外阴癌术后的护理要点。
3. 试述阴式手术术后的伤口护理。

扫一扫
测一测

课件

18章PPT

扫一扫
知重点

第十八章

不孕症与辅助生殖技术

学习要点

1. 不孕症的病因、发病机制及护理措施。
2. 辅助生殖技术的并发症及护理措施。

第一节　不　孕　症

不孕症(infertility)是指女性无避孕性生活至少 12 个月而未孕者。在男性称不育症。不孕症可分原发性和继发性。婚后未避孕而从未妊娠者称为原发不孕;曾有过妊娠而后未避孕连续 12 个月不孕者称为继发不孕。我国不孕症发病率为 7%～10%。

【病因与发病机制】

影响受孕的因素包括女方、男方和男女双方。

1. 女性不孕因素

(1) 输卵管因素:是不孕症最常见的因素。任何影响输卵管功能的病变都可导致不孕,如慢性输卵管炎、输卵管先天性发育不良、输卵管纤毛运动和管壁蠕动功能丧失及异位内膜种植于输卵管等皆可导致不孕。

(2) 卵巢因素:无排卵是最严重的不孕原因。①下丘脑 - 垂体 - 卵巢轴功能紊乱;②卵巢病变,如先天性卵巢发育不良、多囊卵巢综合征、卵巢功能早衰、卵巢子宫内膜异位症等;③全身性因素,如甲状腺功能异常、重症糖尿病、肾上腺功能异常等影响卵巢功能。

(3) 子宫因素:子宫发育不良或先天畸形、子宫内膜病变(如子宫内膜炎、内膜结核、内膜息肉、宫腔粘连或子宫内膜分泌反应不良等)或宫腔肿瘤(子宫黏膜下肌瘤)等均影响受精卵着床导致不孕。

(4) 宫颈因素:宫颈炎症、宫颈黏液异常影响精子活力和进入宫腔的数量;宫颈息肉、宫颈肌瘤、宫颈口狭窄影响精子穿过造成不孕。

(5) 外阴、阴道因素:外阴、阴道发育异常、先天畸形或损伤后可影响性交并阻碍精子进入;严重阴道炎时,阴道 pH 发生改变,降低了精子的活力,两者皆可影响受孕。

(6) 其他因素:①年龄影响:妇女生育力最强时期是 25 岁左右,45 岁以后很少再受孕；②精神因素：精神过度紧张、焦虑者，可影响神经内分泌系统而影响卵巢功能；③过度吸烟、酗酒和吸毒者可损卵子而致不孕。

2．**男方不育因素**　导致男性不育的因素主要有生精障碍和输精障碍，此外还有免疫因素、内分泌因素等。

3．**男女双方因素**　缺乏性生活的基本知识、精神紧张、免疫因素等。

【**临床表现**】

凡婚后未避孕、有正常性生活、同居 2 年而未曾受孕者。

【**辅助检查**】

1．**男方检查**　全身检查的基础上，还应注意外生殖器有无畸形或病变，包括阴茎、阴囊和前列腺的大小和形状等。不孕夫妇首选的检查是精液常规检查。正常情况下每次排出精液量为 2～6ml，平均为 3～4ml，精液量 <1.5ml 为异常；正常 pH 为 7.0～7.8，在室温中放置 5～30 分钟内完全液化，总精子数≥$40×10^6$/L；精子密度（20～200）×10^9/L，精子活率 >50%，正常精子占 66%～88%。

2．**女方检查**　除妇科检查内外生殖官发育和病变情况外，还需进行以下检查：

（1）卵巢功能检查：包括基础体温测定、宫颈黏液结晶检查、阴道脱落细胞涂片检查、B 超监测卵泡发育、月经来潮前子宫内膜活组织检查及女性激素测定等，了解卵巢有无排卵及黄体功能状态。

（2）输卵管通畅检查：常用的方法有输卵管通液术、子宫输卵管碘油造影及 B 超下输卵管通液术，了解输卵管通畅情况及明确阻塞部位。

（3）宫腔镜及腹腔镜检查：宫腔镜能直观了解宫腔内膜情况，能发现宫腔粘连、黏膜下肌瘤、内膜息肉和子宫畸形等。腹腔镜直接观察子宫、输卵管和卵巢有无病变或粘连。

（4）性交后精子穿透力试验：夫妇双方上述检查未见异常时，进行性交后试验。根据基础体温表选择在预测的排卵期进行，试验前 3 日禁止性交，避免阴道用药或冲洗，在性交后 2～8 小时内就诊检查。

3．**免疫检查**　可用宫颈黏液、精液结合试验，判断免疫性不孕的因素是男方的自身抗体因素还是女方的抗精子抗体因素。

【**治疗要点**】

针对不孕症的病因进行处理。中医治疗以补肾益精，调理冲任为原则，虚者宜温养肾气，补益冲任为主；实者以疏肝解郁或祛瘀化痰为主。此外需调畅情志，房事有节。

【**护理诊断及合作性问题**】

1．**知识缺乏**　缺乏不孕及生殖的相关知识。

2．**自尊紊乱**　与不孕症诊治过程中繁多的检查、无效的治疗结果等有关。

3．**社交孤立**　与缺乏家人的支持理解，不愿与他人沟通有关。

知识链接

你知道什么是烊化吗？

烊化是中药入汤剂的方法之一。将胶类药物（如阿胶、龟板胶等）放入温水中或已煎好的药液中溶化，与已煎好的药液和匀内服。此法可不使胶类药物黏附于其他药物或药罐上，以免烧焦。

【护理措施】

1. 一般护理 注意生活规律；戒烟酒；注意饮食均衡，加强营养、适当锻炼身体；避免精神紧张等情绪变化，保持健康心态。

2. 正确应对诊断性检查可能引起的不适 子宫输卵管碘油造影可能引起腹部痉挛感，在术后持续1~2小时，可以在当日或第2日正常工作，无后遗症。腹腔镜手术后1~2小时可能感到一侧或双侧肩部疼痛，可遵医嘱服可待因等止痛。子宫内膜活检后可能引起下腹部的不适感，如痉挛和阴道流血，注意保持外阴清洁，2周内禁止盆浴和性生活。

3. 用药护理 不孕症患者一般服药时间较长，应按时服药；指导患者及时报告药物的副反应，如服用克罗米酚类促排卵药物，多见的副作用有月经间期两侧卵巢增大，患者会感腹胀、疼痛、卵巢囊肿和潮热，如出现应及时报告医生；嘱患者不能做剧烈活动，如突然转身、起床、弯腰，以防止卵巢囊肿发生蒂扭转；指导妇女在发生妊娠后立即停药。

如服用中药，由于服药时间长，宜饭后服或少量多次温服，防止损伤脾胃。补益药应文火久煎，鹿角胶、阿胶等应烊化服用，不宜放锅内同煎。

4. 教会妇女提高受孕的技巧 加强营养，增强体质，戒除烟酒，减轻压力；与伴侣进行沟通，选择排卵期前2~3天或排卵后24小时内性交，并增加性交次数（每周2~3次），以增加受孕机会；在性交前、中、后不使用阴道润滑剂或进行阴道灌洗，不在性交后立即如厕，而应该卧床，并抬高臀部，持续20~30分钟，以便精子进入宫颈。

5. 心理护理 受封建思想、地方习俗影响，婚后多年不孕，使患者精神压力很大。因此，在药物或其他辅助治疗的同时，应解除患者的思想包袱，消除精神紧张，保持心情舒畅，增加治疗信心，《沈氏女科辑要笺正》指出"求子之心愈切，而得子愈难。"此外，做好家属的思想工作，取得家人的理解、关爱、鼓励与体贴。帮助不孕夫妇选择适合自己的辅助生殖技术。

【健康指导】

接受婚前教育，介绍与受孕有关的各个环节。教会患者配合检查及自测基础体温，预测排卵期，适宜的性交次数及时间等。预防和治疗妇科疾病，注意经期卫生，减少人工流产手术，避免继发性不孕。帮助患者调适心理，鼓励患者纠正一些错误观念，指导患者及家属正确对待不孕问题。

第二节 辅助生育技术及护理

辅助生育技术（assisted reproductive techniques，ART）也称为医学助孕，指在体外对配子和胚胎采用显微操作技术帮助不孕夫妇达到生育的一组方法。ART包括人工授精、体外受精和胚胎移植、配子输卵管移植以及在这些技术基础上派生的各种新技术。

一、人工授精

人工授精（artificial insemination，AI）是将精子通过非性交方式放入女性生殖道内使其受孕的技术。按精液的来源可分两类：①丈夫精液人工授精（artificial insemination with husband，AIH)；②供精者精液人工授精（artificial insemination with donor，AID）。按国家法规，目前 AID 精子来源一律由卫生部认定的人类精子库提供和管理。

根据授精部位分为阴道内人工授精（IVI）、宫颈内人工授精（ICI）、宫腔内人工授精（IUI）和输卵管内人工授精（ITI）等。

二、体外受精及胚胎移植

体外受精与胚胎移植（in vitro fertilization and embryo transfer，IVF-ET），即试管婴儿。体外受精指从妇女体内取出卵子，放入试管内培养一个阶段与精子受精后，发育成早期胚泡。胚胎移植指将胚泡移植到妇女宫腔内使其着床发育成胎儿的全过程。由于胚胎最初 2 天在试管内发育，故又称为试管婴儿技术。

三、配子宫腔内移植

配子宫腔内移植是指将取出体外的精子和卵子直接移植入子宫腔内，而使妇女受孕的一种助孕技术。

四、常见并发症

辅助生殖技术的孕产期并发症主要是由于药物刺激超排卵过程所引起，常见的并发症如下：

1. 卵巢过度刺激综合征（ovarian hyperstimulation syndrome，OHSS）　是一种由于促超排卵所引起的医源性并发症。卵巢过度刺激综合征的发生与促排卵药物的种类、剂量、治疗方案、患者的内分泌状态以及妊娠等诸多因素有关。

主要表现为下腹胀痛、恶心、呕吐、口渴或伴腹泻，严重者可出现急性肾衰竭、血栓形成及成人呼吸窘迫综合征，甚至死亡。如未妊娠，月经来潮前临床症状可停止发展或减轻，此后上述表现迅速缓解并逐渐消失。一旦妊娠，OHSS 将趋于严重，病程延长。

2. 卵巢反应不足　与 OHSS 相反，卵巢反应不足表现为卵巢在促排卵下卵泡发育不良，卵泡大小、数量或生长速率不能达到用药的预期要求。

3. 多胎妊娠　是促排卵常见的并发症。

4. 自然流产　IVF-ET 的流产率可达 25%～30%，

5. 卵巢或乳腺肿瘤　由于使用大剂量的促性腺激素，使患者处在反复大量多卵泡的发育和排卵产生高水平的雌激素和孕激素的内分泌环境状态下，有可能导致卵巢和乳腺肿瘤的机会增多。

五、护理措施

1. 用药护理　按医嘱给予促排卵药，在用药过程中注意观察病情变化情况，中重度 OHSS 住院患者每 4 小时测量生命体征，记录出入量，每天测量体重和腹围，每天监测血细胞比容、白细胞计数、血电解质、肾功能损害甚至衰竭、血栓形成、成人呼吸窘迫综合征等。

2. 心理护理　护理人员应通过思想交流准确掌握他们的心理状态，说明采用 ART 技术的成功率不是 100%，以免妊娠失败后造成心理打击；向他们介绍 ART 技术的程序、并发症、注意事项以取得配合和解除恐惧心理。

3. 积极采取预防措施预防 OHSS　　注意促排卵药物应用的个体化原则,严密监测卵泡的发育,根据卵泡数量适时减少或终止 HCG 及 HMG,提前取卵。预防卵巢反应不足:增加外源性 FSH 的剂量,提前使用 HMG 等。预防自然流产:合理用药;避免多胎妊娠;充分补充黄体功能。

（刘　颖）

 复习思考题

1. 可能导致不孕症的因素有哪些?
2. 如何向不孕症妇女介绍检查程序?
3. 辅助生殖技术易出现的并发症及护理要点有哪些?

扫一扫
测一测

第十九章

计划生育与女性保健

 学习要点

1. 各种避孕方法、终止妊娠的方法及护理。
2. 官内节育器的放置术和取出术的适应证、禁忌证及手术步骤。
3. 女性疾病普查的意义。

计划生育（family planning）是女性生殖健康的重要内容。实行计划生育是我国的一项基本国策。计划生育是对人口的再生产过程进行有计划的调节，通过人类生殖调控，达到有计划地、科学地控制人口数量，提高人口素质，使人口的增长与国民经济的增长相适应。

计划生育工作的具体内容包括：①晚婚：按国家法定年龄推迟 3 年以上结婚；②晚育：按国家法定年龄推迟 3 年以上生育；③节育：随着国家二胎政策的放开，育龄妇女也应了解和选择节育方法，落实节育措施；④优生优育：避免先天性缺陷代代相传，防止先天因素影响后天发育。

第一节　常用避孕方法及护理

 案例分析

王某，女，35 岁，因停经 58 天来门诊行人工流产术。既往体健，月经规律，14 岁初潮，月经周期为 28～30 天，量中，持续 4～7 天，经期无不适。5 年前足月顺产一女婴，产后曾采用避孕套、安全期避孕法，但失败率高，为此曾两次人工流产，此次又因避孕措施失败再次接受人工流产术。患者感到非常烦恼，希望能实施一种较为可靠的避孕措施，请提出合理建议。

避孕（contraception）是采用科学的方法，使育龄妇女暂时不受孕（在不妨碍正常性生活和身心健康的情况下）。常用的方法有药物避孕和工具避孕。

一、工具避孕

利用避孕工具阻止精子与卵子结合或改变宫腔内环境达到避孕的目的。

（一）宫内节育器

宫内节育器（intrauterine device，IUD）是易为我国育龄期妇女接受的相对安全、简便、经济、有效的可逆节育方法。据统计，我国占世界使用 IUD 避孕总人数的 80% 左右，是世界上使用 IUD 最多的国家。

1. 种类　一般将宫内节育器分为惰性和活性两大类（图 19-1）。

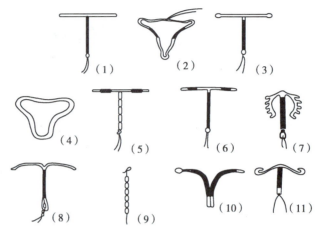

图 19-1　常用宫内节育器

（1）智利 TCu200　（2）VCu200　（3）上海 TCu200　（4）宫铜 IUD
（5）TCu220C　（6）TCu380A　（7）ML Cu375　（8）Nova T
（9）Gyne Fix IUD　（10）Soonawala-IUD　（11）Fincoid Cu350

（1）惰性宫内节育器：为第一代 IUD，由金属、硅胶、塑料等惰性材料制成。如不锈钢圆环及其改良制品，虽然放环后出血及疼痛等反应较轻，但其脱落率及带器妊娠率高，1993 年已经停止生产使用。

（2）活性宫内节育器：为第二代 IUD，其内含有活性物质如金属、激素、药物及磁性物质的节育器。它克服了惰性宫内节育器的缺点，减少了副反应，避孕效果好。

1）带铜宫内节育器：①带铜 T 形宫内节育器（Tcu-IUD）：按宫腔形态设计，以塑料为支架，在纵杆或横臂上套以铜管，放置时间可延长达 15 年。它按铜圈暴露于宫腔的面积不同分为 Tcu-200、Tcu-220、Tcu-380A 等。其中 Tcu-200 应用广泛。Tcu-380A 是目前国际公认性能最佳的宫内节育器。②带铜 V 形宫内节育器（Vcu-IUD）：简称 V 形环，是我国常用的宫内节育器之一，由不锈钢作支架，外套硅橡胶管。其带器妊娠率、脱落率较低，但出血较常见，故因此症取出率较高。

2）含药宫内节育器：主要是将药物储存于节育器内，通过每日释放微量来提高避孕效果，降低副作用。如左炔诺孕酮（Levonorgestrel）IUD，以聚乙烯作为 T 型支架，做炔诺酮储存在纵管内，总量 52mg，每日释放左炔诺孕酮 20μg。左炔诺孕酮使宫颈黏液变稠不利于精子通过，同时使子宫内膜变化不利于受精卵着床，有效率 99% 以上。主要副反应为点滴出血，经量减少甚至闭经。放置时间为 5 年，含有尾丝。

2. 作用机制　作用机制尚不完全清楚。一般来说，惰性宫内节育器的抗生育作用，主要是节育器放置后成为子宫腔内异物，改变子宫腔内环境和导致子宫内膜表层的无菌性炎性反应，从而阻碍受精卵着床。异物反应改变输卵管蠕动而影响着床。子宫内膜局部受压缺血，激活纤溶酶原，囊胚溶解吸收而致不孕。含孕激素宫内节育器释放的孕酮，引起子宫内膜腺体萎缩和间质蜕化，影响受精卵着床。

3. 宫内节育器放置术

（1）适应证：凡育龄妇女自愿要求放置且无禁忌证者。

（2）禁忌证：①生殖器官急、慢性炎症；②生殖器官肿瘤；③月经紊乱：月经过多、过频或不规则出血；④子宫畸形；⑤宫颈过松、重度陈旧性宫颈裂伤或子宫脱垂者；⑥严重的慢性全身性疾患者。

（3）放置时间：①常规为月经干净后 3～7 日无性交者；②正常分娩后满 3 个月，剖宫产后 6 个月；③人工流产手术结束后（出血少且宫腔深度 <10cm 者）；④哺乳期放置应先排除早孕。

（4）节育器选择：T 形节育器其横臂宽度（mm）分别为 26、28、30 号 3 种，宫腔深度 >7cm 者选 28 或 30 号，≤7cm 者选 26 号。

（5）术前准备：①手术器械及敷料；②护士向患者介绍手术步骤，解除思想顾虑，取得合作；③受术者：测体温正常后，自解小便，取膀胱截石位。

（6）放置方法：外阴常规消毒铺巾，双合诊检查子宫大小、位置及附件情况。阴道窥器暴露宫颈后再次消毒，以宫颈钳夹持宫颈前唇，用子宫探针顺子宫屈向探测宫腔深度。一般不需扩张宫颈管，宫颈管较紧者按顺序扩张至 6 号，用放置器将节育器推送入宫腔，其上缘必须抵达子宫底部，带有尾丝者在距离宫颈口 2cm 处剪断尾丝。观察无出血后取出宫颈钳、阴道窥器。

（7）术后健康指导：①术后可有少量阴道出血和下腹不适，休息 3 日，1 周内忌重体力劳动，2 周内忌性生活及盆浴；②3 个月内每次月经期或排便时应注意有无节育器的脱落；③定期复查，术后 1 个月、3 个月、6 个月、1 年各复查一次，以后每年复查一次；④保持外阴清洁，注意术后表现，术后出现腹痛、发热、出血大于月经量，持续 7 天以上应随时就诊。

4. 取出术

（1）适应证：①放置节育环后副反应严重，出现并发症经治疗无效者；②带器妊娠者；③改用其他避孕措施或绝育者；④计划再生育者；⑤放置期限已满需更换者；⑥绝经 1 年者；⑦确诊节育器嵌顿或移位者。

（2）取器时间：①月经干净后 3～7 日；②因子宫出血而需取器者，随时可取；③带器妊娠者在行人工流产时取；带器异位妊娠者，于术前诊断性刮宫时，或在术后出院前取；④术前通过 B 型超声或 X 线检查确定宫腔内是否有节育器以及节育器类型。

（3）护理要点：术后休息 1 天，2 周内禁止性生活及盆浴。

5. 宫内节育器的副反应及护理

（1）出血：放置节育器 3 个月内较常见，一般表现为月经过多、经期延长或月经周期中不规则点滴出血。建议患者注意休息，补充铁剂，指导按时用药。经治疗无效可考虑更换节育器，仍无效应改用其他避孕方法。

（2）腰酸腹坠：主要与节育器和宫腔大小及形态不符有关，轻者不需要处理，重者注意多休息，遵医嘱给予解痉药，处理无效者应更换节育器。

6. 宫内节育器的并发症与护理

（1）感染：放置节育器时不按无菌操作规程操作或因 T 形环尾丝长期暴露于阴道

内,病原微生物上行感染所致。一旦感染,应用抗生素治疗并取出节育器。

（2）节育器嵌顿或断裂:多由于放置时损伤宫壁或放置时间过长,致部分器体嵌入子宫肌壁或发生断裂。一经确诊应及时住院取出。

（3）节育器异位:操作过于粗暴损伤宫壁引起,可移位于子宫肌壁间或盆腔内。发生率虽低,危害极大。

（4）节育器脱落:放环时未将避孕环送至宫底部,节育器与宫腔大小形态不符,宫颈内口松弛,月经量过多,劳动强度过大等。多发生在放置节育器第1年,尤其是前3个月。

（二）阴茎套

阴茎套（condom）也称避孕套,为男性避孕工具。每次性生活时套在阴茎上,使精液排在套内而不进入宫腔,既可达到避孕的目的,同时又可防止性传播疾病传播,故应用广泛。阴茎套是筒状优质薄膜乳胶制品,筒直径分别是29、31、33、35mm,其顶端呈小囊状,称储精囊。使用前应选好合适型号,排出储精囊内空气后即可使用。射精后阴茎尚未软缩时,连同阴茎套一并抽出。应每次性生活使用并更换新的避孕套,如发现阴茎套有破孔、滑落,应立即采取以下措施:①女方站立使精液流出体外,阴道内涂避孕膏或在示指上缠以纱布,蘸温肥皂水伸入阴道内将精液洗出;②服用探亲避孕药。

二、药物避孕

国内常用的避孕药多为人工合成的甾体激素类药物,制剂有雌激素衍生物,孕酮衍生物及睾酮衍生物,其优点为安全、有效、经济、方便。

【作用机制】

1. 抑制排卵　抑制下丘脑释放 LHRH,影响垂体对 FSH 和 LH 的合成分泌,使卵巢的卵细胞发育障碍,不发生排卵或黄体功能不足。

2. 阻碍受精　使宫颈黏液分泌量减少,黏稠度增加,拉丝度降低,不利于精子穿透;杀死精子或影响精子功能,从而阻碍受精。

3. 阻碍着床　改变子宫内膜功能和形态。在小剂量雌激素持续作用下,内膜腺体生长发育迟缓,腺体较小,萎缩变窄,同时又受孕激素作用使子宫内膜腺体、间质提前发生类分泌期变化,呈现分泌不良,不利于孕卵着床。

【适应证】

健康的育龄期妇女。

【禁忌证】

1. 重要器官病变　严重的心血管疾病患者,急、慢性肝炎及肾炎患者。

2. 血液及内分泌疾病　各型血液病或血栓性疾病,内分泌疾病如糖尿病及甲状腺功能亢进者。

3. 恶性肿瘤、癌前病变或子宫、乳房肿块者。

4. 哺乳期、产后未满半年或月经未来潮者。

5. 月经异常　月经稀少、频发、闭经等。

6. 用药后不适应者　服药后有偏头痛或持续性头痛等症状的患者。

7. 年龄 >45 岁或年龄 >35 岁的吸烟妇女。

【避孕药种类及用法】

常用的避孕药种类有复方短效口服避孕药、复方长效口服避孕药、长效避孕针、速效避孕药、缓释避孕药和外用避孕药。

1. 复方短效口服避孕药 是最早的避孕药物，大多由雌激素和孕激素配伍组成。目前常用的有炔诺酮、甲地孕酮、炔诺孕酮、左炔诺孕酮等孕激素与炔雌醇组成的各种复方制剂，除一般的复方片外，还有双相片、三相片。新药去氧孕烯、诺孕酯和孕二烯酮等是强效孕激素制剂。药物剂型有：①糖衣片：糖衣内含药；②纸型片：可溶性纸上附有药物；③滴丸：药稀释在明胶液里，再凝成滴丸。

复方短效避孕药的主要作用是抑制排卵，只要按规定用药不漏服，避孕成功率达99.5%。三相片配方合理，避孕效果可靠，控制月经周期良好，突破性出血和闭经发生率显著低于单相制剂，副反应少。

用法及注意事项：从月经周期第 5 日起，每晚 1 片，连服 22 日不间断，若漏服须于次晨补服 1 片。停药后 2～3 日可发生撤药性出血，相当于月经来潮，则于月经第 5日开始服用下一周期药物。如停药 7 日尚无月经来潮，仍可于第八日晚开始服用第 2周期药。若第二月仍无月经来潮，应查找原因。强效孕激素制剂用法为月经周期第 1日开始服，每晚 1 片，连续 21 日，然后停药 7 日，第 29 日开始服用下一周期药物。双相短效避孕药用法同单相短效避孕药。三相片模仿正常月经周期中内源性雌、孕激素水平变化，将 1 个周期不相同雌、孕激素剂量，服药日数分成 3 个阶段，按顺序服用，每日 1 片，共 21 日。第一周期从月经周期第 1 日开始服用，第二周期后改为第 3日开始。若停药 7 日无撤药性出血，则从停药第 8 日开始服下一周期三相片。

2. 复方长效口服避孕药 主要是利用长效雌激素炔雌醚，它在胃肠道被吸收后，存于脂肪组织中缓慢释放而起长效避孕作用。服用 1 次可避孕 1 个月，避孕效果可靠。

用法及注意事项：首次最好在月经周期第 5 日服第 1 片，第 10 日服第 2 片；以后按第 1 次服药日期每月服 1 片。长效避孕药停药时，应在月经周期第 5 日开始服用短效避孕药 3 个月，作为停用长效雌激素的过渡，防止因体内雌激素蓄积导致月经失调。

3. 长效避孕针 目前使用的有单纯孕激素及雌激素混合两种剂型。常用雌、孕激素混合型制剂。单纯孕激素可用于哺乳期避孕，但易致月经紊乱，故较少使用。

用法及注意事项：首次于月经周期第 5 日和第 12 日各肌内注射 1 支，以后在每次月经周期的第 10～12 日肌内注射 1 支，大约于用药后 12～16 日月经来潮。

4. 速效避孕药（探亲避孕药） 服用此类药物不受月经周期的限制，适用于短期探亲夫妇。药物主要可改变子宫内膜的形态与功能，并使宫颈黏液变黏稠，不利于精子穿透和受精卵着床。

用法及注意事项：①炔诺酮探亲片：5mg/ 片，若探亲时间在 14 日以内，于性生活当晚及以后每晚口服 1 片，若已服 14 日而探亲期未满，可改用口服避孕药 1 号或 2 号至探亲结束，停药后一般 7 日内月经来潮；② 18- 甲基炔诺酮：3mg/ 片，性生活前 1～2 日开始服用，服法同炔诺酮；③甲地孕酮探亲避孕 1 号：2mg/ 片，性生活前 8 小时服 1 片，当晚再服 1 片，以后每晚服 1 片，直到探亲结束次晨加服 1 片；④双炔失碳酯：又称事后探亲片，性交后立即服 1 片，次晨加服 1 片。该药副作用发生率高，一般不作常规使用，多用于性生活的紧急补救用药。

5. 缓释避孕药 是将避孕药（主要是孕激素）与具备缓释性能的高分子化合物制

成多种剂型,在体内持续恒定进行微量释放,起到长效避孕作用。临床常用的缓释避孕药为皮下埋植制剂,有效率为99%以上,可避孕5年。

用法及注意事项:于月经周期第7日,在局麻下用特制10号套管针将胶囊呈扇形埋入上臂或前臂内侧皮下。用药期间禁用巴比妥、利福平等可使肝酶活性增加的药物,因为其能加速药物代谢,降低血中避孕药水平,影响避孕效果。

6. 外用避孕　在性生活前5分钟将药膜揉团置于阴道深处,待其溶解后即可行房事。

【药物不良反应】

1. 类早孕反应　避孕药中含有雌激素,可刺激胃黏膜,服药初期可出现恶心、呕吐、头晕、乏力、纳差等类似妊娠早期的反应。一般不需处理,1~3个周期后可自行减轻或消失。重者可口服维生素B$_6$ 20mg、维生素C 100mg以及山莨菪碱10mg,每日3次,连续1周。

2. 月经改变　服药后可改变月经周期,使经期缩短、经血量减少、痛经减轻或消失。但可引起闭经、突破性出血。漏服、服用减量制剂后可发生不规则少量阴道流血,称突破性出血。服药前半周期出血可能与雌激素量不足有关,可每晚加服炔雌醇0.005~0.015mg,与避孕药同时服至第22日停药。在服药的后半周期出血可能为孕激素量不足,可每晚增服避孕药1/2~1片,同服至22日停药。若月经出血多,应停药,待出血第5日再开始下一周期用药。

3. 体重增加及色素沉着　一般不需处理,症状显著者可改用其他避孕措施。

【护理诊断及合作性问题】

1. 知识缺乏　缺乏药物避孕的相关知识。

2. 焦虑　与药物副作用、服药后的不适及避孕失败有关。

3. 舒适改变　与突破性出血、体重增加有关。

【护理措施】

1. 知情选择　详细向妇女及其丈夫讲解各类避孕药的作用机制、避孕效果、使用方法、副作用及应对措施,让育龄期妇女在指导和帮助下自主选择适宜的避孕药。做好细致的解释工作,消除思想顾虑,使其树立信心,乐于接受和配合。

2. 掌握好适应证和禁忌证　对禁忌证者应耐心说明情况,并建议采取其他避孕措施。

3. 交代药物使用及保存方法

(1)复方短效避孕药片使用较多,应详细交代,使患者熟知使用方法及补救措施。避孕药应存放于阴凉干燥处,药物受潮后不宜使用,因其可能影响避孕效果。

(2)注射长效针剂避孕药时,要将药液吸尽注完,并作深部肌内注射。欲停用时叮嘱患者要在停药后口服复方短效避孕药3个月,以免引起月经紊乱。

4. 随访　观察用药情况,随时发现问题,及时进行指导、解决,以便于对使用避孕药物作出恰当的评价。

三、其他避孕方法

(一)紧急避孕

是指在无防护性措施情况下性生活后或避孕失败后一定时间内采取的防止妊娠

的避孕方法,方法有宫内节育器和避孕药物。

(二) 安全期避孕

安全期避孕是指通过避开易受孕期性交,不用其他药具而达到避孕目的的方法,又称自然避孕法。精子进入女性生殖道后可存活2～3日,成熟卵子自卵巢排出后能存活1～2日,而受精能力最强的时间是排卵后24小时内。因此,排卵前后4～5日内为易受孕期,其余时间不易受孕,被视为安全期。

使用安全期避孕法必须准确确定排卵的日期。一般用基础体温测定、宫颈黏液评估的方法判定排卵期。月经规律者可通过月经周期推算排卵期。由于女性排卵可受情绪、健康状况以及外界环境因素等影响而提前或推后,也可发生额外排卵。因此,安全期避孕不是绝对可靠、安全的。

(三) 黄体生成激素释放激素类似物(LHRHa)避孕

主要阻碍卵泡发育和排卵。

第二节　终止妊娠方法及护理

一、早期妊娠终止方法及护理

妊娠早期采用人工方法终止妊娠称早期妊娠终止,又称人工流产,是避孕失败的补救措施。人工流产可分为手术流产和药物流产两种方式。

(一) 手术流产

人工流产是指妊娠14周以内采用人工方法终止妊娠的手术。按照受孕时间的长短可作负压吸引术(妊娠6～10周)和钳刮术(妊娠11～13周)。妊娠月份越小,方法越简便、安全,出血及损伤越少。包括负压吸引术和钳刮术。

【适应证】

1. 避孕失败自愿终止妊娠者。

2. 因各种疾病不能继续妊娠者。

【禁忌证】

1. 全身各种病症的急性期。

2. 生殖器官急性炎症。

3. 妊娠剧吐致酮尿症尚未纠正者。

4. 术前相隔4小时测体温有2次达到或超过37.5℃以上者。

【手术准备】

准备手术用物。受术者排空膀胱,取膀胱截石位,常规外阴、阴道消毒,铺巾,双合诊检查子宫大小、位置及附件情况。

【手术操作】

1. 负压吸引术　适于妊娠6～10周以内者。

(1) 消毒宫颈:用窥阴器暴露宫颈,消毒宫颈及阴道。用棉签蘸1%普鲁卡因置于颈管内3～5分钟。

(2) 探宫腔、扩宫颈:用宫颈钳钳夹子宫颈前唇(或后唇),用探针顺子宫屈向探测宫腔深度,妊娠6～8周者,宫腔深约8～10cm;妊娠9～10周者,宫腔深约10～

12cm。以执笔式手法持宫颈扩张条按子宫屈向扩张，顶端超过宫颈管内口，自4号起逐步扩张至大于所用吸管半个号或1个号。扩张时用力要稳、准、轻，切忌强行伸入。

（3）吸刮：连接好吸管试吸无误后，将吸管插入宫腔，按顺时针方向吸宫腔1～2周，最大负压不得超过79.8kPa（600mmHg），当感觉宫壁粗糙，宫腔缩小，出现少量血性泡沫时，表示已吸干净。可将橡皮管折叠，取出吸管。退出吸管后用小刮匙轻轻绕宫腔刮一周，特别注意两侧宫角及宫底部。将吸刮物清洗过滤，仔细检查有无绒毛及胚胎组织，肉眼观察有异常者送病理检查。

2. 钳刮术　适于妊娠11～13周者。因胎儿较大，需住院手术，先作扩张宫颈准备，可选择下列一种方法：

（1）术前将艾司唑仑丁卡因栓置于宫颈口处。

（2）于术前3～4小时将前列腺素制剂塞入阴道或行肌注。

（3）于术前12小时将16或18号尿管慢慢插入宫颈管，至宫腔深度的1/2以上处，次日术前取出。

宫颈管扩张后，用有齿钳逐步钳出胎儿组织，余同吸引术。

【护理措施】

1. 术后在观察室休息1～2小时，注意腹痛及阴道流血情况。

2. 吸宫术后休息2周，钳刮术后休息2～4周，1个月内禁止盆浴和性生活，有腹痛或出血多者，应随诊。

3. 指导夫妻双方采取安全可靠的避孕措施。

【并发症及防治】

1. 人工流产综合反应　患者在术中或术后出现心动过缓、心律失常、血压下降、面色苍白、冷汗、头晕甚至晕厥等症状，大多数可在停止手术后逐渐恢复。防治措施主要有：扩张宫颈宜缓慢进行，适当降低吸宫的压力，各种操作要轻柔。术前肌注阿托品0.5～1mg。

2. 子宫穿孔　是严重的并发症。常见于术者操作技术不熟练，哺乳期子宫或子宫壁有瘢痕。疑有穿孔者应立即停止手术，用子宫收缩剂和抗生素。住院密切观察患者的生命体征，腹痛及有无内出血情况。必要时剖腹探查。

3. 不全流产　是人工流产术常见并发症，多见于医生操作技术不熟练或子宫位置异常导致吸刮不全。常见为人工流产术后10日流血量仍多，或流血停止后又有多量流血。若出血多，应立即刮宫。出血不多可先用抗生素，然后行刮宫术。

4. 感染　多因不全流产、用具消毒不严、手术者无菌观念不强或患者不执行医嘱提前房事引起，多表现为急性子宫内膜炎、盆腔炎甚至腹膜炎。患者应卧床休息，给予支持疗法，及时抗感染治疗，如宫腔有残留物合并感染者，按感染性流产处理。

5. 漏吸　术后检查未发现胚胎及胎盘绒毛。应复查子宫位置、大小及形态，重新探查宫腔，再次行负压吸引术。

6. 出血　妊娠月份较大时，因子宫较大，常致子宫收缩欠佳而出血量多。可在扩张宫颈后，宫颈注射缩宫素并尽快钳取或吸取胎盘及胎体，吸管过细或胶管过软时应及时更换。

7. 羊水栓塞　少见。因宫颈损伤、胎盘剥离使血窦开放，使羊水进入血液系统。但妊娠早、中期时羊水含细胞等有形物极少，即使并发羊水栓塞，其症状及严重性不如晚期妊娠发病凶猛。此时应作给氧、解痉、抗过敏、抗休克等处理。

（二）药物流产

药物流产是用药物而非手术措施终止早孕的一种方法。它具有痛苦小、安全、简便、高效、副反应少或轻的特点。目前米非司酮（RU486）配伍米索前列醇为最佳方案。

RU486 为甾体类，与孕酮的化学结构相似，与孕酮受体的结合能力为孕酮的 3～5 倍，因而能和孕酮竞争受体取代孕酮与蜕膜的孕激素受体结合，从而阻断孕酮活性而使妊娠终止。同时由于蜕膜坏死，内源性前列腺素释放而使宫颈软化，子宫收缩促使妊娠物排出。米索前列醇是前列腺素的衍生物，可以兴奋子宫肌，有抑制子宫颈胶原的合成，扩张和软化子宫颈的作用。米索前列醇阴道内给药的生物利用度大于口服给药的 3 倍。

【适应证】

18～40 岁的健康妇女，妊娠 7 周以内无禁忌证，本人自愿要求使用药物终止妊娠，B 超确诊为正常宫内妊娠。

【禁忌证】

1. 使用米非司酮的禁忌证　肾上腺疾病，与甾体激素有关的肿瘤、糖尿病、肝肾功能异常、妊娠期皮肤瘙痒史、血液疾患、血管栓塞等病史。

2. 使用前列腺素类药物的禁忌证　如二尖瓣狭窄、高血压、低血压、青光眼、哮喘、胃肠功能紊乱、癫痫、过敏体质、带器妊娠、宫外孕、贫血、妊娠呕吐等。长期服用抗结核、抗癫痫、抗抑郁、前列腺素生物合成抑制剂、巴比妥类药物，吸烟、嗜酒等。

【用药方法】

米非司酮 25mg，每天 2 次口服，或遵医嘱服用，共 3 天，于第 4 天上午用米索前列醇 0.6mg 一次口服。留院观察胚胎组织排出情况。

【副反应及并发症】

1. 药物流产后有阴道出血时间长且流血量多等不良反应，一般持续 10 日至 2 周，有的可达 1～2 个月。用药后应遵医嘱定时到医院复查，若流产失败，宜及时终止，不全流产者，阴道大量出血时需急诊刮宫，必要时输血抢救。

2. 消化道症状　轻度的腹痛、胃痛、乏力、恶心、呕吐、头痛、腹泻。

3. 子宫收缩痛　排除妊娠产物所致，严重者可用药物止痛。

二、中期妊娠终止方法及护理

妊娠 13 周至不满 28 周之间用人工方法终止妊娠为中期妊娠终止。在妊娠 13～14 周期间常用钳刮术，中期妊娠引产术常用于 15～24 周妊娠者，需住院引产。

（一）依沙吖啶（利凡诺）引产

依沙吖啶对多种革兰阳性、阴性细菌具有很强的杀灭作用，也能刺激子宫平滑肌兴奋、胚胎组织变性坏死，内源性前列腺素升高导致宫缩，胎儿因药物中毒死亡。中期妊娠多采用依沙吖啶注入羊膜腔内引产。依沙吖啶引产简便，成功率为 99%～100%，但易发生胎盘胎膜残留，故在胎盘及胎体排出后需清宫。

【适应证】

妊娠 15～24 周，无禁忌证者；因患病不能继续妊娠者；孕期接触胎儿致畸因素者；因故不愿继续妊娠者。

【禁忌证】

1. 有急、慢性肾脏疾病或肝、肾功能不全；严重的心脏病、高血压及血液病。

2. 各种疾病急性期，如急性传染病、生殖器官炎症未治愈。

3. 术前当日体温 2 次超过 37.5℃；局部皮肤感染者。

4. 对依沙吖啶过敏者。

5. 前置胎盘。

【术前准备】

评估孕妇身心状态，严格掌握适应证和禁忌证；B 超行胎盘定位及穿刺点定位；术前 3 天禁性生活，每天冲洗阴道 1 次或上药。备好引产用物。

【操作注意事项】

1. 安全用药量 一般为 50~100mg，不超过 100mg。

2. 宫腔内羊膜腔外注药须稀释，浓度不能超过 0.4%。

3. 如从穿刺针向外溢血或针管抽出血液时，应向深部进针或向后退针，如仍有血液，应更换穿刺部位。

4. 操作严格无菌，防止感染。

【护理措施】

1. 引产期间孕妇应卧床休息，羊膜腔外给药者绝对卧床休息。术中注药时，应观察孕妇有无呼吸困难、发绀等表现。

2. 用药后定时测生命体征，密切观察并记录宫缩开始时间、宫缩持续时间、间隔时间与阴道流血情况。

3. 产后仔细检查软产道有无损伤，胎盘是否完整，组织排出后常规清宫，注意宫缩与阴道流血情况。

4. 产后即刻回奶，术后 6 周内禁止性交及盆浴，为患者提供避孕指导。

5. 给药 5 天后仍未临产者即为引产失败，可考虑再次给药或改用其他方法。

【并发症及防治】

1. 全身反应 偶有 24~48 小时内体温升高，可在短时间内自行恢复。

2. 产后出血 约 80% 的患者有出血，但不超过 100ml。应常规行清宫术。

3. 胎盘胎膜残留 疑有胎盘、胎膜残留者，可行清宫术。

4. 感染 发生率较低，一旦发现感染征象，应立即处理。

（二）水囊引产

将水囊置于子宫壁与胎膜之间，水囊内注入适量无菌生理盐水，借膨胀的水囊增加宫腔内压力，刺激子宫引起宫缩，促使胎儿及附属物排出。水囊引产简便有效，引产时间短，无药物反应及副作用，并发症少，应注意无菌操作，预防感染。

【适应证】

同依沙吖啶引产。尤适于患有心、肝、肾脏疾病稳定期的患者。

【禁忌证】

1. 急性生殖器官炎症，如阴道、宫颈、盆腔炎性疾病等。

2. 子宫壁有瘢痕者。

3. 妊娠期有反复流血史者。

【术前准备】

1. 水囊制备　用 18 号橡皮导尿管 1 根,避孕套 2 个,套在一起变为双层,将导尿管插入双层避孕套内,其顶端预留 2cm。用手挤出套内气体,用棉线将囊口扎紧,然后用注射器经导尿管抽出囊内残余空气。再用粗线将导尿管外端折叠结扎,消毒备用。

2. 受术者准备、器械敷料准备同依沙吖啶宫腔内注入引产。

【操作要点】

1. 孕妇排空膀胱取膀胱截石位,常规消毒、铺巾。

2. 暴露宫颈,消毒宫颈、阴道。用敷料钳将水囊全部送入子宫腔。

3. 从导管末端缓慢注入生理盐水 300～500ml,折叠导尿管,扎紧后放入阴道穹窿。

4. 水囊放置 24 小时后取出。

【护理诊断及合作性问题】

1. 知识缺乏　缺乏终止妊娠的相关知识。

2. 恐惧　与可能的手术疼痛及并发症有关。

【护理措施】

1. 知情选择　将引产术的作用机制、特点、引产效果、适应证和禁忌证、施术的时机、途径、注意事项、并发症等详细交代清楚,以得到受术者的知情同意。

2. 消除思想顾虑　护士要热情接待,认真听取受术者的倾诉。关心和尊重受术者,耐心地解答其提出的任何问题,主动介绍病房环境、主管医师和责任护士情况及手术经过、注意事项。

3. 减轻疼痛　分娩过程中责任护士及家属尽可能在床旁陪护,使患者有被关心和安全的感觉,保证患者吃好、睡好、保持良好的精力和体力,必要时给予镇静、止痛药物。

4. 避免术后并发症

(1) 严密观察产程进展,保证无菌,仔细检查胎盘、胎膜的完整性,预防性使用抗生素。

(2) 产后及时观察宫缩及阴道流血情况,发现宫缩欠佳应立即按摩子宫,并通知医生。

(3) 健康教育:术后休息 2 周,保持外阴清洁,术后 1 个月禁止性交、盆浴;术后 1 个月复诊。如有发热、腹痛、出血多时应随时就诊。

第三节　女性绝育方法及护理

女性绝育是用手术或药物的方法,使妇女达到永不生育的目的。目前常用的有经腹或腹腔镜下,通过切断、结扎、电凝、钳夹、粘堵等方法使输卵管不通,致使精子与卵子不能相遇而达到绝育。

一、经腹输卵管结扎术

【适应证】

1. 育龄期自愿接受绝育手术而无禁忌证者。

2. 患有全身性疾病不宜生育者。

【禁忌证】

1. 各种疾病的急性期,急性生殖道炎症或腹部皮肤有感染者。

2. 全身状况不佳,如急性传染病、心力衰竭、产后出血等不能胜任手术者。

3. 24 小时内有 2 次体温达到或超过 37.5℃ 者。

4. 患严重的神经官能症者。

【手术时间的选择】

1. 非妊娠期妇女在月经干净后 3～4 日内。

2. 取环、人工流产或分娩后 48 小时内。

3. 病理性流产者,以月经复潮干净后 3～7 日为宜。

4. 哺乳期或闭经者排除早孕后。

【术前准备】

1. 受术者 备皮、排空膀胱、取仰卧臀高位。

2. 麻醉 多采用局部浸润麻醉。

【手术方法】

目前国内多采用抽心包埋法。

1. 按常规消毒、铺巾。

2. 取下腹正中耻骨联合上 3～4cm 处作长约 2cm 的纵切口,产后则在宫底下方 2cm 作纵切口,逐层切开,进入腹腔。

3. 提取输卵管 手术者左手示指进入腹腔,沿宫底滑向一侧,在输卵管后方,右手持卵圆钳进入腹腔,夹住输卵管轻轻上提至切口外。也可用指板法或吊钩法提取输卵管。

4. 确认输卵管 提出输卵管后用鼠齿钳代替卵圆钳夹持输卵管。再用 2 把无齿镊交替夹提输卵管,直至露出伞端,证实为输卵管,并检查卵巢。

5. 结扎输卵管 用 2 把鼠齿钳夹住输卵管峡部系膜无血管区,间距约 2cm,术者与助手分别固定拉直输卵管。在其背侧浆膜下注入 0.5%～1% 普鲁卡因使浆膜膨胀,用尖刀切开膨胀的浆膜层,再用弯蚊钳轻轻游离出该段输卵管,两端分别用弯蚊钳钳夹,剪除其间的输卵管。用 4 号丝线结扎近端输卵管并用 1 号丝线连续缝合两层浆膜,将近端包埋于输卵管系膜内,远端留于系膜外。检查无出血后松开鼠齿钳,将输卵管放回腹腔,同法处理对侧输卵管。

【术后并发症及处理】

1. 出血、血肿 因过度牵拉,损伤输卵管或输卵管系膜所致。也可见于血管漏扎或结扎不紧引起出血。一旦发现须立即止血,血肿形成时应切开止血后再行缝合。

2. 感染 多因手术中不执行无菌操作规程或手术指征掌握不严。要加强无菌观念,规范操作程序,严格掌握手术指征。术后预防性应用抗生素。

3. 脏器损伤 多为操作不熟练,解剖关系辨认不清楚而损伤膀胱或肠管。术中严格执行操作规程,一旦发现误伤要及时处理。

【护理诊断及合作性问题】

1. 有感染的危险 与手术操作、出血有关。

2. 有围手术期受伤的危险 与脏器解剖位置及术者技术水平有关。

3. 恐惧 与缺乏手术知识有关。

【护理措施】

1. 术前护理

（1）知情选择：将手术的适应证、禁忌证、手术时机、手术方法、手术可能的并发症、术后的康复过程及注意事项、经费开支等详细交代清楚，以便取得受术者的知情同意。

（2）心理护理：主动与受术者交流，使其消除对手术的恐惧心理。简单介绍手术的全过程，使患者了解手术简单、时间短、效果可靠，使其轻松、愉快地接受手术，并主动配合。

（3）作好术前准备：如器械、敷料，按一般妇科腹部手术备皮，作普鲁卡因、青霉素皮肤过敏试验等。

2. 术后护理

（1）密切观察患者体温、脉搏变化，有无腹痛及内出血征象。

（2）术后卧床数小时并观察患者有无体温升高、腹痛、内出血等异常征象。

（3）观察切口，保持敷料干燥整洁，以利切口愈合。

（4）鼓励患者数小时后可下床活动，以免腹腔粘连。

（5）作好健康教育，指导出院后的休息和注意事项。术后休息3～4周，禁止性交1个月。

二、经腹腔镜输卵管绝育术

经腹腔镜行输卵管结扎术简单易行，安全，效果好，近年来已推广使用。

【适应证】

同经腹输卵管结扎术。

【禁忌证】

已有腹腔粘连及心、肺功能不全者禁用，其他同经腹输卵管结扎术。

【手术步骤】

硬膜外或局部浸润麻醉下，患者取头低仰卧位，于脐孔下缘做约1～1.5cm的横弧形切口，把 Verres 气腹针插进腹腔，充气（二氧化碳）约2～3L，然后换置腹腔镜。在腹腔镜直视下将弹簧夹或硅胶环钳夹或环套于输卵管峡部，以阻断输卵管通道。也可用双极电凝烧灼输卵管峡部1～2cm长。

【术后护理】

术后静卧数小时后下床活动，注意受术者体温、腹痛、腹腔内出血及脏器损伤征象。

第四节　妇 女 保 健

一、妇女保健工作目的和意义

（一）目的和意义

女性保健工作的目的是通过积极的预防、普查、监护和保健措施，做好女性各期保健工作，以降低孕产妇和围产儿死亡率，减少患病率和伤残率，控制某些疾病及遗传病的发生，控制性传播疾病的传播，从而促进女性身心健康。

女性保健工作以维护和促进女性身心健康为目的，以预防为主，以保健为中心，以群体为服务对象，以基层为重点，以保健和临床相结合，以保障生殖健康为核心。做好女性保健工作，保护女性的身心健康，是国富民强的基础工程。

（二）女性保健工作组织机构

1. 行政机构

（1）国家卫生健康委员会设妇幼健康服务司，下设妇女卫生处、儿童卫生处等处室，领导全国妇幼保健工作。

（2）省（直辖市、自治区）卫生计生委设妇幼健康服务处。

（3）市（地）级卫生计生委设妇幼健康服务科。

（4）县（市）级卫生计生委设妇幼健康服务股或专干。

2. 专业机构

妇幼卫生专业机构：各级妇幼保健机构、各级妇产科医院，综合医院妇产科、计划生育科、儿科、预防保健科，中医医疗机构中妇科、儿科、妇产科，儿科诊所。不论其所有制关系如何（全民、集体、个体）均属妇幼卫生专业机构。

各级妇幼健康服务机构均在同级卫生行政部门领导下，认真贯彻落实各项妇幼保健工作方针。

二、妇女病普查普治及劳动保护

（一）女性病普查普治

1. 普查的意义、对象及内容

（1）意义：女性病普查普治工作能及早发现各种女性常见病、多发病，落实预防措施，降低其发病率，并及早开展普治，提高女性健康水平。因此，普查是贯彻预防为主的方针，保护女性健康的一项极为重要的措施。

（2）对象：一般将已婚到老年期的女性作为普查对象，中老年以防癌为重点，每1～2年普查一次。

（3）内容

1）病史填写：年龄、孕次、产次、月经史、婚育史、妇科既往病史等。

2）内、外生殖器检查：详见第三章（病史采集与检查配合）。

3）乳房检查：先观察乳房的皮肤颜色、局部有无凹陷、橘皮样改变或溃疡，乳头有无血性液体溢出。再用手掌面平坦地揉压乳房，检查有无肿块，然后检查腋窝及锁骨上淋巴结有无肿大。若扪及肿块，应进一步查清其大小、硬度、活动度及压痛等。检查记录方法：一般按内上、外上、内下、外下、尾部、乳头、乳晕的顺序描述。

4）资料统计：每年（隔年）普查的资料能反映女性个体和群体健康状况的动态变化。积累资料并进行统计分析比较，能及时发现防治效果和存在问题，指导防治对策的制定和实施。

2. 普治的内容和方式　普查的目的是为了早期发现、早期诊断、早期治疗，以保护女性的健康，所以普查必须结合普治。

（1）普治内容：积极治疗慢性宫颈炎、阴道炎、女性肿瘤等常见病和多发病。

（2）普治的方式

1）在普查中同时进行：对可疑宫颈癌者应同时进行活组织检查。简单的常见病需在普查中同时进行治疗，如宫颈糜烂的局部治疗；宫颈小息肉作切除术后送病理检查；阴道炎者当即给药，指导其作自助阴道灌洗及阴道上药。

2）先查后治：对普查时不能同时治疗的妇女，嘱其到医院治疗，也可组织医疗队再到当地治疗，查和治的时间要求不超过3个月。

（二）普查普治的随访

普查普治的随访工作是定期通过各种方式与患者取得联系，了解治疗的落实情况和治疗的效果，亦可早期发现复发，争取早治疗。通过随访，积累资料进行分析研究，不断提高妇科病防治水平。

1. 随访方式

（1）门诊随访：患者按预约日期到医院门诊随访检查。

（2）信访：对于居住较远及未按期到门诊检查者，以及对治愈时间较长需要了解目前健康状况者，可采用信访方式。让患者按要求回答问题或填写表格，并将检查结果寄回当地医院。

（3）电话访或登门访：信访未复信者，特别是进一步检查和治疗尚未落实的患者可电话访或登门了解情况。

2. 随访内容

（1）宫颈刮片：宫颈刮片检查结果为巴氏Ⅱ级者局部治疗后，普查时（1～2年）复查涂片。宫颈刮片检查结果为巴氏Ⅲ级以上活检阴性者，需3个月复查涂片或必要时复查活检。

（2）生殖器恶性肿瘤：癌症患者治疗后需定期随访。于治疗后第1年内分别于3个月、6个月及1年时复查，以后每年1次，如随访中发现异常应及时治疗。

（3）子宫脱垂Ⅱ、Ⅲ度及尿瘘：一般需手术治疗，术后6个月随访1次。

（4）乳房肿块：较小的乳房肿块，已排除恶性者，需定期随访每1～2个月1次，最好在月经期后进行，经随访后仍不能排除赘生肿块的，可作活检以明确诊断。

（三）劳动保护

在职业性有害因素的作用下，女性的生殖器官和生殖功能可能受到影响，并且可以通过妊娠、哺乳等影响胎婴儿的健康。因此，我国政府十分重视保护劳动女性的健康。已建立较完善的女性劳动保护法规，如2012年颁布《女职工劳动保护特别规定》，附录了女职工禁忌从事的劳动范围，如：

1. 矿山井下作业。

2. 每小时负重6次以上、每次负重超过20公斤的作业；或者间断负重、每次负重超过25公斤的作业。

3. 女职工在孕期、哺乳期禁忌从事的劳动范围：作业场所空气中铅及其化合物、汞及其化合物、苯、砷、环氧乙烷、甲醛等有毒物质浓度超过国家职业卫生标准的作业。

（张　丽）

扫一扫
测一测

 复习思考题

1. 简述宫内节育器放置的时间、禁忌证、注意事项。

2. 口服避孕药物的禁忌证有哪些？

3. 女性疾病普查有什么意义？

第二十章

妇产科常用诊疗技术

学习要点

1. 妇产科诊疗及手术的适应证与禁忌证。
2. 妇产科诊疗及手术的护理要点。

第一节　阴道及宫颈细胞学检查

由于阴道及宫颈细胞受卵巢激素的影响而出现周期性变化，妊娠期亦有变化，因此，通过检查阴道及宫颈脱落细胞，既可反映女性体内性激素水平，又可协助诊断生殖系统恶性肿瘤及观察治疗效果。是一种简便、经济实用的辅助检查方法。

【适应证】

1. 早期宫颈癌筛查　30岁以上已婚女性应每年检查1次。
2. 宫颈炎症需排除癌变者。
3. 卵巢功能检查。
4. 协助诊断阴道、宫颈等部位的肿瘤。
5. 胎盘功能检查　适用于妊娠期间怀疑胎盘功能减退者。

【禁忌证】

1. 生殖器急性炎症。
2. 月经期。

【物品准备】

阴道窥器1个，宫颈刮片2个或宫颈刷1个，大镊子，无菌干燥长棉签及棉球若干。无菌注射器、吸管、脱脂处理载玻片2张，标本瓶1个（内装95%乙醇固定液）或新柏氏液（细胞保存液）1瓶，0.9%氯化钠溶液。

【操作步骤】

1. 受检者排空膀胱，取膀胱截石位。
2. 放置阴道窥器充分暴露宫颈。若阴道分泌物多者，先用无菌干燥棉球轻轻擦拭后再取标本。

3．取材

（1）阴道涂片：主要了解未孕女性的卵巢功能和妊娠女性的胎盘功能。

1）对于已婚妇女：用阴道窥器扩张阴道，一般在阴道上 1/3 段侧壁，用无菌干燥棉签轻轻刮取黏液及浅层细胞，薄而均匀地涂在载玻片上，忌来回重复涂抹，避免将深层细胞混入而影响诊断，置于 95% 乙醇溶液中固定。

2）未婚妇女：用卷紧的无菌棉签在 0.9% 氯化钠溶液中浸湿后伸入阴道，在阴道上 1/3 段侧壁轻卷取细胞，取出棉签横放载玻片上向一个方向滚涂，并置 95% 乙醇溶液中固定。

（2）子宫颈刮片：是筛查早期宫颈癌的重要方法。

应在宫颈外口鳞 - 柱状上皮交接处取材，以宫颈外口为中心，用木质小刮板轻轻刮 1 周，避免损伤组织引起出血而影响涂片质量和检查结果，然后均匀地涂在载玻片上并固定。对于白带过多者，应先用无菌干燥棉签拭去黏液后再刮取。

（3）子宫颈管涂片：用于了解宫颈管内情况。

先用无菌长棉签将宫颈表面分泌物拭净，用宫颈细胞刷置于宫颈管内，达宫颈外口上方 10mm 左右，在宫颈管内旋转 1 周后取出后涂片并固定。

（4）子宫腔吸片：了解子宫腔内情况。

选择直径 1～5mm 不同型号塑料管，一端连于干燥注射器，用大镊子将吸管轻轻放入子宫底部，上下左右方向移动吸取标本，将所吸标本均匀涂在载玻片上并固定。取吸管时应停止抽吸，以免将宫颈管内容物吸入。

【护理要点】

1．检查前护理

（1）操作前向受检者宣讲有关阴道及宫颈细胞学检查的知识并做好解释工作，使其积极配合检查。

（2）告知受检者检查前 2 天内禁止性交、行阴道检查及阴道内用药治疗。

2．检查中配合

（1）操作取材时动作应稳、准、轻，避免损伤组织引起出血。

（2）涂片必须向一方向均匀涂抹，禁忌来回涂抹，以免破坏细胞。

（3）标本制好后做好标记，立即固定，及时送检。

3．检查后护理　叮嘱患者及时将病理报告结果反馈给医师并按时复诊以免延误诊治。

第二节　子宫颈活体组织检查

子宫颈活体组织活检简称宫颈活检，是取宫颈病变处或可疑病变处小部分组织进行病理学检查，是确诊疾病的可靠依据。

一、宫颈活组织检查

【适应证】

1．宫颈脱落细胞检查巴氏Ⅲ级及Ⅲ级以上，或检查巴氏Ⅱ级经抗感染治疗后仍为Ⅱ级；TBS 分类低度鳞状上皮细胞异常（LSIL）及以上者。

2. 阴道镜检查时反复可疑阳性或阳性者。

3. 疑有宫颈癌或慢性特异性子宫颈炎症,需进一步明确诊断者。

【禁忌证】

1. 生殖道急性或亚急性炎症。

2. 妊娠期、月经期或近月经期。

3. 凝血功能障碍者。

【物品准备】

阴道窥器 1 个,宫颈钳 1 把,宫颈活检钳 1 把,卵圆钳 1 把,子宫探针 1 个,刮匙 1 个。带尾棉球或带尾纱布卷 1 个,棉球、棉签若干。装有固定液(10% 甲醛)标本瓶 4～6 个。

【操作步骤】

1. 术前嘱患者排空膀胱,协助取膀胱截石位。常规消毒外阴,铺无菌孔巾。

2. 放置阴道窥器充分暴露宫颈,用干棉球拭净宫颈表面黏液后行局部消毒。

3. 在宫颈外口鳞 - 柱状交接处或特殊病变处取材。可疑子宫颈癌者按时钟位置在 3、6、9、12 点取材,也可根据需要单点取材。为提高取材准确性,可在阴道镜检指引下定位活检;或在宫颈、阴道涂碘液,选择不着色区取材。

4. 退出窥器,以带尾棉球或带尾纱布卷局部填塞压迫止血,嘱患者术后 24 小时自行取出。

【护理要点】

1. 术前护理

(1)应向患者讲解手术的目的和注意事项,减轻患者恐惧,取得患者配合。

(2)手术应在月经干净后 3～7 日内施行。

2. 术中配合

(1)观察患者状况,给予心理支持

(2)标本瓶应注明标记、取材部位。

3. 术后护理

(1)术后 24 小时自行取出带尾纱球,注意观察阴道出血情况,若出血较多,应立即就诊。

(2)遵医嘱给予抗生素预防感染。

4. 健康指导 注意保持会阴部清洁,防止感染。1 个月内禁止性生活及盆浴。

二、诊断性宫颈锥切术

【适应证】

1. 宫颈刮片细胞学检查多次找到恶性细胞,而宫颈多处活检及分段诊刮病理检查均未发现癌灶者。

2. 宫颈活检为 CINⅢ需要确诊,或可疑为早期浸润癌,为明确病变累及程度及决定手术范围者。

【禁忌证】

1. 生殖道急性或亚急性炎症。

2. 妊娠期、月经期或近月经期。

3. 凝血功能障碍者。

【物品准备】

阴道窥器 1 个,宫颈钳 1 把,宫颈活检钳 1 把,卵圆钳 1 把,子宫探针 1 个,宫颈扩张器,刮匙 1 个,手术尖刀 1 把。带尾棉球或带尾纱布卷 1 个,棉球、棉签若干。装有固定液(10% 甲醛)标本瓶 4～6 个。导尿包。

【操作步骤】

1. 患者在蛛网膜下腔麻醉或硬膜外阻滞麻醉下,取膀胱截石位。

2. 常规消毒外阴、阴道,铺无菌孔巾,导尿。

3. 暴露宫颈,消毒阴道和宫颈。

4. 宫颈钳夹住前唇向外牵拉,扩张宫颈管,行宫颈管搔刮术,刮取物装入标本瓶中送检。

5. 在病灶外围或碘不着色区外 0.5cm 处,用尖刀在宫颈表面做环形切口,深约 0.2cm,按 30°～50° 向内作宫颈锥形切除。根据不同的手术指征,可深入颈管 1～2.5cm 处,作锥形切除。

6. 于切除组织 12 点处做标记,装入标本瓶中送检。

7. 创面止血用无菌纱布压迫多可奏效。若有动脉出血,可用肠线缝扎止血,也可加用止血药物。

8. 缝合宫颈。

【护理要点】

1. 术前护理

(1)应向患者讲解手术的目的和注意事项,减轻患者恐惧,取得患者配合。

(2)治疗应在月经干净后 3～7 日内施行。

2. 术中配合

(1)观察患者状况,给予心理支持

(2)标本瓶应注明标记、取材部位。

3. 术后护理

(1)锥切术后留置导尿管 24 小时,持续开放。

(2)术后患者在观察室观察 1 小时,注意有无阴道流血、血压下降等出血反应。术后 24 小时自行取出带尾纱球,注意观察阴道出血情况,若出血较多,应立即就诊。

(3)遵医嘱给予抗生素预防感染。

4. 健康指导　注意保持会阴部清洁,防止感染。术后 6 周复查宫颈管有无狭窄。2 个月内禁止性生活及盆浴。

第三节　诊断性刮宫

诊断性刮宫简称诊刮,是诊断宫腔疾病最常采用的方法。其目的是刮取子宫内膜和其他组织进行病理检查,以明确诊断,又可治疗疾病。怀疑有宫颈管病变时,应对颈管和宫腔分别进行诊断性刮宫,简称分段诊刮。

【适应证】

1. 月经失调患者,可在月经周期后半期了解子宫内膜的形态变化。

2. 子宫异常出血或阴道排液，需证实或排除子宫内膜癌、子宫颈管癌或其他病变（如子宫内膜炎、流产等）。

3. 女性不孕症，了解有无排卵。

4. 不全流产、过期流产、葡萄胎等导致子宫长期出血者。

5. 功能失调性子宫出血或疑有宫腔内组织残留致长期多量出血时，彻底刮宫有助于诊断并有迅即止血效果。

【禁忌证】

1. 生殖道急性、亚急性炎症。

2. 术前体温 >37.5℃。

3. 严重全身疾病，不能耐受手术者。

【物品准备】

无菌刮宫包 1 个，内有宫颈钳 1 把，子宫探针 1 个，无齿卵圆钳 1 把，有齿卵圆钳 1 把，宫颈扩张器 4～8 号，刮匙 1 把，弯盘 1 个，纱布 2 块，棉球、棉签若干，阴道窥器 1 个，装有固定液的标本瓶 2～3 个。

【操作步骤】

1. 评估患者全身情况，测量生命体征，询问阴道出血时间和量。

2. 说明诊刮目的和步骤，讲清配合要点。

3. 嘱患者排尿后取膀胱截石位。常规外阴消毒后铺无菌巾。双合诊查清子宫位置、大小及附件情况。

4. 阴道窥器充分暴露宫颈，消毒宫颈及宫颈管，用宫颈钳钳夹宫颈前唇使宫颈外伸，用子宫探针探测宫腔深度及方向。

5. 必要时用宫颈扩张器逐号扩张宫颈，一般扩至中号，使刮匙可伸入宫腔内。

6. 按子宫的屈向，将刮匙送入子宫底部，依次刮取宫腔的前壁、侧壁、后壁、宫底和两侧宫角部组织。

7. 刮宫的部位应因疾病种类及刮宫的目的不同而有所不同。

（1）对怀疑子宫内膜结核的闭经患者，应特别注意刮取两侧子宫角部。

（2）功血者应将肥厚的内膜全面、彻底刮干净。

（3）子宫异常出血怀疑为癌组织时，可随时诊刮，刮宫时应小心轻刮，刮出物够用为度。如刮出物为豆腐渣样物或肉眼检查高度怀疑癌变，应立即停止诊刮，避免出血及癌组织扩散。未见明显癌变，则全面刮宫，防止漏诊。将刮出物送病理检查。

（4）如需作分段诊刮，先不探测宫腔，首先用小刮匙自宫颈内口至外口顺序刮宫颈管一周，然后再刮取子宫内膜。

8. 刮出组织分别装瓶、固定，及时送检。

【护理要点】

1. 术前护理

（1）一般刮宫者应术前禁止性生活 5 天。指导患者放松自己，避免过度紧张。

（2）术前禁用激素类药物。

（3）采取时间及部位

1）了解卵巢功能通常可在月经期前 1～2 日取，一般多在月经来潮 6 小时内取，自宫腔前、后壁各取一条内膜。闭经如能排除妊娠则随时可取。

2）功能失调性子宫出血者，如疑为子宫内膜增生症，应于月经前 1～2 日或月经来潮 6 小时内取材；疑为子宫内膜不规则脱落时，则应于月经第 5～7 日取材。

3）原发性不孕者，应在月经来潮前 1～2 日取材。如为分泌期内膜，提示有排卵；内膜仍呈增生期改变则提示无排卵。

4）疑有子宫内膜结核，应于经前 1 周或月经来潮 6 小时内诊刮。诊刮前 3 日及术后 4 日每日肌内注射链霉素 0.75g 及异烟肼 0.3g 口服，以防诊刮引起结核病灶扩散。

5）疑有子宫内膜癌者随时可取。

2．术中配合

（1）观察患者的生命体征及反应，给予心理安慰。

（2）协助医师观察并挑选刮出的可疑病变组织并固定，做好记录并及时送检。

3．术后护理　观察患者有无腹痛和阴道出血，1 小时后方可离院。按医嘱服用抗生素 3～5 天。

4．健康指导　注意保持外阴卫生，防止感染。1 个月内禁止性生活及盆浴。1 周后复诊，了解病理结果。

第四节　输卵管通畅检查

输卵管通畅检查目的是了解宫腔和输卵管的形态及阻塞部位，并且在重新疏通输卵管的过程中还可达到治疗的效果。常用方法有输卵管通液术和子宫输卵管造影术。

【适应证】

1．不孕症，男方精液正常，怀疑有输卵管阻塞。

2．检验和评价输卵管绝育术、输卵管再通术或输卵管成形术的效果。

3．对输卵管黏膜轻度粘连者有疏通治疗作用。

【禁忌证】

1．生殖道急性炎症、慢性炎症急性或亚急性发作者。

2．月经期或不规则阴道流血者。

3．严重的全身性疾病，不能耐受检查者。

4．碘过敏者不能作输卵管造影术。

5．体温大于 37.5℃。

6．产后、流产后、刮宫术后 6 周内。

7．可疑妊娠者。

【物品准备】

1．物品　阴道窥器 1 个，弯盘 1 个，卵圆钳 1 把，子宫探针 1 个，宫颈导管 1 根，宫颈钳 1 把，宫颈扩张器，棉签、棉球、纱布若干，治疗巾。压力表。10ml、20ml 注射器各 1 支。氧气等抢救用品。

2．药物　0.9% 氯化钠溶液，抗生素溶液（庆大霉素 8 万 U、地塞米松 5mg、透明质酸酶 1500U、注射用水 20ml）。子宫输卵管造影术需 40% 碘化钠造影剂 1 支。

【操作方法】

1．输卵管通液术

（1）患者取膀胱截石位，消毒外阴及阴道，铺无菌巾。双合诊检查子宫大小及位置。

（2）阴道窥器充分暴露宫颈，充分消毒阴道及宫颈。宫颈钳夹持宫颈前唇使宫颈前伸。沿宫腔方向置入宫颈导管，并使其与宫颈外口紧密相贴。

（3）将注射器与宫颈导管相连，并使宫颈导管内充满生理盐水或抗生素溶液。排出空气后，沿宫腔方向将其置入宫颈管内，缓慢推注液体，压力不超过 160mmHg。观察推注时阻力大小、经宫颈注入的液体是否回流、患者下腹部是否疼痛等。

（4）手术结束取出宫颈导管，再次消毒宫颈、阴道，取出阴道窥器。

2．子宫输卵管造影术

（1）同输卵管通液术操作方法步骤 1 和 2。

（2）将宫颈导管置入宫颈管内，往导管内缓慢注入 40% 碘化油，在 X 线透视下观察碘化油流经输卵管及宫腔情况并摄片，24 小时后再摄盆腔平片，观察腹腔内有无游离碘油。若用泛影葡胺液造影，应在注射后立即摄片，10～20 分钟后第二次摄片，观察泛影葡胺液流入盆腔情况。

【护理要点】

1．术前护理

（1）向患者讲解检查的目的及注意事项，减轻患者紧张情绪。

（2）月经干净后 3～7 日进行检查为宜，术前 3 日禁止性生活。

（3）检查用物、器械是否完备，各种导管是否通畅，通水用的生理盐水应加温至接近体温，以免引起输卵管痉挛。

（4）如行输卵管造影术，应询问患者有无过敏史，并作碘过敏试验。

（5）嘱患者排空膀胱，清洁肠道，使子宫位于正常位置。

（6）术前半小时肌内注射阿托品 0.5mg 解痉。

2．术中配合

（1）操作过程中，宫颈导管须紧贴宫颈，以免漏液。

（2）推注液体不可过快，注意观察患者下腹疼痛的性质、程度，若有异常情况出现应及时处理。

（3）碘油造影过程中注意观察患者生命体征及有无过敏征象。

（4）若透视下发现造影剂进入异常通道，同时患者出现咳嗽，应警惕发生油栓，立即停止操作，取头低脚高位，严密观察。

3．术后护理　按医嘱应用抗生素预防感染。

4．健康指导　术后 2 周内禁止性生活及盆浴。

第五节　阴道后穹窿穿刺术

阴道后穹窿穿刺术是指在无菌条件下，用穿刺针经阴道后穹窿刺入盆腔，抽取直肠子宫陷凹处积存的液体进行相应检查，以协助诊断。因直肠子宫陷凹是腹盆腔最低部位，腹腔内游离积血、积液、积脓都容易积存，而阴道后穹窿顶端贴近该处。因此，是妇产科常用的辅助诊断方法之一。

【适应证】

1．怀疑腹腔内出血，盆腔内积液、积脓时，可明确积液的性质。对于脓肿患者可经本途径直接引流和向病灶注药治疗。

2. B型超声引导下的输卵管妊娠部位和卵巢子宫内膜异位囊肿的注药治疗。

3. B型超声引导下的穿刺取卵,用于辅助生殖技术。

【禁忌证】

1. 盆腔严重粘连,较大肿块占据直肠子宫陷凹部位,并凸向直肠者。

2. 肠管与子宫后壁粘连严重者。

3. 高度怀疑盆腔恶性肿瘤者。

4. 异位妊娠准备采用非手术治疗者,避免穿刺引起感染。

【物品准备】

穿刺包内:阴道窥器 1 个,宫颈钳 1 把,弯盘 1 个,长镊子 1 把,22 号穿刺针 1 个或 8 号注射针头 1 个,洞巾 1 块,棉球、纱布若干。5ml、10ml 注射器各 1 个,无菌标本瓶 2 个。

【操作步骤】

1. 患者排空膀胱,取膀胱截石位,常规消毒外阴、阴道,戴手套,铺巾。

2. 放置并固定阴道窥器,充分暴露宫颈及阴道后穹窿,消毒。

3. 用宫颈钳夹持宫颈后唇并向前上方提拉,充分显露阴道后穹窿,用碘酊、乙醇再次消毒穿刺部位。

4. 注射器接穿刺针并确认通畅,在后穹窿正中或稍偏病灶侧,距宫颈阴道黏膜交界处下方,平行宫颈管进针。当穿过阴道壁后失去阻力,有落空感时,表示进入直肠子宫陷凹,进针深度约为 2～3cm,立即抽吸标本 5ml。若无液体抽出,可以边退出边抽吸。

将抽吸到的液体先肉眼观察再及时送检。如抽出物为血液,可静置 6 分钟以上,血液凝固者为血管内血液,应改变穿刺部位和方向重新穿刺。若血液不凝固,提示为腹腔内出血。如抽出浅红色稀薄液,多为盆腔炎性渗出液。若抽出脓液,可涂片、染色后显微镜下检查,并送标本作细菌培养及药物敏感试验。

5. 拔出针头,穿刺点无菌纱布压迫止血片刻,血止后取出宫颈钳和窥器。

【护理要点】

1. 术前护理　介绍操作的目的及注意事项,取得患者的配合。为患者提供心理护理。

2. 术中配合

(1)及时观察患者病情变化,如有面色苍白、血压下降等,应及时配合抢救。

(2)协助医生完成穿刺。

(3)注意进针的方向和深度,告知患者禁止移动身体,避免损伤直肠和子宫。如误入直肠,立即拔针,重新消毒,更换针头和注射器再穿刺。

3. 术后护理

(1)协助患者卧床休息 1～2 小时。

(2)注意观察患者阴道出血情况,嘱其半卧位休息。

4. 健康指导　嘱患者保持外阴部清洁,2 周内禁止盆浴和性生活。

第六节　内窥镜检查

内窥镜检查是用冷光源探视镜头经人体自然孔道或人造孔道,探视人体管腔及脏器内部情况的系统,是妇产科临床诊断和治疗的常用技术。在用于检查的同时还可对病变进行治疗。

1. 阴道镜检查　阴道镜检查是利用阴道镜(双目放大镜式光学窥镜)在强光源照射下将阴道和宫颈上皮放大 10~40 倍,观察这些部位的异常上皮结构、异形血管及早期癌变,以便准确选择可疑部位做活体组织检查,提高确诊率。

2. 宫腔镜检查　宫腔镜检查是应用膨宫介质扩张宫腔,通过插入宫腔的玻璃导光纤维窥镜直视宫颈管和子宫腔内情况,用于指导诊刮、活检和手术。

3. 腹腔镜检查　腹腔镜检查是将腹腔镜自腹壁插入腹腔或盆腔内,观察病变的部位、形态,必要时取活组织行病理学检查,以明确诊断的方法。目前,临床已普遍用于腹腔或盆腔疾病的检查和治疗。

第七节　会阴切开缝合术

会阴切开缝合术是为了减轻分娩时的阻力,避免分娩造成会阴严重裂伤,在胎儿娩出前切开会阴的一种手术。常用术式有会阴侧斜切开术和会阴正中切开术(图 20-1,图 20-2)。

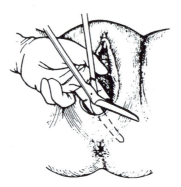

图 20-1　会阴侧斜切开

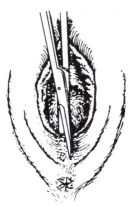

图 20-2　会阴正中切开

【适应证】

1. 宫缩乏力,胎儿较大致第二产程延长等需尽快结束分娩者。

2. 初产妇会阴过紧或会阴坚韧,需行胎头吸引术、产钳术及臀位助产术者。

3. 产妇、胎儿异常需缩短第二产程者。

4. 预防早产儿因会阴阻力引起颅内出血。

【物品准备】

1. 物品　无菌会阴切开包,内有:弯盘 2 个,会阴侧切剪刀 1 把,持针器 1 把,有齿镊、无齿镊、线剪各 1 把,巾钳 4 把,50ml 小量杯 2 个,20ml 注射器 1 个,长穿刺针头 1 个,弯止血钳 4 把,三角针、圆针各 1 个,1 号丝线 1 轴,0 号铬制肠线 1 根,治疗巾 4 块,纱布 10 块,带尾纱布 1 块,治疗碗。无菌手术衣 2 件,无菌手套 2 副。照明用立灯。

2. 药物　碘伏,2% 利多卡因 10ml,0.9% 氯化钠溶液,0.5% 聚维酮碘溶液等。

【操作方法】

1. 产妇取膀胱截石位,冲洗会阴部,铺巾。

2．皮肤消毒　用碘伏以切口为中心，由里向外消毒，直径大于1cm消毒2次。

3．麻醉　左侧会阴阻滞麻醉及局部皮下浸润麻醉。

4．会阴切开

（1）会阴侧斜切开术：多选用会阴左侧侧斜切开术。将术者左手示、中两指伸入阴道，置于胎先露和阴道侧后壁之间，用于保护胎儿并指示切口位置，右手持会阴剪置于自会阴后联合左偏0.5cm，与正中线成45°处，会阴高度膨隆时可采用60°～70°角，于宫缩期胎头拨露会阴部变薄时剪开皮肤及皮下组织，一般剪开约4～5cm。局部纱布压迫或结扎止血。

（2）会阴正中切开术：沿会阴后联合中间垂直向下切开，通常根据产妇会阴后联合长短，一般切开2～3cm。切开后立即保护会阴，避免切口延长导致肛门括约肌撕裂。

5．缝合　胎盘娩出后，检查软产道有无其他裂伤，阴道内置带尾纱布团至子宫颈口，防止子宫腔血液外流影响手术视野。距切开的阴道黏膜顶端0.5～1cm处，用0号铬制肠线连续缝合阴道黏膜及黏膜下组织达处女膜缘打结，间断缝合肌层和皮下组织；丝线间断缝合皮肤或用可吸收缝线皮内连续缝合。注意按解剖关系缝合，对合整齐，不留死腔。

6．检查　取出阴道纱布团，检查会阴伤口有无活动性出血，常规肛门指检，了解有无缝线穿过直肠黏膜及阴道壁血肿。如有缝线穿过应立即拆除，重新缝合。

7．确认无误后将外阴血迹擦干净并消毒。整理用物。

【护理要点】

1．术前护理

（1）向产妇解释会阴切开的目的及注意事项，给产妇安慰和关心，消除其紧张心理。

（2）指导产妇屏气用力，学会在宫缩间歇期休息。

（3）严密观察产程，掌握会阴切开时机。

2．术中配合

（1）及时提供会阴切开所需要的各种器械、药物等。

（2）观察产妇情况及生命体征，及时与产妇沟通，安慰并鼓励产妇积极配合，适当提供饮水及高热量食物。

（3）记录缝合针数。

3．术后护理

（1）产后定时观察生命体征、宫缩及阴道流血情况，2小时后无异常送回休息室。

（2）每天观察切口情况，如有水肿或硬结可遵医嘱，在外阴清洁后用50%硫酸镁或95%乙醇湿热敷，并配合局部红外线照射，以促进伤口愈合。

（3）指导产妇注意休息，一般取切口对侧卧位，以免恶露浸渍切口影响愈合。每日常规擦洗外阴及切口2次，排便后及时清洗会阴，保持外阴清洁、干燥。加强营养。

（4）需拆线者，一般3～5天拆线。

第八节　胎头吸引术

胎头吸引术是将胎头吸引器置于胎头上，形成一定负压后吸住胎头，按娩出机制，通过牵引协助胎儿娩出的方法。

【适应证】

1. 宫口开全,胎头双顶径达坐骨棘水平以下者。

2. 子宫收缩乏力、头位难产等致第二产程延长或停滞者;胎头拨露于会阴部达半小时,胎儿未能娩出者。

3. 产妇有妊娠期高血压疾病、妊娠合并心脏病等,或胎儿宫内窘迫,需要缩短第二产程。

4. 曾有剖宫产史或子宫壁瘢痕者,不宜在分娩时过分用力者。

【禁忌证】

1. 不宜或不能经阴道分娩者,如严重头盆不称、产道阻塞阴道畸形、尿瘘修补术后等;除头顶先露以外的其他异常头位,如面先露、额先露等。

2. 宫口未开全或胎膜未破者。

3. 胎头先露部位置高,未达阴道口者。

【物品准备】

1. 物品　会阴切开包1个,妇检器1套。无菌胎头吸引器1个,无菌导尿管1根,无菌纱球、纱布若干;50ml或100ml注射器1支,止血钳1把,或电动吸引器,一次性吸引管2根;无菌手套,供氧设备。药品包括碘伏、缩宫素、麻醉品等。

2. 新生儿复苏和抢救用物　复苏用物包括辐射台、吸氧吸痰装置、复苏囊和面罩、喉镜和气管导管。药物包括肾上腺素、0.9%氯化钠溶液等。

【操作方法】

1. 产妇取膀胱截石位,导尿排空膀胱,常规消毒铺巾。

2. 阴道检查了解宫口开大程度、双顶径位置,未破膜者,先行破膜。初产妇或会阴紧者应先行会阴侧切术。

3. 放置胎头吸引器　将吸引器周围涂润滑油,术者左手示、中指撑开阴道后壁,右手持吸引器沿阴道后壁缓慢放入,再以左手示、中指依次撑开阴道右侧壁、前壁、左侧壁,使胎头吸引器头端完全滑入阴道内,边缘与胎头顶骨后部贴紧。右手示指检查吸引器四周,确定吸引器及胎头之间无阴道壁及宫颈组织夹于其中后,调整吸引器横柄并避开囟门,使之与胎头矢状缝方向一致,作为旋转胎头的标记。注意检查有无漏气。

4. 抽吸空气形成负压　用注射器抽出吸引器内空气约100~150ml,或用电动吸引器,形成200~300mmHg负压,用止血钳夹住橡皮连接管,使吸引器与胎头吸牢。

5. 牵引　待宫缩时,沿骨盆轴方向,按正常胎头娩出机制向外缓慢牵引,用力应均匀。胎头娩出过程中注意保护好会阴。

6. 取下吸引器　当胎头娩出阴道口时即可解除负压,取下吸引器,继续按正常分娩助产。

7. 胎盘娩出后,更换无菌手套,仔细检查软产道有无出血、损伤,如发现及时修补。

【护理要点】

1. 术前护理

(1) 给产妇介绍助产的目的、方法等,消除产妇紧张心理。

(2) 观测生命体征,了解产程进展和胎儿情况,产科检查先露和宫口扩张情况。

2. 术中护理配合

(1) 严格无菌操作。

（2）牵引时防止吸引器滑脱，如有漏气或脱落，应重新检查吸引器及胎方位，如无异常可重新放置，一般不超过2次，否则应改用产钳助产或剖宫产。

（3）牵拉时用力要均匀，牵拉时间不宜过长，一般不应超过20分钟。

（4）指导孕妇配合宫缩正确使用腹压。

（5）术中注意观察宫缩和胎心情况，必要时给产妇补充能量及吸氧。

（6）满足产妇舒适的需求，产妇双腿于脚架上易出现麻木和肌痉挛，应及时局部按摩，协助伸展下肢。

3．术后护理

（1）产妇护理

1）产后在产房观察2小时，注意子宫收缩、阴道出血及排尿情况。

2）及时做好会阴护理。

（2）新生儿护理

1）观察新生儿头皮产瘤位置、大小及头皮有无血肿、头皮损伤、颅内出血征象。

2）观察新生儿面色、呼吸、反应、肌张力等情况，作好新生儿抢救准备。

3）新生儿静卧24小时，减少搬动，一切操作动作要轻柔。3日内禁止洗头。

4）遵医嘱给予维生素K_1 10mg，防止新生儿颅内出血。

第九节　人工剥离胎盘术

人工剥离胎盘术是指胎儿娩出后，术者徒手沿子宫壁剥离并取出滞留于宫腔内胎盘的手术，避免由于胎盘滞留引起产后出血。

【适应证】

1．胎盘未正常剥离或剥离不全。

2．胎儿娩出后，胎盘娩出前有活动性出血者，短时间内超过200ml者。

3．前置胎盘或胎盘早剥，胎儿娩出后仍有活动性出血者。

【禁忌证】

植入性胎盘，切勿强行剥离。

【物品准备】

1．物品　无菌治疗巾4块，纱布20块，纱球6个，消毒棉球若干；胎盘钳1个，长镊子2把。无菌手术衣、手套，5ml注射器2支，。

2．药液　0.5%及0.2%聚维酮碘液，阿托品注射液1支，哌替啶注射液1支，缩宫素，急救药品等。

【操作方法】

1．产妇取膀胱截石位，导尿排空膀胱，重新消毒外阴。

2．术者更换无菌手术衣、手套。铺无菌巾。

3．术者一手手指并拢呈圆锥沿脐带进入子宫腔，找到胎盘边缘，手背紧贴子宫壁，手指并拢以手掌尺侧缘缓慢将胎盘从边缘开始逐渐进入中心部，使胎盘与子宫分离；另一手在腹部按压并固定子宫底。待确认整个胎盘全部剥离后握在手中将胎盘取出。

【护理要点】

1．术前护理　向产妇说明人工剥离胎盘的目的及注意事项，嘱其操作时放松，并作好输液、输血准备。

2．术中护理配合

（1）密切观察产妇的生命体征及面部表情，配合医生尽快娩出胎盘、胎膜。

（2）若检查发现宫颈内口较紧者，肌内注射阿托品及哌替啶。

（3）严格执行无菌操作规程，动作轻柔。若剥离确实困难，考虑可能为胎盘植入，切不可强行剥离。

（4）认真检查取出的胎盘、胎膜是否完整，若有少量缺损，应再次将手伸入宫腔清除。尽量减少宫内操作的次数和时间。

3．术后护理

（1）注意观察子宫收缩及阴道流血情况，宫缩不佳时应及时按摩子宫并按医嘱注射子宫收缩剂（如麦角新碱、缩宫素等）。

（2）术后注意观察有无发热、阴道分泌物异常等体征，应用抗生素预防感染。

4．健康宣教　密切观察恶露情况，如有异常及时就诊。

第十节　产　钳　术

产钳术是用产钳牵引胎头帮助胎儿娩出的手术，用于缩短第二产程。目前临床上仅行低位产钳术和出口产钳术。

【适应证】

1．同胎头吸引术。

2．胎头吸引术失败时经检查可用低位产钳助产者。

3．臀位分娩后出头困难或面先露娩出困难者。

【禁忌证】

1．同胎头吸引术。

2．胎头骨质部分最低点达坐骨棘水平或以上，有明显头盆不称时。

3．确定死胎、胎儿畸形者，尽可能行穿颅术，以免损伤产道。

【物品准备】

1．物品　会阴切开包1个，妇科检查器1套；无菌产钳1把，无菌导尿管1根，无菌纱球若干；吸氧面罩1个，供氧设备。药品包括碘伏、缩宫素、麻醉品等。

2．新生儿复苏和抢救用物　复苏用物包括辐射台、吸氧吸痰装置、复苏囊和面罩、喉镜和气管导管。药物包括肾上腺素、0.9%氯化钠溶液等。

【操作方法】

1．同胎头吸引术"操作方法1"。

2．放置产钳　术者先以右手掌面四指伸入阴道后壁和胎头之间，左手持左叶钳柄，凹面朝前，使左叶沿右手掌面伸入手掌与胎头之间，将钳叶置于胎头左侧，由助手持钳柄固定。术者再以右手持产钳右叶柄，左手四指伸入阴道后壁与胎头之间，引导产钳右叶至胎头右侧，达产钳左叶对应位置。放置好产钳应检查钳叶与胎头之间无软组织及胶带夹入，胎头矢状缝在产钳两钳叶正中。

3．合拢产钳　产钳按右叶上，左叶下，钳柄平行交叉对合锁住。

4．牵拉　宫缩时术者握住钳柄，沿骨盆轴方向向外、向下缓慢牵拉，再平行牵拉。

当胎头枕骨达耻骨联合下缘时逐渐将钳柄上提,使胎头仰伸娩出。同时注意保护会阴。

5. 取下产钳　当胎头额部娩出后,即松解产钳。先取下产钳右叶,再取下左叶,应顺胎头缓缓滑出。接着按分娩机制娩出胎体。

6. 胎盘娩出后,更换无菌手套,仔细检查宫颈、阴道壁及会阴部切口、伤口,并予以缝合。

【护理要点】

产妇及新生儿护理同"胎头吸引术"。

第十一节　剖宫产术

剖宫产术是经腹切开子宫壁取出胎儿及其附属物的手术。目前临床最常采用的有子宫下段剖宫产术、腹膜外剖宫产术。

【适应证】

1. 产妇方面　①产道异常:骨盆狭窄或畸形、软产道阻塞;②产力异常:宫缩乏力,发生滞产经处理无效;③妊娠合并症及并发症不宜经阴道分娩者;④其他:高危初产妇、瘢痕子宫、生殖道修补术后及各种头盆不称。

2. 胎儿方面　①胎位异常或胎儿发育异常不能经阴道分娩者;②胎儿宫内窘迫急需分娩者。

【禁忌证】

1. 孕妇一般情况差不能耐受手术者。

2. 胎儿畸形有条件阴道娩出者。

3. 死胎不需立即娩出胎儿者。

【物品准备】

1. 产妇用物　手术器械和物品,包括剖宫产手术包、无菌手术衣、无菌手套、一次性注射器等。药物包括缩宫素、扩容药、止血药、抢救药物等。

2. 新生儿复苏和抢救用物　复苏用物包括辐射台、吸氧吸痰装置、复苏囊和面罩、喉镜和气管导管。药物包括肾上腺素、0.9%氯化钠溶液等。

【操作方法】

1. 麻醉　多采用持续硬膜外麻醉,特殊情况采用局麻或全麻。

2. 消毒手术野及铺巾。

3. 切开腹腔　可选用下腹正中纵切口或耻骨联合上横切口,逐层切开腹壁,进入腹腔。

4. 切开子宫　剪开膀胱子宫反折腹膜,下推膀胱,暴露子宫下段,在子宫下段前壁正中做一横切口,用两手示指向两侧钝性撕开切口约10cm,暴露羊膜囊。

5. 取出胎儿　破膜后取出胎儿,吸净羊水,待胎盘剥离后取出胎盘胎膜组织,清理宫腔。

6. 缝合　清点敷料、器械,缝合子宫及腹膜,清理腹腔,缝合腹壁各层及皮肤。

【护理要点】

1. 术前护理

(1)向产妇及家属解释剖宫产的目的和配合事项,取得知情同意和配合。

（2）观测生命体征，了解产程进展和胎儿情况。

（3）按腹部手术要求备皮，作药物过敏试验，作好输血准备。

（4）术日晨禁食水。

（5）留置导尿管。

（6）建立静脉通路，遵医嘱术前用药。

2. 术中护理配合

（1）协助产妇取仰卧位，对血压下降或胎儿宫内窘迫者，可稍左侧倾斜手术台10°～15°。

（2）检查吸氧吸痰装置，预热辐射台，确保新生儿复苏和抢救用物处于完好备用状态。

（3）密切观察生命体征及尿管是否通畅，记录尿液性状。

（4）按医嘱输液或给药，配合医生完成手术。

（5）做好手术记录。

3. 术后护理　按妇科腹部手术常规护理及产后常规护理，并注意以下几点：

（1）术后24小时内应定时观察阴道流血及宫缩情况。阴道流血多者遵医嘱给予缩宫药物。

（2）观察伤口有无渗血、红肿、硬结，如有异常及时报告医师处理。

（3）术后留置导尿管，做好尿管护理，24小时拔管后注意产妇排尿情况，鼓励下床活动，在床上勤翻身，避免肠粘连。

（4）保持外阴清洁：术后每日2次擦洗外阴，预防感染。

（5）鼓励产妇尽早下床活动；根据肠道功能恢复状况，指导产妇进食。

4. 健康指导　嘱继续保持外阴清洁。产后6周内禁止性生活；术后42天来院复查。

（刘　颖）

复习思考题

1. 子宫颈病变的检查手段有哪些？检查的目的是什么？

2. 诊断性刮宫检查时间如何选择？

3. 阴道后穹窿穿刺的目的和适应证是什么？

4. 胎头吸引术和产钳术的适应证和禁忌证有哪些？

5. 剖宫产的术后护理措施有哪些？

一、骨盆结构与分界

【实训目的】

掌握女性骨盆的结构、组成、标志，各平面的形状及其径线。

【用物准备】

女性骨盆标本或模型 1 个，记录单，记录笔。

【操作流程图】

操作前准备
- 备齐用物，摆放整齐。
- 环境评估：光线充足，环境安静。

骨盆的组成
- 骨盆由骶骨、尾骨和左右 2 块髋骨组成。
- 骶骨由 5 块骶椎融合而成
- 尾骨由 4～5 块尾椎融合而成。
- 髋骨由髂骨、坐骨及耻骨融合组成。

重要骨性标志
- 耻骨联合：左右两块耻骨在骨盆前正中连接形成。
- 坐骨结节：坐骨两支骨会合处有向后下凸起的粗隆。
- 骶骨岬：第 1 骶椎向前凸出形成。
- 坐骨棘：坐骨后缘中点突出的部分，是判断胎先露下降的重要标志。
- 耻骨弓：耻骨两降支的前部相连构成耻骨弓，它们的夹角称耻骨角，正常 90°～100°。

骨盆假想平面
- 入口平面：为横椭圆形，由耻骨联合上缘、两侧髂耻线、骶岬上缘组成。
- 测量：横径 13cm，前后径 11cm，斜径 2.75cm。
- 最小平面（中骨盆平面）：为纵横椭圆形，耻骨联合下缘，两侧坐骨棘，骶岬下缘组成。
- 测量：横径 10cm，前后径 11.5cm。
- 出口平面：两个不同平面的三角形。底边为坐骨结节间径，前三角形顶为耻骨联合下缘，两侧为耻骨降支，后三角形顶端为骶尾关节。两侧为骶结节韧带。
- 测量：横径 9cm，前后径 11.5cm，前矢状径 6cm，后矢状径 8.5cm。

出口径线说明：若出口横径稍短，而出口后矢状径较长，两径之和 >15cm，一般胎头可通过后三角区娩出。

画出骨盆三个假想平面图形。整理用物。

263

【评分标准】

骨盆结构与分界技能考核评分标准

项目程序及分数			操作要求			分值	得分
评估10分			素质评估:着装、仪表符合职业要求			5	
			环境评估:符合要求			2	
			用物:用物齐全,摆放合理			3	
实施75分	操作过程	骨盆组成15分	指明骨盆的组成			5	
			1. 骶骨			3	
			2. 尾骨			2	
			3. 髋骨			5	
		骨盆标志15分	1. 骶骨岬			3	
			2. 耻骨联合			3	
			3. 坐骨棘			3	
			4. 坐骨结节			3	
			5. 耻骨弓			3	
		骨盆假想平面35分	1. 入口平面及径线			10	
			2. 最小平面及径线			10	
			3. 出口平面及径线			10	
			若出口横径稍短,而出口后矢状径较长,两径之和 >15cm,一般胎头可通过后三角区娩出			5	
		绘骨盆三个平面图10分	入口平面	中骨盆平面	出口平面	10	
	评价15分		1. 结构熟悉,说明清楚			5	
			2. 定位、指示准确			5	
			3. 操作熟练,时间不超过6分钟			5	
	备注						
	合计					100	

【思考题】

1. 某孕妇产前检查骨盆正常,她的最小平面横径和出口横径各是多少?

2. 什么是骨盆轴?临产后肛门检查了解胎头下降程度,最常用做标记的是什么?

二、胎产式、胎先露、胎方位

【实训目的】

1. 能说出胎产式、胎先露、胎方位的准确定义,正确辨识胎产式、胎先露、胎方位。

2. 能演示头先露六种不同的胎方位。

【用物准备】

足月胎头模型、胎儿模型、骨盆模型各1套。

【操作流程图】

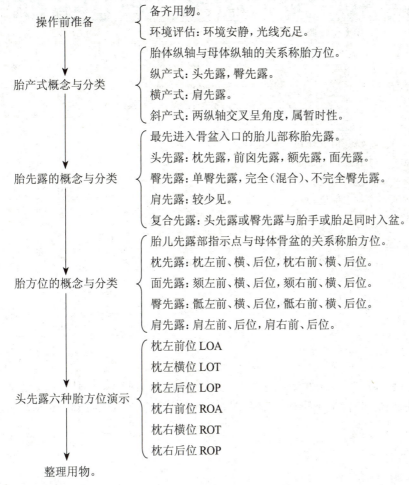

操作前准备
{
备齐用物。
环境评估：环境安静，光线充足。
}

胎产式概念与分类
{
胎体纵轴与母体纵轴的关系称胎方位。
纵产式：头先露，臀先露。
横产式：肩先露。
斜产式：两纵轴交叉呈角度，属暂时性。
}

胎先露的概念与分类
{
最先进入骨盆入口的胎儿部称胎先露。
头先露：枕先露，前囟先露，额先露，面先露。
臀先露：单臀先露，完全（混合）、不完全臀先露。
肩先露：较少见。
复合先露：头先露或臀先露与胎手或胎足同时入盆。
}

胎方位的概念与分类
{
胎儿先露部指示点与母体骨盆的关系称胎方位。
枕先露：枕左前、横、后位，枕右前、横、后位。
面先露：额左前、横、后位，额右前、横、后位。
臀先露：骶左前、横、后位，骶右前、横、后位。
肩先露：肩左前、后位，肩右前、后位。
}

头先露六种胎方位演示
{
枕左前位 LOA
枕左横位 LOT
枕左后位 LOP
枕右前位 ROA
枕右横位 ROT
枕右后位 ROP
}

整理用物。

【评分标准】

胎产式、胎先露、胎方位技能考核评分标准

项目程序及分数			操作要求	分值	得分
评估 10分			素质评估：着装、仪表符合要求	5	
			环境评估：符合操作要求	2	
			用物：女性骨盆模型和胎儿模型放操作台上	3	
实施 75分	操作过程	胎产式 15分	说明胎产式概念与分类	4	
			1. 纵产式概念	4	
			2. 横产式概念	4	
			3. 斜产式概念	3	
		胎先露 15分	胎先露概念	3	
			1. 头先露概念与分类	3	
			2. 臀先露概念与分类	3	
			3. 肩先露概念	3	
			4. 复合先露概念	3	

续表

项目程序及分数			操作要求	分值	得分
实施 75分	操作 过程	胎方位 15分	胎方位的概念	3	
			1. 枕先露分类	3	
			2. 面先露分类	3	
			3. 臀先露分类	3	
			4. 肩先露分类	3	
		演示头先露六种胎方位 30分	枕左前位 LOA 枕左横位 LOT 枕左后位 LOP 枕右前位 ROA 枕右横位 ROT 枕右后位 ROP	30	
	评价 15分		1. 方位熟悉,概念清楚	5	
			2. 定位、演示准确	5	
			3. 操作熟练,时间不超过7分钟	5	
合计				100	

【思考题】

李某,初产妇,孕36周,四步触诊于子宫底部触到圆而硬的胎头,在耻骨联合上方触到软而宽不规则的胎臀,胎背位于母体腹部右前方,胎心音于脐上右侧听到。请判断其胎方位。

三、产前腹部检查

【实训目的】

1. 掌握产科腹部检查的目的、内容、顺序和手法。

2. 学会产前腹部四步触诊法。

【用物准备】

智能孕妇模型,软尺1根,胎心听筒或多普勒胎心音监测仪,记录单,笔,表。

【操作流程图】

操作前准备
- 备齐用物,放置合理。
- 环境评估:温度适宜,冬季20~22℃,夏季18~20℃,屏风遮挡孕妇。
- 孕妇准备:排尿,平卧于检查床,头部垫高,露出腹部,双腿屈曲分开,腹肌放松。

视诊
- 观察腹形及大小、有无手术瘢痕、妊娠纹和水肿。
- 注意腹壁紧张度、羊水多少及子宫敏感度。

触诊
- 手测宫底高度。软尺测耻上子宫长度及腹围。
- 腹部四步触诊
- 第一步手法:①操作者面向孕妇头端,两手置于子宫底部,了解宫高与外形,判断是否符合孕周。
- ②两手指腹相对,轻推宫底判断并区分是胎头还是胎臀。

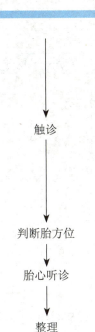

触诊
{
第二步手法：①检查者左、右手分别置于孕妇腹部左右两侧。
②一手固定，另一手轻轻深按检查分辨是胎背还是胎儿肢体。
③两手交替进行，确定胎背向前、侧方或向后的方位。
第三步手法：①检查者右手拇指和其余四指分开，置于耻骨联合上方，握住胎先露，向下深探，进一步查清胎先露为胎头或胎臀。
②左右推动，以确定是否衔接。
第四步手法：①检查者面向孕妇足端。
②左右手平放在子宫下段胎先露两侧，并向骨盆入口方向向下深按，检查胎先露是否入盆和入盆的程度，再次核对胎先露。
}

判断胎方位

胎心听诊
{
根据不同孕周、不同胎位在孕妇腹部不同部位用胎心听筒或多普勒听诊。
胎心音在靠近胎背上方的孕妇腹壁上听得最清楚。
看表数 1 分钟记数，正常胎心率为 110～160 次 / 分。
}

整理
{
整理好衣裤，扶孕妇下床，整理检查台。
做好记录，并告知孕妇检查结果。
}

【注意事项】

1. 腹部四步触诊时可与孕妇边交谈边检查，转移其注意力，可缓解恐惧引起的腹肌紧张，利于检查。

2. 胎心听诊部位可根据妊娠周数和四步触诊结果综合分析判断。

3. 操作时要求动作轻柔，避免造成孕妇局部疼痛或损伤。

4. 检查时间不宜过长，防止孕妇着凉或不适。

【评分标准】

产前腹部检查技能考核评分标准

项目程序及分数			操作要求	分值	得分
评估 15 分			素质评估：着装、仪态符合操作要求。站孕妇右侧检查	3	
			环境评估：温度、湿度适宜，注意遮挡	2	
			用物：软尺 1 根，胎心听筒或多普勒胎心音监测仪，记录单，笔，表	5	
			孕妇准备：符合操作要求	5	
实施 70 分	操作过程	视诊 5 分	观察腹形及大小	2	
			有无异常情况	3	
		触诊 50 分	腹壁触诊	2	
			手测宫底高度	3	
			软尺测子宫长度、腹围	5	
			四步触诊第一步手法	8	
			四步触诊第二步手法	8	
			四步触诊第三步手法	8	
			四步触诊第四步手法	8	
			判断胎方位（先露、胎方位）	8	

续表

项目程序及分数		操作要求	分值	得分
实施 70分	操作 过程	胎心听诊部位	5	
	胎心听诊 10分	胎心音听诊方法	3	
		正常胎心率	2	
	操作整理 5分	整理	2	
		记录检查结果	3	
评价 15分		语言文明,举止端庄,动作轻柔,关心体贴患者	5	
		手法准确,检查无误	5	
		操作熟练,时间不超过7分钟	5	
合计			100	

【思考题】

初孕妇,26岁,末次月经记不清,自觉5周前出现胎动,软尺测子宫长度为23cm。

问题:

1. 请估计孕周。

2. 产前检查包括哪几项内容?

四、骨盆外测量

【实训目的】

掌握骨盆外测量的测量方法、测量径线及其正常值。

【用物准备】

产科护理模型人1个,骨盆测量器和出口横径测量器各1个,记录单,笔。

【操作流程图】

操作前准备
- 备齐用物。
- 环境评估:环境安静,光线充足,屏风遮挡孕妇。
- 孕妇准备:排尿,平卧于检查床上,头部稍垫高,露出腹部,双腿伸直。

↓

测髂棘间径
- ①检查者双手示指沿两侧腹股沟向外上触摸到的第一个突起为髂前上棘,两手持测量器两末端置于两髂前上棘的外侧缘。
- ②测量两髂前上棘间距离,正常为23~26cm。

↓

测髂嵴间径
- ①双手示指沿两侧髂嵴向外上触摸到最高处,持测量器末端沿两髂嵴外侧循行,测其最大距离。
- ②正常为25~28cm。

↓

测骶耻外径
- ①助孕妇取左侧卧位,右腿伸直,左腿屈曲。
- ②检查者双手持测量器末端,左手端置第5腰椎棘突下(髂嵴后连线中点下1cm处相当于米氏菱形窝上角),右手端置耻骨联合上缘中点。
- ③测量其间距离为骶耻外径,正常为18~20cm。

↓

测坐骨结节间径
(出口横径)
- ①助孕妇取仰卧位,两腿弯曲,双手抱膝,暴露会阴。
- ②检查者于孕妇臀位下方,测两坐骨结节前端内侧缘的距离。
- ③正常为8.5~9cm,容纳一拳。

↓

测耻骨弓角度 { ①左右手拇指平放在耻骨降支上,指尖斜着对拢,测两拇指间的角度。

②正常为90°,小于80°为异常。

整理与记录　　整理用物,扶孕妇下床,告知检查结果,做好记录。

【注意事项】

1. 测量不同径线时,操作者应协助孕妇采取相应体位。

2. 操作者测量部位准确,动作迅速、轻柔,避免造成孕妇不适。

3. 向孕妇合理解释测量结果。

【评分标准】

骨盆外测量技能考核评分标准

项目程序及分数			操作要求	分值	得分
评估 15分			素质评估:着装、仪表符合职业要求	2	
			环境评估:温度适宜(冬季 20~22℃,夏季 18~20℃),关好门窗,注意遮挡孕妇	3	
			用物:产科模型 1 个,骨盆测量器 1 个,记录单,笔	5	
			孕妇评估:排尿,平卧于检查床上,头部稍垫高,露出腹部,双腿伸直	5	
实施 70分	操作过程	髂棘间径 10分	①髂前上棘定位	5	
			②测量两髂前上棘间距离并说明正常值	5	
		髂嵴间径 10分	①髂嵴定位	5	
			②测量两髂嵴间距离并说明正常值	5	
		骶耻外径 20分	①助孕妇取左侧卧位	5	
			②第 5 腰椎棘突下(米氏菱形窝上角)、耻骨联合上缘中点定位	10	
			③测量骶耻外径距离并说明正常值	5	
		出口横径 15分	①助孕妇取仰卧位,两腿弯曲,双手抱膝,暴露会阴	5	
			②测两坐骨结节前端内侧缘的距离	5	
			③说明正常值	5	
		耻骨弓度 10分	①左右手拇指放置的位置	5	
			②测耻骨弓角度,说明正常及异常范围	5	
		整理 5分	整理,记录检查结果	5	
评价15分			1. 语言文明,举止端庄,动作轻柔,关心体贴患者	5	
			2. 手法准确,检查无误	5	
			3. 操作熟练,时间不超过 7 分钟	5	
备注					
合计				100	

【思考题】

1. 正常骨盆各径线平均值为9cm 的有哪几条?

2. 耻骨弓角度小于90°能自然分娩吗?为什么?

五、枕左前位分娩机转

【实训目的】

1. 能说出枕左前位分娩机转每个步骤的变化特点及意义。
2. 学会用模型演示枕左前位的分娩机转。

【用物准备】

女性骨盆模型或分娩机转模型，胎儿模型，纱布及治疗巾各1块

【操作流程图】

操作前准备
- 用物准备齐全，便于操作。
- 环境评估：光线充足，环境安静。
- 孕妇准备：平卧于产床，取膀胱截石位，产科消毒，铺巾成无菌区。

↓

衔接
- 胎头半俯屈，以枕额径入盆，衔接于骨盆入口的横径或斜径上。
- 胎头双顶径进入骨盆入口平面，胎头最低点接近或达到坐骨棘水平。
- 胎头矢状缝在骨盆入口右斜径上，枕骨在骨盆左前方。

↓

下降
- 胎头沿骨盆轴前进的动作为下降，是判断产程进展的一个重要标志。
- 下降动作呈间歇性，贯穿于分娩全过程。

↓

俯屈
- 胎头下降过程中，遇到盆壁及盆底阻力，产生俯屈。
- 胎头与脊柱连接处借杠杆作用，使下颌部贴向胸壁；由原来衔接的枕额径（11.3cm）变为枕下前囟径（9.5cm）；以最小径线适应产道，并继续下降。

↓

内旋转
- 胎头俯屈下降，枕部遇到盆底肌阻力，引起肛提肌反射性收缩；促使枕部向母体前方旋转45°。
- 后囟门转到耻骨弓下方，矢状缝与中骨盆前后径一致，适应骨盆出口前后径大于横径的特点。
- 正常在第一产程末胎头完成内旋转。

↓

仰伸
- 内旋转后，俯屈的胎头顺产道降至阴道外口，临床见胎头拨露。
- 胎头拨露，阴唇后联合紧张时，需开始保护会阴。
- 几次拨露后，胎头双顶径越过骨盆出口，宫缩间歇胎头不再回缩称胎头着冠。
- 产程继续，胎头枕骨于耻骨弓下露出，出现仰伸，胎头顶、额、鼻、口、颏相继娩出。
- 用纱布擦去胎儿口鼻分泌物。

↓

复位及外旋转
- 胎儿双肩径沿骨盆左斜径下降；为恢复头与肩正常关系，助胎头枕部向左旋转45°，为复位。
- 胎肩继续下降，前肩向母体前方中线旋转45°，使胎儿双肩径与骨盆出口前后径一致，胎头在外继续向左转45°，保持胎头与胎肩的垂直关系，为外旋转。

↓

胎身娩出
- 向下轻按胎头，助前肩先从耻骨弓下方娩出；向上抬起胎头，助后肩由会阴前缘娩出。
- 松开保护会阴的手，双手护胎身及四肢从产道侧身娩出。

↓

整理用物

【评分标准】

枕左前位分娩机转技能考核评分标准

项目程序及分数			操作要求	分值	得分
评估 15分			素质评估：着装规范、仪表大方，符合专业要求	2	
			环境评估：温度适宜（冬季20～22℃，夏季18～20℃），关好门窗	3	
			用物齐备，符合操作要求	5	
			孕妇评估：平卧于产床，取膀胱截石位，产科消毒，铺巾成无菌区	5	
实施 70分	操作过程	衔接 10分	1. 衔接的概念	5	
			2. 胎头双顶径、胎头最低点、矢状缝及枕骨位置	5	
		下降 5分	1. 下降的概念	3	
			2. 下降的特点	2	
		俯屈 10分	1. 产生俯屈的机理	5	
			2. 枕额径与枕下前囟径变化	5	
		内旋转 15分	1. 内旋转产生的机理	5	
			2. 胎头枕部旋转方向及角度	5	
			3. 后囟门、矢状缝位置及完成内旋转时间	5	
		仰伸 10分	1. 胎头拨露的概念，保护会阴的时机	5	
			2. 胎头着冠概念，胎头娩出，纱布擦除胎儿口鼻分泌物	5	
		复位及外旋转 10分	1. 复位机制与方法	5	
			2. 外旋转机制与方法	5	
		胎儿娩出 10分	1. 助前肩、后肩娩出	5	
			2. 胎身及四肢娩出	5	
评价 15分			1. 过程熟练，讲解清楚。方向、位置准确	5	
			2. 胎儿分娩过程助产手法配合正确	5	
			3. 操作熟练，时间不超过7分钟	5	
合计				100	

【思考题】

1. 什么是胎头拨露？
2. 什么是胎头着冠？

六、产包的准备及使用

【实训目的】

1. 掌握产包准备时敷料的折叠方法和物品的摆放。
2. 学会正确使用产包。

【用物准备】

器械类：血管钳（2），弯盘，剪刀。敷料类：手术衣，双层大单，产袜（2），消毒巾（4），脐带卷（纱布4块、棉签2根、脐腹带），消毒手套，孕妇模型或护理模型人。

【操作流程图】

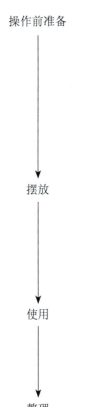

操作前准备

{
备齐用物，摆放有序，洗手，戴口罩。

环境清洁，温度适宜。

孕妇评估。

手术衣：手术衣正面向上，领口折向左平铺；衣袖及后片向胸前，近侧1/3 处向中心对折，远侧纵折在上；右侧1/4处向上横折、再横折；领口横折 在上。

双层大单：大单左右纵行平铺，左侧向上反折30cm；纵行对叠后分别反 折；右侧1/4处向上横折、再横折；左侧反折端横折在上并折角。

敷料准备　腿套：开口端向左纵行平铺；开口端向外反折20cm；纵行对 叠后右侧1/3处向上横折，开口端横折在上

消毒巾：左右纵行平铺，纵行对叠后分别反折；右侧1/3处向上横折，左侧 横折在上。
}

摆放

{
物品打包：铺平外包布，按序放置聚血盆、消毒缸、弯盘、血管钳、脐带剪、 组织剪持针器及各种布类用品（消毒巾—腿套—双层大单—手术衣）， 做好标记，送消毒。

产包消毒后备用。使用前打开外包布。
}

使用

{
协助产妇排尿，平卧于产床，取膀胱截石位，外阴产科消毒。

检查无菌产包，解开产包系带和外包布。

助产士按外科洗手后，穿手术衣。提领将手术衣抖开，正面朝外，上抛，两 手对准袖管插入，巡回护士帮助系带。戴无菌手套。

铺无菌中单于产妇臀下。

助产妇穿腿套。双手插入腿套反折处抖开，给产妇套于右腿及左腿，将反 折部打开。

按顺序依次铺好无菌巾。
}

整理　整理手术床，整理用物。

【评分标准】

产包的准备及使用技能考核评分标准

项目程序及分数		操作要求	分值	得分
评估 15分		核对	2	
		患者评估	3	
		用物（准备齐全，放置合理）	6	
		环境评估	4	
实施 75分	准备 8分	着装、仪表符合专业要求	2	
		洗手、戴口罩	3	
		解释恰当，注意事项交代清楚	3	

续表

项目程序及分数		操作要求	分值	得分
实施 75分	产包 准备 27分	将用物有序放置于操作台一端	5	
		布类用物折叠正确、整齐	6	
		产包内物品放置有序、完整	6	
		包扎平整、对称	6	
		系带松紧适度	2	
		标记准确、送至消毒	2	
	产包 使用 40分	协助产妇排尿、上检查床	4	
		产妇体位正确	4	
		消毒外阴	4	
		检查无菌产包	2	
		解开产包系带和外包布方法正确	4	
		洗手消毒，穿接生衣，戴无菌手套	6	
		铺中单于产妇臀下，给产妇穿腿套	6	
		铺巾方法正确	6	
		整理其他用物于接生台面右上角	4	
评价 10分		无菌观念强	3	
		操作熟练、符合程序	4	
		操作者举止、语言符合专业规范	3	
合计			100	

【思考题】

1. 产包用什么方法消毒？有效期为多长？

2. 产包什么时候打开合适？

七、妇科检查

【实训目的】

1. 学会妇科检查基本操作。

2. 说出妇科检查的注意事项及常用方法。

【用物准备】

无菌臀垫数块，无菌阴道窥器数个，一次性手套若干副，盛有消毒棉球与消毒纱布的无菌容器1个，液体石蜡1瓶，生理盐水1瓶，长棉签若干，长镊子数把，宫颈刮板数块，污物桶1个，内盛消毒液的器具浸泡桶1个，照明灯1个。

【操作流程图】

操作前准备 — 用物齐全，放置有序。
环境清洁，光线充足。

妇检前程序 — 核对姓名，向患者说明检查目的，取得配合。
检查床铺好一次性臀垫。
嘱患者排尿，平躺于检查床上取膀胱截石位，两手平放在身旁，使腹肌放松；协助脱去一侧裤腿，并用腿套保暖，助患者臀部移向床缘。
操作者戴手套，站在患者两腿之间，面向患者进行检查。

外阴检查
- 先观察外阴发育、阴毛多少及分布情况，有无畸形、炎症、溃疡、赘生物等，注意皮肤、黏膜色泽，前庭大腺是否肿大等。
- 再分开小阴唇暴露阴道前庭，观察尿道口、阴道口有无红肿、赘生物及异常分泌物、处女膜完整性，前庭大腺腺管开口处有无红肿等。
- 最后嘱患者用力向下屏气，观察有无子宫脱垂、阴道壁膨出或张力性尿失禁等。

阴道窥器检查
- 将阴道窥器两叶合拢，涂以润滑剂。
- 检查者一手分开小阴唇暴露阴道口，一手持阴道窥器斜行沿阴道后壁缓慢插入，同时旋转阴道窥器使两叶转平并张开。
- 充分暴露宫颈，观察宫颈与阴道情况，了解有无异常。
- 如需做宫颈刮片或阴道分泌物检查，可在此时采集标本。
- 检查完毕，将阴道窥器两叶合拢后取出。

双合诊
- 操作者一手示指和中指涂润滑剂后伸入阴道，另一手放在腹部配合检查。
- 了解阴道、宫颈、宫体、输卵管、卵巢、宫旁结缔组织与韧带及盆腔内壁情况。

三合诊
- 操作者一手示指在阴道内，中指在直肠内，另一手放在腹部配合检查
- 除可了解与双合诊相同的内容外，还可了解盆腔后部的情况，扪清后位子宫。

直肠-腹部诊
- 操作者一手示指伸入直肠，另一手放在腹部配合检查。
- 适用于未婚、阴道闭锁或经期等不宜做阴道检查者。

操作后整理　检查完毕，协助患者穿好裤子，下检查床，撤一次性臀垫，清理用物，洗手，记录。

【注意事项】

1. 操作者应关心、体贴患者，语言亲切，动作轻柔，细致认真。

2. 每检查一人，应及时更换一次性臀垫、手套与检查器械，防止交叉感染。

3. 正常月经期应避免妇科检查，如有异常出血必须检查时，应严格消毒，防止感染。

4. 未婚女性一般仅限于直肠-腹部诊，禁做阴道检查。

5. 检查结束按外阴、阴道、宫颈、宫体、附件顺序依次记录检查结果，其中左右两侧附件情况需分别记录。

【评分标准】

妇科检查技能考核评分标准

项目程序及分数		操作要求	分值	得分
评估 15分		核对	2	
		患者评估	3	
		用物（准备齐全，放置合理）	6	
		环境评估	4	
实施 75分	准备 8分	着装、仪表符合专业要求	2	
		洗手、戴口罩	3	
		解释恰当，注意事项交代清楚	3	
	妇检前 12分	协助患者脱去一侧裤腿、注意保暖	4	
		患者体位正确	4	
		臀下垫一次性臀垫	2	
		操作者戴一次性手套	2	

续表

项目程序及分数		操作要求	分值	得分
实施 75分	妇检 45分	外阴检查内容与方法正确	6	
		阴道窥器放入正确	6	
		阴道窥器检查内容与方法正确	10	
		阴道窥器取出正确	4	
		阴道内诊方法选择合理	5	
		阴道内诊检查内容与方法正确	14	
	妇检后 10分	协助患者穿上裤子、下检查床	2	
		撤一次性臀垫	2	
		清理用物	2	
		洗手、记录（按固定格式）	4	
评价 10分		动作轻柔	3	
		操作熟练、符合程序	4	
		操作者举止、语言符合专业规范	3	
合计			100	

【思考题】

1. 妇科检查注意事项有哪些？

2. 说出双合诊、三合诊和直肠 - 腹部诊的适用范围。

八、会阴擦洗

【实训目的】

1. 能熟练进行会阴擦洗操作。

2. 说出会阴擦洗常用溶液及注意事项，正确指导患者配合。

【用物准备】

橡胶单、治疗巾 1 块，无菌弯盘 2 个，无菌镊子或消毒止血钳 2 把，无菌棉球、干纱布若干，一次性手套 1 副，便盆 1 只，冲洗壶 1 个，消毒治疗巾 1 块，消毒液（0.05% 聚维酮碘或 0.25% 活力碘或 0.1% 苯扎溴铵或 1∶5000 高锰酸钾溶液）。

【操作流程图】

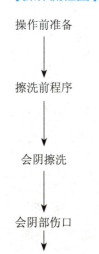

操作前准备
- 用物齐备，放置有序。
- 环境清洁，光线充足，温度适宜，注意保暖与遮挡。

擦洗前程序
- 携带用物至患者床旁，核对，说明擦洗目的，取得信赖与合作。
- 嘱患者排空膀胱，脱下对侧裤腿，取膀胱截石位暴露外阴，臀下垫橡胶单、治疗巾。
- 若为分娩后产妇，需观察恶露的色、质、量。

会阴擦洗
- 操作者戴一次性手套，用镊子或止血钳夹取浸透消毒液的无菌棉球。
- 按照由上向下、从里向外的原则，依次擦洗前庭（正中）、对侧大小阴唇、近侧大小阴唇、两侧臀部及肛门周围。

会阴部伤口
- 以伤口为中心向外擦洗，最后擦洗肛门周围。
- 擦洗时每个棉球只用一次，一般擦洗 3 遍，必要时可根据会阴局部情况增加擦洗次数，直至将分泌物擦洗干净，再用干纱布擦干。

会阴部冲洗

{ 将便盆置于臀下一次性会阴垫上,将消毒干棉球置于阴道口。

左手拿冲洗壶,右手用镊子或止血钳夹住消毒棉球,边冲边擦洗,顺序同会阴部擦洗。

冲洗完毕后,取出阴道口棉球,撤掉便盆。

↓

保留导尿管者需更换橡皮胶与集尿袋。

↓

整理与记录

{ 为患者更换消毒治疗巾,协助患者穿好裤子,取合适体位,做好卫生宣教。

整理好床单,清理用物,洗手,记录。

【注意事项】

1. 在擦洗前及擦洗时,应注意观察患者会阴部及局部伤口情况,包括有无红肿及分泌物性状等。发现异常及时记录并向医师汇报。

2. 擦洗顺序正确,动作轻稳,严格执行无菌操作,凡有血迹之处均应擦洗干净,擦过肛门的棉球不可再用。

3. 行会阴部冲洗时注意用无菌干棉球堵住阴道口,以免污水进入阴道,引起上行感染。

4. 凡留置导尿管者,应注意保持尿管通畅,避免受压或脱落。

5. 每完成一次擦洗后护理人员均应清洗双手,再护理下一位病人,并注意将有伤口感染者安排在最后擦洗,防止交叉感染。

【评分标准】

会阴擦洗技能考核评分标准

项目程序及分数		操作要求	分值	得分
评估 15分		核对	2	
		患者评估(排空膀胱、会阴局部的观察)	3	
		用物(准备齐全,放置合理,消毒液检查)	6	
		环境评估	4	
实施 75分	准备 8分	着装、仪表符合专业要求	2	
		洗手、戴口罩	3	
		解释恰当,注意事项交代清楚	3	
	擦洗前 16分	协助患者脱去对侧裤腿、注意保暖	4	
		患者体位正确	4	
		臀下垫橡胶单、治疗巾	2	
		操作者戴一次性手套	2	
		若为产妇需观察恶露	2	
		消毒液选择适宜	2	
	擦洗 39分	擦洗顺序正确	10	
		擦洗部位准确	6	
		擦洗次数适当	4	
		冲洗方法规范	10	
		擦洗效果(有无血迹、是否擦干)	6	
		保留导尿管者处理正确	3	

续表

项目程序及分数		操作要求	分值	得分
实施 75分	擦洗后 12分	更换消毒治疗巾	2	
		协助患者穿上裤子、取合适体位、整理床单	4	
		做好卫生宣教	2	
		整理用物	2	
		洗手、记录	2	
评价 10分		无菌观念强	3	
		操作熟练、符合程序	4	
		操作者举止、语言符合专业规范	3	
合计			100	

【思考题】

1. 会阴擦洗的目的是什么？

2. 会阴擦洗时需注意哪些事项？

九、阴道冲洗

【实训目的】

1. 能熟练进行阴道冲洗操作。

2. 说出阴道冲洗常用灌洗液及注意事项。

【用物准备】

橡胶单、治疗巾1块，便盆1个，消毒灌洗筒1个，连接橡皮管和带调节阀的灌洗头，输液支架1个，弯盘1个，一次性手套1副，阴道窥器1个，卵圆钳1把，消毒干纱布1块，灌洗液500～1000ml（1:5000高锰酸钾溶液、2:10 000或5:10 000碘伏溶液、0.1%苯扎溴铵溶液、生理盐水或2%～4%碳酸氢钠溶液等）。

【操作流程图】

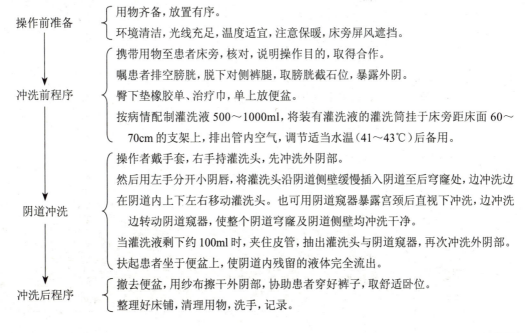

操作前准备：
{ 用物齐备，放置有序。
{ 环境清洁，光线充足，温度适宜，注意保暖，床旁屏风遮挡。

冲洗前程序：
{ 携带用物至患者床旁，核对，说明操作目的，取得合作。
{ 嘱患者排空膀胱，脱下对侧裤腿，取膀胱截石位，暴露外阴。
{ 臀下垫橡胶单、治疗巾，单上放便盆。
{ 按病情配制灌洗液500～1000ml，将装有灌洗液的灌洗筒挂于床旁距床面60～70cm的支架上，排出管内空气，调节适当水温（41～43℃）后备用。

阴道冲洗：
{ 操作者戴手套，右手持灌洗头，先冲洗外阴部。
{ 然后用左手分开小阴唇，将灌洗头沿阴道侧壁缓慢插入阴道至后穹窿处，边冲洗边在阴道内上下左右移动灌洗头。也可用阴道窥器暴露宫颈后直视下冲洗，边冲洗边转动阴道窥器，使整个阴道穹窿及阴道侧壁均冲洗干净。
{ 当灌洗液剩下约100ml时，夹住皮管，抽出灌洗头与阴道窥器，再次冲洗外阴部。
{ 扶起患者坐于便盆上，使阴道内残留的液体完全流出。

冲洗后程序：
{ 撤去便盆，用纱布擦干外阴部，协助患者穿好裤子，取舒适卧位。
{ 整理好床铺，清理用物，洗手，记录。

【注意事项】

1. 灌洗液的温度以 41～43℃ 为宜，注意各种灌洗液的配制浓度。

2. 灌洗筒至床沿的高度不超过 70cm，以免压力过大，水流过速，使液体或污物进入宫腔，或致灌洗液与局部作用的时间过短。

3. 操作时要求动作轻柔，避免造成患者局部损伤及疼痛。

4. 月经期、孕期、产褥期、人工流产术后宫口未闭及阴道出血者禁止冲洗。未婚女性一般不作阴道冲洗，必要时可用小号灌洗头或导尿管冲洗。

5. 产后 10 日或妇产科手术 2 周的患者，若合并阴道分泌物混浊、有臭味等可采用低位阴道冲洗（灌洗筒高度不超过 30cm），以防止污物进入宫腔或损伤阴道残端伤口。

【评分标准】

阴道冲洗技能考核评分标准

项目程序及分数		操作要求	分值	得分
评估 15分		核对医嘱	2	
		患者评估	3	
		用物（准备齐全，放置合理，灌洗液检查）	6	
		环境评估	4	
实施 75分	准备 8分	着装、仪表符合专业要求	2	
		洗手、戴口罩	3	
		解释恰当，注意事项交代清楚	3	
	冲洗前 22分	协助患者脱去对侧裤腿、注意保暖	4	
		患者体位正确	4	
		臀下垫橡胶单、治疗巾	2	
		放置便盆	2	
		悬挂灌洗筒、排出管内空气、试水温	6	
		操作者戴一次性手套	2	
		灌洗液选择适宜	2	
	冲洗 33分	灌洗液高度、温度适宜	4	
		冲洗外阴	2	
		冲洗阴道方法正确	18	
		夹管、取出灌洗头和阴道窥器	4	
		再次冲洗外阴	2	
		扶患者坐于便盆上	3	
	冲洗后 12分	撤便盆、擦干外阴	4	
		协助穿上裤子、取舒适卧位、整理床单	4	
		整理用物	2	
		洗手、记录	2	
评价 10分		动作轻柔	3	
		操作熟练、符合程序	4	
		操作者举止、语言符合专业规范	3	
合计			100	

【思考题】

1. 阴道冲洗的目的是什么？
2. 阴道冲洗的注意事项有哪些？

（林　萍　向罗珺）

主要参考文献

[1] 郑修霞. 妇产科护理学 [M]. 5 版. 北京：人民卫生出版社, 2013.

[2] 谢幸, 苟文丽. 妇产科学 [M]. 8 版. 北京：人民卫生出版社, 2014.

[3] 林萍. 妇产科护理学 [M]. 5 版. 北京：人民卫生出版社, 2014.

[4] 张欣. 妇科护理学 [M]. 北京：科学出版社, 2015.

[5] 张欣, 胡向莲. 妇产科护理学 [M]. 3 版. 西安：第四军医大学出版社, 2015.

[6] 单伟颖. 妇产科护理学 [M]. 2 版. 北京：人民卫生出版社, 2016.

[7] 单伟颖, 柳韦华. 妇产科护理学 [M]. 北京：中国医药科技出版社, 2016.

[8] 安力彬, 陆虹. 妇产科护理学 [M]. 6 版. 北京：人民卫生出版社, 2017.

[9] 徐群. 妇产科护理学 [M]. 西安：西安交通大学出版社, 2017.

[10] 冯进. 妇产科护理学 [M]. 3 版. 北京：中国中医药出版社, 2016.

[11] 孙吉珍, 林宴如等合译. 妇婴护理学 [M]. 台北：华杏出版股份有限公司, 2013.

[12] 桑未心, 杨娟. 妇产科护理 [M]. 武汉：华中科技大学出版社, 2016.

[13] 陆虹, 柳韦华. 妇产科护理学 [M]. 2 版. 北京：北京大学医学出版社, 2016.

[14] 夏海鸥. 妇产科护理学 [M]. 3 版. 北京：人民卫生出版社, 2014.

[15] 魏碧蓉. 助产学 [M]. 北京：人民卫生出版社, 2014.

[16] 中华医学会妇产科学分会产科学组. 新产程标准及处理的专家共识（2014）. [J]. 中华妇产科杂志, 2014, 49（7）：486.

[17] 宋欣燕, 马润玫, 杨明晖. 延迟脐带结扎的研究进展 [J]. 中华妇产科杂志, 2017, 52（7）：496-497.

[18] 全国护士执业资格考试用书编写专家委员会. 2018 全国护士执业资格考试指导 [M]. 北京：人民卫生出版社, 2018.

复习思考题答案要点和模拟试卷

《妇产科护理》教学大纲